はり師きゅう師国家試験対策
でる ポ とでる 問

増補改訂第2版

【下巻】東洋医学概論
東洋医学臨床論
経絡経穴概論
はり理論
きゅう理論

稲田久、三浦章、徳江謙太、近藤史生
小笠原史明、尾藤何時夢 他・著

けいちゃん　　　　　らくペン

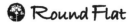
Round Flat

はじめに

「勉強の仕方が分からない」

　何度も何度も聞いてきた言葉です。そのまま時だけが過ぎてませんか?そういう方は、是非この本で問題を解きながら、予習と復習をして下さい。

　本書は受験学年の生徒のみならず、1年生、2年生の皆様にとっても勉強の習慣をつけるのに良い書です。特にノートのまとめ方の参考になると思います。

　1年生、2年生の皆様はこの書を熟読し、勉強したことのまとめ方を会得して、自分で学習する習慣が身につきますよう願っています。

　知識のないところからは何も生まれてきません。卒後に得られる情報の信憑性の判断も出来ません。

　この書が、皆様が鍼灸師としてのスタートラインに立つ一助になることを願ってやみません。

2024年1月吉日

稲田　久

本書の活用法

国家試験にでるポイント

　国家試験に出題されている内容の要点を短くまとめています。

　国家試験に出題されているキーワードや重要語句は赤字にしてあります。赤シートを利用して、繰り返し学習できるようになっています。

　十分に理解し、記憶に定着したらチェックボックスにチェックを入れましょう。

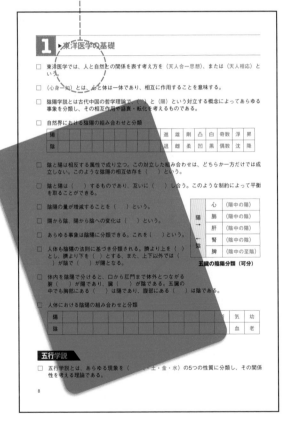

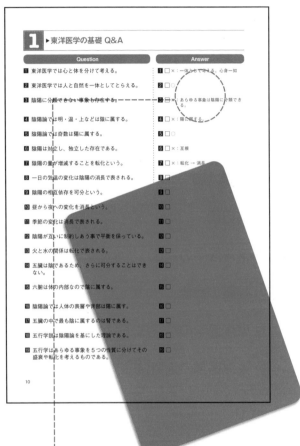

国家試験にでる問題

　国家試験の過去問題を参考に作成したオリジナルの正誤問題です。

　ポイント整理で要点を確認した後で、解答と解説を赤シートで隠して問題にチャレンジしてみましょう。

　十分に理解し、記憶に定着したらチェックボックスにチェックを入れましょう。

CONTENTS [目次]

はり師きゅう師国家試験対策
でるポとでる問
【下巻】東洋医学概論・東洋医学臨床論
経絡経穴概論・はり理論・きゅう理論

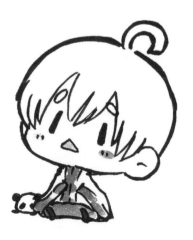

【執筆者一覧】(五十音順)

阿部　浩明
新潟柔整専門学校
修士(医科学)、柔道整復師

井手　貴治
東亜大学　人間科学部　教授
歯科医師

稲田　久
横浜医療専門学校
鍼灸師、あん摩マッサージ指圧師

大中　孝子
九州医療スポーツ専門学校
鍼灸師

大平　民枝
大平鍼灸院
鍼灸師

小笠原　史明
新潟柔整専門学校　学科長
鍼灸師、柔道整復師

片岡　彩子
博士(薬学)、薬剤師

川上　智史
東海大学　医学部　客員准教授
博士(医学)

木場　由衣登
大分医学技術専門学校　鍼灸学科
鍼灸師、日本鍼灸史学会　理事

近藤　史生
紺堂はりきゅうつぼ治療院　院長
修士(体育)、鍼灸師

杉若　晃紀
大分医学技術専門学校　鍼灸師科　学科長
鍼灸師、あん摩マッサージ指圧師

高本　考一
東亜大学　人間科学部　准教授
博士(医学)、鍼灸師

田口　大輔
帝京大学　医療技術学部　講師

徳江　謙太
日本医学柔整鍼灸専門学校　鍼灸学科
鍼灸師、柔道整復師

中村　幹佑
日本医学柔整鍼灸専門学校　鍼灸学科
鍼灸師、あん摩マッサージ指圧師

中村　協
静岡医療学園専門学校　鍼灸学科　学科長
鍼灸師、柔道整復師

馬場　泰行
新潟柔整専門学校
鍼灸師、柔道整復師

濵田　さとみ
国際東洋医療学院
鍼灸師

早川　雅成
新潟柔整専門学校　副学科長
鍼灸師、柔道整復師

林田　弥子
鍼灸こひろ治療院　院長
鍼灸師

原田　菜央
静岡医療学園専門学校　鍼灸学科
鍼灸師

尾藤　何時夢
東亜大学　人間科学部　教授
修士(医科学)、柔道整復師

平山　慶一
大分医学技術専門学校　鍼灸学科
鍼灸師

深谷　高治
新潟柔整専門学校
修士(体育学)、柔道整復師

三浦　章
長崎大学病院　精神神経科　研究協力員
鍼灸師

皆川　剛
皆川鍼灸マッサージ療院　院長
国立福岡視力障害センター　非常勤講師
鍼灸師、あん摩マッサージ指圧師

山崎　由紀也
新潟柔整専門学校
八王子鍼灸マッサージ治療院
柔道整復師、鍼灸師

豊　久美
横浜医療専門学校
鍼灸師、あん摩マッサージ指圧師

米永　繁樹
グローバル治療室　院長
鍼灸師、あん摩マッサージ指圧師

九州医療スポーツ専門学校　鍼灸学科長(鍼灸師)

イラスト　植木　美恵

鍼灸国試
でる ポ とでる 問

PART 1　東洋医学概論

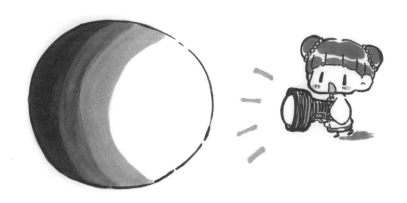

1 ▶東洋医学の基礎

☐ 東洋医学では、人と自然との関係を表す考え方を（天人合一思想）、または（天人相応）という。

☐ （心身一如）とは、心と体は一体であり、相互に作用することを意味する。

☐ 陰陽学説とは古代中国の哲学理論で、（陰）と（陽）という対立する概念によってあらゆる事象を分類し、その相互作用や盛衰・転化を考えるものである。

☐ 自然界における陰陽の組み合わせと分類

陽	明	温	熱	火	上	動	東	南	天	進	雄	剛	凸	白	奇数	浮	昇
陰	暗	冷	寒	水	下	静	西	北	地	退	雌	柔	凹	黒	偶数	沈	降

☐ 陰と陽は相反する属性で成り立つ。この対立した組み合わせは、どちらか一方だけでは成立しない。このような陰陽の相互依存を（互根）という。

☐ 陰と陽は（対立）するものであり、互いに（制約）し合う。このような制約によって平衡を取ることができる。

☐ 陰陽の量が増減することを（消長）という。

☐ 陽から陰、陽から陰への変化は（転化）という。

☐ あらゆる事象は陰陽に分類できる。これを（可分）という。

☐ 人体も陰陽の法則に基づき分類される。臍より上を（陽）とし、臍より下を（陰）とする、また、上下以外では（内部）が陰で（外部）が陽となる。

	心	（陽中の陽）
陽 → ← 陰	肺	（陽中の陰）
	肝	（陰中の陽）
	腎	（陰中の陰）
	脾	（陰中の至陰）

五臓の陰陽分類（可分）

☐ 体内を陰陽で分けると、口から肛門まで体外とつながる腑（六腑）が陽であり、臓（五臓）が陰である。五臓の中でも胸部にある（心肺）は陽であり、腹部にある（肝腎）は陰である。

☐ 人体における陰陽の組み合わせと分類

陽	男	背	外	表	腑	気	生	熱	魂	六腑	衛	幼
陰	女	腹	内	裏	臓	血	死	寒	魄	五臓	営	老

五行学説

☐ 五行学説とは、あらゆる現象を（木・火・土・金・水）の5つの性質に分類し、その関係性を考える理論である。

自然界における五行配当					
五行	木	火	土	金	水
五時（五季）	春	夏	長夏	秋	冬
五能	生	長	化	収	蔵
五気（五悪）	風	熱（暑）	湿	燥	寒
五音	角	徴	宮	商	羽
五臭	臊（羶）	焦	香	腥	腐
人体における五行配当					
五臓	肝	心	脾	肺	腎
五腑	胆	小腸	胃	大腸	膀胱
五華	爪	面・色	唇	毛	髪
五官（五根）	目	舌	口	鼻	耳
五液	涙	汗	涎	涕	唾
五味	酸	苦	甘	辛	鹹
五体	筋	血脈	肌肉	皮	骨
五神	魂	神	意	魄	志
五脈	弦	鈎	代	毛	石
五志（五情）	怒	喜	思	憂	恐
五声	呼	笑	歌	哭	呻
五病	語	噫	呑	咳	欠
五労	久行	久視	久坐	久臥	久立

五行の関係

☐ 循環的な産生関係を（相生）という。

☐ 相互に制約し合うことを（相克）という。

☐ 相克が過剰になっている異常な状態を（相乗）という。

☐ 本来は克す側が克される異常な状態を（相侮）という。

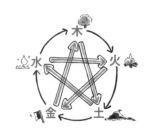

図1-1

Question	Answer
1 東洋医学では心と体を分けて考える。	**1** □ ×：一体として考える。心身一如
2 東洋医学では人と自然を一体としてとらえる。	**2** □ ○
3 陰陽に分類できない事象も存在する。	**3** □ ×：あらゆる事象は陰陽に分類できる。
4 陰陽論では明・温・上などは陰に属する。	**4** □ ×：陽に属する。
5 陰陽論では奇数は陽に属する。	**5** □ ○
6 陰陽は対立し、独立した存在である。	**6** □ ×：互根
7 陰陽の量が増減することを転化という。	**7** □ ×：転化 → 消長
8 一日の気温の変化は陰陽の消長で表される。	**8** □ ○
9 陰陽の相互依存を可分という。	**9** □ ×：可分 → 互根
10 夏至や冬至のタイミングを消長という。	**10** □ ×：消長 → 転化
11 季節の変化は消長で表される。	**11** □ ○
12 陰陽が互いに制約しあうことで平衡を保っている。	**12** □ ○
13 火と水の関係は転化で表される。	**13** □ ×：転化 → 対立
14 五臓は陰であるため、さらに可分することはできない。	**14** □ ×：全ての事象は可分することができる。
15 六腑は体の内部なので陰に属する。	**15** □ ×：六腑は外部に属するため陽である。
16 陰陽論では人体の表層や背部は陽に属す。	**16** □ ○
17 五臓の中で陰中の陽は腎である。	**17** □ ×：腎は陰中の陰である。
18 五行学説は陰陽論を基にした理論である。	**18** □ ×：陰陽論と五行論は別の理論。
19 五行学説はあらゆる事象を５つの性質に分けてその盛衰や転化を考えるものである。	**19** □ ×：関係性を考える理論である。

20 生、長、化、収、蔵を五能という。	20 □○
21 五音の角と五臓の肝は木に属する。	21 □○
22 五気の湿と五華の毛は土に属する。	22 □×：毛は金に属する。
23 腎と同じ五行属性には目や筋がある。	23 □×：目や筋は肝と同じ木に属する。
24 筋、血脈、肌肉などは五華と呼ばれる。	24 □×：五華 → 五体
25 声の種類も五行分類が存在する。	25 □○
26 久立は水に属すことから腎と関わりが深い。	26 □○
27 苦、意、憂は全て水に属する。	27 □×：苦は火、意は土、憂は金に属する。
28 呑、咳、欠は五声の分類である。	28 □×：五声 → 五病
29 五脈の弦は肝と関わりが深く、春に表れやすい。	29 □○
30 五行の関係で循環的な産生関係を相克という。	30 □×：相克 → 相生
31 五行の関係で相互に制約しあうことを相生という。	31 □×：相生 → 相克
32 相乗とは相生が過剰になっている状態である。	32 □×：相克が過剰な状態
33 相克の関係が逆になっている状態を相侮という。	33 □○
34 木と土は相生関係にある。	34 □×：相生関係 → 相克関係
35 土と金は相生関係にある。	35 □○
36 水と木は相生関係にある。	36 □○
37 相生関係は水、火、土、金、木の順に循環する。	37 □×：木、火、土、金、水
38 木と土は相乗関係になりうる。	38 □○
39 木と土は相侮関係になりうる。	39 □○
40 火が金を克す関係を相侮という。	40 □×：相侮 → 相克または相乗
41 水が土を克す関係を相侮という。	41 □○
42 相乗や相侮は異常な状態である。	42 □○

2 ▶気血津液の生理

□ 人体を構成する生理物質は、（精）・（気）・（血）・（津液）に分類される。

□ 人体において、気は（陽）に属し、血・津液・精は（陰）に属する。

五神

□ （魂）は（肝）と密接な関係にあり、（気機の調節）を行う。

□ （神）は身体活動および（精神活動を統率・制御）する機能のことであり、（心）と密接に関わる。

□ （意）は思考・推測・注意力・記憶などの精神活動のことであり、（脾）と密接に関わる。

□ （魄）は（感覚）（運動）や情志などの精神活動のことであり、（肺）の機能と密接に関わる。

□ （志）は記憶の維持などの精神活動に関与し、（腎）と密接に関わる。

五志・七情

□ 五志には、（怒）（喜）（思）（憂）（恐）の5つの情動・情緒がある。

□ 七情とは、（怒）（喜）（思）（憂）（恐）（悲）（驚）の7つの情動・情緒のことである。

生理物質（精・気・血・津液）

A. 精（先天の精・後天の精）

□ （先天の精）は先天的に父母から受け継いだ物質で、（腎）に貯えられ、人体の（成長）（発育）の源となる。

□ （後天の精）は脾胃の働きによって飲食物（水穀）から後天的に得られ、絶えず（腎精）を補充している。

B. 気

□ 気とは、人体を構成し、生命活動を維持する（精微物質）を表すとともに、（機能）を表す言葉でもある。

□ 気は絶え間なく運動しており、（昇）（降）（出）（入）という方向性がある。この気の運動を（気機）と称する。

□ 腎に貯えられている精は、絶えず（原気）を化生する。

□ 飲食物は、脾胃の機能により消化・吸収され水穀の精微となり、（気）が化生される。

☐ 気は源による分類で、（先天の気）と（後天の気）に分けられ、機能による分類では、（原気）（宗気）（営気）（衛気）に分けられる。（原気）は（先天の気）のことであり、（宗気）（営気）（衛気）は（後天の気）である。その他、臓腑の気・精気・正気・邪気・清気・濁気などがある。

☐ （原気）は人体の最も根本的な気であり、生命活動の原動力となる。

☐ （宗気）は胸中に集まり、心肺の活動を支える働きをもつ。

☐ （営気）は豊かな栄養分をもち、血の一部として脈中に入り全身をめぐる。

☐ （衛気）は（外邪の侵襲を防ぐ）他、皮毛を（潤沢）に保ち、肌肉・皮毛・臓腑などを（温め）、（腠理の開闔）により（発汗）を調整し、（体温）を一定に保つ働きがある。

気の作用

☐ 人体の成長・発育および臓腑などの生理活動を促進する作用を（推動）作用という。

☐ 人体の組織・器官を温める作用を（温煦）作用という。

☐ 生理物質を正常な場所にとどめ、流失するのを防ぐ作用を（固摂）作用という。

☐ 外邪が人体に侵襲するのを防ぐ作用を（防御）作用という。

☐ 各種の変化を引き起こす作用を（気化）作用という。

血の生理・作用

☐ （血）とは、血脈中を流れる赤色の液体で、（豊富な栄養分）を有している。

☐ 血は、（飲食物）や（精）から化生される。

☐ 血は、（営気）（津液）（精）により構成され、気の（推動）作用を受けて循環し、全身をくまなく滋養している。

☐ 血の運行は、（肝）（心）（脾）（肺）などの臓腑の機能と関連して行われている。

津液の生理・作用

☐ 津液とは、体内における正常な水液の総称。津液は（脈外）をめぐる。

☐ 津液は飲食物中の水分が（脾）の機能によって吸収され、化生される。

☐ 津液はさらさらとして動きやすい性質を持った津（陽）と、ねばねばとして流動性が低い性質を持った液（陰）の総称である。

☐ 津液は（脈中）に入り、（血）の構成成分として、全身を滋潤・濡養する。

☐ 津液の代謝とは生成・輸布（輸送・散布）・排泄である。この代謝の過程には（脾）（肺）（腎）が重要な役割を担っている。

▶ 気血津液の生理 Q&A

Question	Answer
1 人体を構成する生理物質は気と血のみである。	**1** □ ×：気、血、津液、精
2 血や津液は陰に属する。	**2** □ ○
3 五神はそれぞれの臓と密接に関与する。	**3** □ ○
4 魄は肝と関わりが深い。	**4** □ ×：肺と関わりが深い。
5 気機の調節は魂が関わる。	**5** □ ○
6 記憶の維持は志が関与し、脾と密接な関係がある。	**6** □ ×：腎との関わりが深い。
7 精神活動（五神）の統率は神が、制御は魂が行う。	**7** □ ×：神が統率と制御を行っている。
8 怒、喜、思、悲、恐の情動・情緒を五志という。	**8** □ ×：怒、喜、思、憂、恐
9 先天の精は脾胃により得られ、腎に貯えられる。	**9** □ ×：先天的に父母から受け継ぐ。
10 後天の精は水穀から得られる。	**10** □ ○
11 気とは主に機能を表す。	**11** □ ○
12 後天の精は絶えず腎精を補っている。	**12** □ ○
13 腎精は原気から化生される。	**13** □ ×：原気は腎精から化生される。
14 気機とは昇・降・出・入といった気の作用を表す。	**14** □ ×：作用ではなく、運動を表す。
15 気の生成には脾胃の働きが関わる。	**15** □ ○
16 気はその機能から4種類に分類される。	**16** □ ○
17 宗気は先天の気である。	**17** □ ×：先天の気 → 後天の気
18 元気は胸中に集まり心肺の活動を支える。	**18** □ ×：元気 → 宗気
19 生命活動の原動力となるのは原気である。	**19** □ ○
20 営気は血の成分の一つである。	**20** □ ○
21 営気は体温調節作用をもつ。	**21** □ ×：営気 → 衛気

22 腠理の開闔により発汗の調節が行われる。

22 □○

23 外邪の侵襲を防ぐのは原気の作用である。

23 □×：原気 → 衛気

24 宗気は肺に関わるため、皮毛を潤沢に保つ。

24 □×：皮毛を潤沢に保つのは衛気の働きによる。

25 気の作用は5つに分類される。

25 □○

26 一切の生理活動の促進は気化作用によるものである。

26 □×：気化作用 → 推動作用

27 人体を温める作用を温煦という。

27 □○

28 気化作用により体内の津液は尿に変化する。

28 □○

29 固摂機能が低下すると出血などがおこる。

29 □○

30 気は血によって栄養されるため「気は血の帥」と呼ばれる。

30 □×：気の血に対する生血・行血・摂血の作用から「気は血の帥」という。

31 津液は豊富な栄養分を含む。

31 □×：豊富な栄養分は血が含む。

32 血は精からも生じる。

32 □○

33 血は営気・津液・精で構成される。

33 □○

34 血の運行は心の作用によるものだけである。

34 □×：肝・心・脾・肺が関わる。

35 血は強い滋潤作用をもつ。

35 □×：強い滋潤作用は津液がもつ（血にも滋潤作用はある）。

36 血は組織・器官を温める作用をもつ。

36 □×：温めるのは気の作用による。

37 津液は脈内をめぐり、一部は脈外にも流れる。

37 □×：脈外をめぐり、一部脈中で血を構成する。

38 津液は脾の働きにより化生される。

38 □○

39 津液は栄養分を含まない。

39 □×：濡養作用をもつ。

40 津液代謝には排泄が含まれる。

40 □○

41 津と液は陰に属する。

41 □×：津は陽、液は陰にそれぞれ属する。

42 精血同源とは、精と血が気から生成されることをさす。

42 □×：精と血はそれぞれを生じることをさす。

43 水穀から後天の精や血が生成される。

43 □○

3 ▶六臓六腑

- [ ] **肝**は（罷極の本）とも呼ばれる（剛臓）である。

- [ ] 全身の気機を調節し、生理物質を順調に推動させる機能を（疏泄）という。主な働きは（情志）の調節、（気機）の調節、（脾胃）の補助、（月経）の調節である。

- [ ] 血の（貯蔵）と（血流量）を調節する機能を（蔵血）という。

- [ ] **心**は（血脈）を主る。これは、血を送り出す機能をさす。また心は（神志）を主る。これは、あらゆる生命活動の維持および精神・意識・思惟活動を主宰する機能をさす。臓腑は、心により送り出された血の滋養および神志の調節によって生理活動を行っているため、心は（臓腑を統括）する。

- [ ] （舌）や（顔面の色艶）は、血の充足度を反映しているため、主血機能のある心の状態を反映する。また、舌は（味覚）の識別と（発語）という機能があり、これらは心神の機能に含まれる。

- [ ] **脾**は飲食物を水穀の精微に変化させて吸収し、心や肺に運ぶ作用を（運化）という。運化には、水穀の精微を（心）や（肺）に運ぶ機能がある。この機能は、脾の生理特性である（昇清）の現れである。脾の昇清は気機を上昇させるだけでなく、組織・器官を（正常な位置に保つ）役割がある。

- [ ] 脾による脈中から血が漏れ出るのを防ぐ作用をもつ。これを（統血）という。

- [ ] 脾は（乾燥）を好み、（水液）を嫌う特性がある。

- [ ] **肺**は（宣発）・（粛降）を主る。宣発は呼気によって体内の濁気を体外へ排出する機能をさす。粛降とは、吸気で清気を取り込むことにより気道を清潔に保ち、清気を十分に取り込めるようにしている。宣発と粛降の協調運動により呼吸が行われ、これを管理・調節する機能・気の化生・気機の調節、血脈の推動・津液の輸布を管理・調整する機能を（治節）という。粛降は水分代謝にも関与し、これを（通調水道）といい、人体の上部での水分代謝を行っているため（水の上源）ともいわれる。

- [ ] すべての血は肺に集められてから全身をめぐり再び肺に戻るため、肺は（百脈を朝ず）といわれる。

- [ ] 宣発と粛降が協調して気機の調節を行う機能を（主気）という。

- [ ] 肺は臓腑の中で一番上にあることから（華蓋）と呼ばれる。これは人体の上部に位置し、外邪の侵襲を防いで臓腑を保護する役割をさす。その役割から、肺は機能の失調が起こりやすいため（嬌臓）ともいわれる。

- [ ] **腎**は全身の（陰陽の根本）であり、（水火の宅）といわれる。

- [ ] 腎は精を貯蔵する機能をもつ。これを（蔵精）という。この腎に貯蔵された精を（腎精）という。腎精が充足すると（天癸）が化生され、生殖機能が備わる。

☐ 腎は水液代謝を調節する機能をもつ。これを（主水）という。

☐ 腎は深い吸気に関与し、呼吸のバランスを保つ機能をもつ。これを（納気）という。

☐ 腎は生理物質を内に蓄える役割を担う。これを（封蔵）という。

☐ **心包**は心の外側を囲む組織であり、（心を保護）する役割がある。

☐ 臓の機能と特性まとめ

	機　能	特　性	関連領域
肝	（疏泄）（蔵血）	（昇発）（条達）	（目）（涙）（筋）（爪）（魂）（怒）（酸）
心	（主血）（神志）	（臓腑を統括する）	（舌）（汗）（血脈）（面・色）（神）（喜）（苦）
脾	（運化）（統血）	（昇清）（喜燥悪湿）	（口）（涎）（肌肉）（唇）（意）（思）（甘）
肺	（宣発）（粛降）（主気）	（華蓋）（嬌臓）	（鼻）（涕）（皮毛）（魄）（憂）（辛）
腎	（蔵精）（主水）（納気）	（封蔵）	（耳）（唾）（骨）（髪）（志）（恐・驚）（鹹）（二陰）

☐ **胆**は（胆汁）の貯蔵と排泄を行う。また胆は精神活動においても肝と関連し、肝は思考、胆が（決断）を主る。また、飲食物の運搬・伝化・排泄に間接的に関与し、肝の精気の余りである胆汁を貯蔵するため（奇恒の腑）の一つでもある。

☐ **胃**が水穀を一時的に納める機能を（受納）といい、消化する機能を（腐熟）という。胃は（水穀の海）と称される。受納・腐熟された水穀を小腸・大腸へと降ろす特性を（降濁）という。

☐ **小腸**が胃から送られてきた水穀を受け入れる機能を（受盛）という。その後、水穀の精微と糟粕に（化物）させ、分ける。これらを（清濁の泌別）という。

☐ **大腸**は送られてきた糟粕を糞便へ変化させ排出する。これを（糟粕の伝化）という。

☐ **三焦**において生理物質が化生される過程を（三焦の気化作用）という。また、（津液）の通路となり、その流通と排泄に関与する。他にも、上焦・中焦・下焦に分けてとらえ

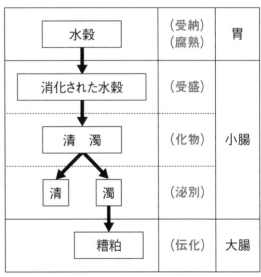

図1-2　腑の働き

る三焦の概念があり、上焦は横隔膜から上で（心）と（肺）が属する。中焦は膈から臍までをさし、（脾）と（胃）が属する。下焦は臍から下をさし、（肝）（腎）（小腸）（大腸）（膀胱）が属する。

☐ **膀胱**の（気化機能）とは貯尿と排尿をさす。

□ （奇恒の腑）とは、一般的にいわれる腑（伝化の腑）とは異なり、形体は腑に似て、性質や働きは臓に似る。

□ **骨**は（髄）を貯蔵し、肢体を支える役割を担っている。

□ **髄**は（脳（髄海））と（骨）を滋養する。

□ **脳**は生命活動を主宰し、精神活動および感覚や運動を主る。（元神の府）とも呼ばれる。

□ 骨・髄・脳は、（腎）の主るところであり、（腎気（精））の盛衰と密接な関係がある。

□ **脈**は（生理物質）の運行と（情報）の伝達に関わる。脈の働きは、（心）の主るところである。

□ **女子胞**は（胞宮）とも呼ばれ、肝・腎および（衝脈）（任脈）（督脈）と密接な関係にある。（月経）や（妊娠）に関与する。（天癸）に至ると、月経をもたらし、子を産む能力が備わる。

MEMO

3 ▶ 六臓六腑 Q&A

Question	Answer
1 月経の調節は肝の蔵血機能による。	**1** □ ×：月経は疏泄によって調節される。
2 疏泄とは全身の気機を調節する作用をいう。	**2** □ ○
3 味覚は脾の機能の一つである。	**3** □ ×：味覚は心の機能に含まれる。
4 血流量の調節は血脈を主る心の機能による。	**4** □ ×：血流量は肝の蔵血機能による。
5 心は臓腑を統括するため、組織・器官を正常な位置に保つ働きをもつ。	**5** □ ×：脾の昇清作用により正常な位置に保たれている。
6 肺は外邪の侵襲を抑える剛臓である。	**6** □ ×：肺は失調しやすい嬌臓である。
7 脈中から血が漏れないのは肝の蔵血機能による。	**7** □ ×：脾の統血機能による。
8 気・血・津液・呼吸を調節する機能を治節という。	**8** □ ○
9 肝は脾胃の機能を補助している。	**9** □ ○
10 心は陰陽の根本である。	**10** □ ×：陰陽の根本は腎である。
11 肺は呼吸に関わり、納気を主る。	**11** □ ×：納気は腎の働きによる。
12 呼吸に関わるのは肺のみである。	**12** □ ×：腎の納気も関わる。
13 脾は乾燥を好む。	**13** □ ○
14 運化とは、飲食物を水穀の精微に変化させて吸収し、心や肺に運ぶ作用をいう。	**14** □ ○
15 通調水道は腎の働きである。	**15** □ ×：肺の機能である。
16 肺は百脈を朝ずといわれる。	**16** □ ○
17 飲食物の運搬・伝化・排泄は主に六腑が行う。	**17** □ ○
18 六腑は伝化の腑ともいわれる。	**18** □ ×：伝化の腑とは胆を除いた五腑。
19 胆は決断を主る。	**19** □ ○
20 糟粕の伝化は小腸の機能である。	**20** □ ×：小腸 → 大腸

21	受納・腐熟された水穀を小腸・大腸へと降ろす特性を降濁という。	21 □ ○
22	胃が水穀を一時的に収める機能を受盛という。	22 □ ×：受盛 → 受納
23	清濁の泌別は胃の腐熟機能によるものである。	23 □ ×：小腸の機能である。
24	脾は水穀の海と呼ばれる。	24 □ ×：水穀の海は胃である。
25	三焦は奇恒の腑の一つである。	25 □ ×：奇恒の腑は胆・骨・髄・脳・脈・女子胞である。
26	三焦は津液の通路である。	26 □ ○
27	三焦は飲食物の運搬・伝化・排泄に関与しない。	27 □ ×：関与しないのは胆である。
28	疏泄機能をもつ臓は中焦に属する。	28 □ ×：肝は下焦に属す。
29	膀胱は下焦に属し、気化機能により排尿に関わる。	29 □ ○
30	六腑は上・中・下焦にそれぞれ属する。	30 □ ×：胃が中焦、その他は全て下焦に属す。
31	受盛・化物・泌別は全て小腸の機能である。	31 □ ○
32	胃が水穀を消化する機能を気化という。	32 □ ×：気化 → 腐熟
33	受納は下焦で行われる。	33 □ ×：胃の働きなので中焦である。
34	糟粕の伝化とは小腸が行う受盛から化物までの機能の総称である。	34 □ ×：送られてきた糟粕を糞便へ変化させ排出する大腸の働きである。
35	髄は脳を滋養する。	35 □ ○
36	脳は、心と関わりが深い。	36 □ ×：骨・髄・脳は腎と関わりが深い。
37	髄海は元神の府とも呼ばれる。	37 □ ○
38	脈は情報伝達に関わる。	38 □ ○
39	月経や妊娠には天癸の充足が不可欠である。	39 □ ○
40	天癸の化生は髄海で行われる。	40 □ ×：腎精から化生される。
41	脳は生命活動を主宰し、精神活動および感覚や運動を主る。	41 □ ○

4 ▶病因論

- [ ] 東洋医学における病因は、従来（外因）（内因）（不内外因）の3つに大きく分類され、（六淫）や（疫癘）を外因、（七情）を内因、（飲食不節）（労倦）（房事過多）（外傷）などを不内外因としてきたが、近年では（外感病因）による病証を外感病、（内傷病因）と（病理産物）による病証を内傷病と呼ぶように変化してきた。

- [ ] 外感病因には、（六淫）と（疫癘）が含まれる。六淫とは、（風邪）（寒邪）（暑邪）（湿邪）（燥邪）（火邪）の6種類の外邪の総称である。疫癘とは、（強力な伝染性と流行性をもっている外邪）のことである。外感病因の多くは（表証）を呈し（実証）に属する。

古典的病因（三因論）		現在の病因	
外因	六淫・疫癘	外感病因	六淫・疫癘
内因	七情	内傷病因	七情
不内外因	飲食不節		飲食不節
	労逸		労逸
	房事過多		房事過多
	外傷	その他	痰湿・瘀血
			内生五邪
			外傷

- [ ] 外邪の種類と性質

外　邪			性　　質	その他の特徴
陽邪	風邪		（軽揚性）上部・体表・肺を犯す。 （開泄性）衛気や津液を漏らす。 （遊走性）症状の部位が移動する。	（百病の長）とも呼ばれる。
	燥邪		（乾燥性）津液を損傷し乾燥させる。	（肺）を損傷しやすい。
	熱邪	暑邪	（炎熱性）高熱・大汗・口渇など。 （昇散性）多汗により気や津液を損傷。	（気）（津液）を損傷しやすく、（湿邪）を伴う。
		火邪	（炎上性）上部に熱の症状が出現。	（生風）⇒ 痙攣・振戦・眩暈などの症状が現れる。
				（動血）⇒ 出血の症状が起こる。
陰邪	寒邪		（寒冷性）悪寒・寒がり冷え症状。 （凝滞性）気血の流れが滞る。 （収引性）腠理・経脈・筋の収縮。	（陽気）を損傷しやすい。
	湿邪		（重濁性）重い・だるい症状が出る。 （粘滞性）治り難く、再発しやすい。 （下注性）人体の下部に症状が出る。	（脾）を損傷しやすい。

□　（内傷病因）である（七情）の失調は、突然の強い精神的な刺激や長期にわたる精神的な刺激を受け続けることにより、臓腑や気血の機能が失調すると起こる。

七　情	気機の動き	影響する蔵	七　情	気機の動き	影響する（傷る）蔵
怒	（上昇）	（肝）	憂	（鬱滞）	（肝） （脾）（肺）
喜	（緩ませる）	（心）			
思	（鬱結）	（脾）	恐	（下降）	（腎）
悲	（消耗）	（肺）	驚	（乱れ）	（腎）

□　六淫に類似した病態が臓腑機能の失調により体内で発生したものを（内生五邪）といい、（内風）（内寒）（内湿）（内燥）（内火（内熱））がある。（裏証）に属する。

□　内熱・内火は（温性の飲食物の過食）や、臓腑機能の失調、（痰湿）（瘀血）などの熱化などで発生する。内火は内熱より熱証の程度が強く、人体の（上部）に影響を及ぼすことが多い。

原　因	分　類
陽気の有余	（陽盛化火）
情志の過剰	（五志化火）⇒（心火）（肝火）（胆火）など
陰　虚	（陰虚内熱）（陰虚火旺）（陰虚陽亢）
痰湿や瘀血が火化	（邪鬱化火）⇒（湿熱）（痰熱）（血熱）など

内熱・内火の原因と分類

□　内熱・内火が長引くと、血や肌肉を腐蝕し（癰腫）（瘡瘍）（腫瘍）などを形成することがある。

□　（実熱）、（血虚）、（陰虚）などにより陽盛になると、陰による抑制ができなくなり、（内風）を生じる。

原　因	分　類
実　熱	（熱極生風）
陰　虚	（陰虚風動）
血　虚	（血虚生風）
肝陽亢進	（肝陽化風）

内風の原因と分類

□　内風の主な症状は（痙攣）（振戦）（眩暈）など揺れや震えなどの症状が起こる。内風は、いずれも肝の機能と関連が深いため、内風を（肝風）ということもある。

□　（血虚生風）では、内風の程度が軽微であるため、揺れや震えなどは見られず（皮膚の掻痒感）や（しびれ）が主となる。

□　三毒説は湯本求真により提唱された病因論で、（血毒・水毒・食毒）をいう。

4 ▶病因論 Q&A

Question	Answer
1 七情の乱れは外感病である。	**1** □ ×：内傷病因である。
2 怒りによって頭痛が起こるのは内傷病因である。	**2** □ ○
3 外傷は外感病因、内傷病因いずれにもあてはまらない。	**3** □ ○
4 疫癘はその他の病理産物に含まれる。	**4** □ ×：外感病因に含まれる。
5 東洋医学の病因には食事も含まれる。	**5** □ ○
6 湿邪は陽邪に属する。	**6** □ ×：陽邪 → 陰邪
7 風邪は軽揚性により人体の上部を犯しやすい。	**7** □ ○
8 湿邪は津液を消耗しやすい。	**8** □ ×：湿邪 → 暑邪と火邪
9 外感病因の多くは裏証を呈し、実証に属する。	**9** □ ×：多くは表証である。
10 コレラ・ペスト等の感染症は外感病である。	**10** □ ○
11 風邪は衛気や津液を漏らす。	**11** □ ○
12 燥邪、暑邪、火邪は総じて熱邪と呼ばれる。	**12** □ ×：熱邪は暑邪と火邪である。
13 火邪は湿邪を伴うことが多い。	**13** □ ×：暑邪は湿邪を伴う。
14 人体の上部に影響するのは風邪のみである。	**14** □ ×：火邪と暑邪と燥邪も上部に影響する。
15 炎熱性により大汗が現れる。	**15** □ ○
16 炎上性は暑邪の性質をあらわす。	**16** □ ×：炎上性は火邪の性質。
17 寒邪の収引性により筋がひきつる。	**17** □ ○
18 治り難く、再発しやすいのは湿邪の重濁性による。	**18** □ ×：重濁性 → 粘滞性
19 風邪は脾を損傷しやすい。	**19** □ ×：脾 → 肺
20 湿邪は人体の下部を損傷する。	**20** □ ○

21 風邪は百病の長ともよばれる。　　　　　　　21 □○

22 生風は火邪の炎上性が関与する。　　　　　　22 □○

23 生風では出血症状がおこる。　　　　　　　　23 □×：出血は動血による。

24 悲は五志に含まれない。　　　　　　　　　　24 □○

25 憂は腎を傷る。　　　　　　　　　　　　　　25 □×：肝・脾・肺

26 思い悩むと気を消耗する。　　　　　　　　　26 □×：鬱結する。

27 打撲により瘀血が形成されることがある。　　27 □○

28 内生五邪は内風、内寒、内湿、内燥、内暑である。　28 □×：内暑は存在しない。内火が正解。

29 内生五邪は虚実挟雑であることがある。　　　29 □○

30 内熱・内火は七情によって引き起こされる。　30 □○

31 陽盛が過度になると内風を生じる。　　　　　31 □○

32 痰湿が停滞すると癰腫を形成する。　　　　　32 □×：内熱・内火が癰腫を形成する。

33 痰湿や瘀血も内熱・内火の原因となりうる。　33 □○

34 内風の主な症状は癰腫・瘡瘍・腫瘍などの形成である。　34 □×：内熱・内火の症状である。

35 血虚による内風では皮膚の掻痒感や痺れが主要な症状となる。　35 □○

36 肝陽化風では痙攣や振戦などが現れる。　　　36 □○

37 寒性の飲食物の過食や陽虚により内寒が発生する。　37 □○

38 内燥による乾燥は陽虚によるものである。　　38 □×：陰液の不足による。

39 内寒による冷えでは浮腫や下痢が起こる。　　39 □×：浮腫や下痢は内湿が関与

40 実熱によって内風が発生することを邪鬱化火という。　40 □×：実熱による内風は、熱極生風。

41 三毒説は気毒・血毒・水毒をいう。　　　　　41 □×：血毒・水毒・食毒

24

5 ▶東洋医学の病証

八綱弁証の病証

☐ **八綱**は、中医学における診断の基本であり、病位の深浅をみる（表裏）、病態の性質をみる（寒熱）、正邪の盛衰をみる（虚実）、疾病の類型を表す（陰陽）を八綱といい、これを基本とする。

☐ **八綱**のそれぞれは、表裏を（病位）、寒熱を（病性）、虚実を（病勢）、そしてこれらを（総括）する陰陽とも呼ぶ。

☐ **表証**とは、身体の最も浅い部位の病であり、（皮膚）、（頭）部、肩背部や四肢に病がある。症状は、（悪寒）、発熱、頭痛、鼻づまり、のどの違和感、節々の痛みなどであり、脈は（浮）脈である。

☐ **裏証**とは、身体の深い部位の病であり、腸管や臓器など（腹）部に病がある。症状は、悪熱、口渇、腹部膨満、腹痛、（下痢）、または便秘などであり、脈は（沈）脈である。

☐ **熱証**の症状は、顔面紅潮、悪熱、（便秘）、小便（短赤）、鼾声、月経先期などである。

☐ **寒証**の症状は、顔面蒼白、悪寒、（下痢）、小便（清長）、欠伸、月経後期などである。

☐ **陽虚証**は、（虚寒）証でもあり、厥冷、畏寒、四肢（厥冷）、（自）汗、小便自利が起こる。

☐ **陰虚証**は、（虚熱）証でもあり、潮熱、口渇、手足（心熱）、（盗）汗、小便不利が起こる。

気血津液弁証の病証

☐ **気虚**の原因は、飲食物の摂取不足、大病や過労、気の化生に関わる五臓である（肺）・（脾）・（腎）の失調である。症状は、倦怠感、無力感、眩暈、息切れ、懶言、（自）汗、易（感冒）である。

☐ **気滞**の原因は、（怒）などの情志の乱れ、（風）邪などの外邪によって気の流れが滞ることによる。症状は、胸悶、（季肋）部の痛み、腹部の脹痛と膨満感、精神の抑鬱感である。

☐ **気逆**とは、気滞や（怒）による情志の失調、（風）邪によって気が上昇することであり、頭痛、眩暈、咳嗽、喘息、悪心、嘔吐、噯気、吃逆、易怒といった症状が起こる。

☐ **血虚**の原因は、飲食物の摂取不足、（脾）の機能低下、過労による血の消耗、出血による。血虚の症状は、顔色が青白い、動悸、健忘、不眠、視力減退、（眩暈）、立ちくらみ、手足の無力感、しびれ、筋の（ひきつり）である。

☐ **血瘀**の原因は、（寒）邪、（疏泄）作用の失調や気滞、外傷による皮下出血である。症状は、（固定）痛や（刺）痛、腫脹の形成、皮膚ではシミや色素沈着、肌膚甲錯、女性では月経（痛）と血塊が多くなり、舌においては、紫舌または暗紅舌、瘀斑、瘀点が見られる。

☐ **津液不足**は、飲食物の摂取不足や激しい（下痢）、体内で発生する（熱）によって起こる。症状は、口腔や咽喉の乾き、（皮膚）や毛髪の乾燥、便秘や尿量の（減少）である。

- □ **津液**が停滞した病態を（痰湿）といい、他にも水湿、水飲、痰（飲）ともいう。

- □ **痰湿**は、津液の動きと関係する臓である（肺）、（脾）、（腎）の機能低下によって起こる。痰湿の症状は、脾の症状として（浮腫）、下痢、身体の（重）だるさ、食欲不振が生じ、痰が上昇することで、咳嗽、眩暈、（動悸）、皮膚疾患、体が重く感じ、やる気がでないなどの精神症状が起こる。

五臓六腑の病証

- □ **肝鬱気滞**は、精神的な抑圧により（疏泄）が失調することで起こる。肝鬱気滞の症状は、精神的には急躁や怒りっぽくなり、胸肋部（季肋部）に不快感や痛みが起こり、脈は（弦）となるが、舌に大きな変化は現れない。

- □ **肝火上炎**は、肝鬱気滞が進行して化火し、肝火が経絡に沿って上逆した病態である。肝火上炎は、急躁、怒りっぽいという精神的な症状とともに頭痛、眩暈、耳鳴、目紅という頭部の症状が起こり、脈は（弦）と（数）が現れ、舌は（紅）舌となる。

- □ **肝血虚**は、肝血の不足により、（筋）、（目）、（爪）と月経に異常が起こる。症状は、目に目乾、目（花）、手足の（転筋）、しびれが起こり、唇、眼瞼結膜、舌が（淡白）色になり、脈は（細）脈である。

- □ **肝陰虚**は、肝陰が不足して、目（渋）、転筋などの（肝）の症状と、ほてり、のぼせ、盗汗などの（陰虚）の症状が起こり、紅舌で、脈は（細）で（数）である。

- □ **肝陽上亢**は、肝や腎の陰液が不足することで、肝陽が亢進した状態であり、この証は本（虚）標（実）の病証であるといわれる。肝陽上亢の症状は、肝気が上昇することで眩暈、耳鳴、頭痛、目赤が起こり、陰虚によってほてりやのぼせが現れ、脈は肝による（弦）と陰虚による（数）と（細）がみられる。

- □ **肝胆湿熱**は、内湿が熱化して生じた湿熱が肝胆に影響を及ぼした病証であり、脇痛、（黄疸）、身熱、目弦、耳鳴、（口苦）が現れる。

- □ **心気虚**は、宗気の減退により胸悶、息切れが起こり、気虚の症状として倦怠感、（自汗）が現れ、顔面蒼白や舌質（淡）となる。

- □ **心血虚**は、心神が滋養できずに（不眠）が現れ、血虚により（心悸）、眩暈、健忘が起こり、顔面や舌が（淡白）色になり、脈は（細）と（弱）となる。

- □ **心陰虚**は、心血の不足により（心悸）や（怔忡）、神志の失調により不眠、多夢、陰虚による五心煩熱、潮熱、頬赤が起こり、舌は（舌尖）部が紅くなり、脈は（細）で数となる。

- □ **心陽虚**は、心気虚が進行して、（虚寒）症状が起こる病証であり、主な症状は、心悸、怔忡、胸悶、胸痛である。心陽虚の症状は、気虚による息切れ、（懶言）、自汗があり、陽虚のために寒がり、四肢の冷えが起こり、舌は、舌質淡、（胖大）舌、脈は弱細となる。

- □ **心火亢盛**は、情志の失調による実熱証であり、症状は心悸、心煩、ひどい（入眠）困難、顔面紅潮、口渇、暑がりが起こり、舌尖の色が（紅絳）、脈は数で（有力）となる。

☐ **心血瘀阻**は、陽気の不足や痰湿によって（瘀血）を生じて心脈が滞る症状であり、心悸、征忡とともに激しい（前胸）部痛が起こり、痰湿が内盛すると舌苔は厚膩苔、脈は滑となる。または、瘀血が生じるので、舌質は（暗紫）舌、脈は（濇）ともいう。

☐ **小腸実熱**は、熱邪が小腸に停留した状態であり、主な症状は小便短赤、尿道の灼熱感、血尿、口渇、身熱となり、舌質は（紅）舌、舌苔は（黄）苔、脈は数で有力となる。

☐ **脾気虚**は、運化の失調として現れ、気虚の症状とともに（脾胃）虚弱にもなり、経過が長くなると血虚、陽虚、（痰湿）の病態となる。症状は、運化の失調から食欲不振、大便溏薄、顔面萎黄、薄い（膩）苔が起こり、（昇清）が低下して（腹脹）、気虚により倦怠感、息切れ、自汗となる。

☐ **脾陽虚**は、虚寒の症状が腹部に現れ、（腹痛）、水様便、未消化便が起こり、顔面蒼白、畏（寒）となり、水液が停留するので舌質（胖大）となり、脈は（細）で遅で無力となる。

☐ **脾虚湿盛**は、またを脾虚湿困といい、（運化）作用が低下して、（痰湿）が脾胃に停滞しておこる病証である。症状は、運化の失調により、食欲不振、大便溏薄、腹脹し、腹部の（痞え）が生じ、痰湿が中焦に停滞すると（口渇）が起こるが、あまり多く（飲み）たがらず、厚膩苔がみられ、脈は緩となるが、より痰湿が強くなると脈は（滑）となる。

☐ **胃熱**は、内熱がこもっている病証であり、辛いもの、脂っこいものの過食、他の臓腑から熱が伝わることで起こる。症状は、胃脘部の（灼熱）感、胃酸がこみ上げる（呑酸）、胃部の不快感である（嘈雑）、口臭、歯肉炎、便秘などである。

☐ **胃火上炎**は、胃に貯留した胃熱が足陽明胃経にそって現れ、胃熱の症状と口内炎、頭痛、咽頭痛などが起こる。

☐ **胃陰虚**は、陰虚、内熱、気逆といった病態となる病証で、食事量が少ない、（乾嘔）、舌質（紅絳）、舌苔（無）などが起こる。

☐ **脾胃湿熱**は、内生した湿熱が脾胃に影響する病証であり、上腹部の膨満感、食欲不振、嘔吐、口が苦い、口が粘る、尿黄、臭いのきつい下痢などが起こり、舌苔は（黄）色の（膩）苔となり、脈は痰湿による（滑）または熱による（数）となる。

☐ **肺気虚**は、肺気が不足して宣発と粛降が失調した病態であるので、咳嗽、（息切れ）、易（感冒）となり、気虚により倦怠感、無力感、（自汗）が起こり、通調水道が失調することで、鼻汁、痰が生じる。

☐ **肺陰虚**は、乾いた咳嗽となり、黄色く少ない痰が出て、虚熱により（盗汗）、のぼせ、ほてり、口乾、頬部（紅潮）が現れ、舌質は紅、少苔、脈は（細）で数となる。

☐ **風寒犯肺**は、（風寒）の邪が体表から侵襲することにより、強い悪寒、発熱が起こり、頭痛や後頭部痛が起こり、咳嗽、鼻閉、鼻汁、咽喉部の違和感が起こり、脈が（浮）脈となり、さらに寒邪の凝滞性が強くなると（緊）脈となる。

☐ **風熱犯肺**は、（風熱）の邪が体表から侵襲して衛気と相争うことで軽い悪寒、または悪風や強い発熱が起こり、頭痛、咳嗽、鼻閉、鼻汁、咽頭痛となり、舌尖（紅）、舌苔（黄）、脈は（浮）にして（数）となる。

☐ **痰湿阻肺**は、（運化）の失調や肺の失調により痰湿が停留し、強い咳嗽が出て、（痰）が多く出て、喀痰すると咳嗽が軽減し、鼻閉や鼻汁が現れ、舌質は（淡紅）、舌苔は白膩、脈は滑脈または（濡）脈となる。

☐ **大腸湿熱**は、甘い物や脂っこいものの過食、多量の飲酒などによって大腸に湿熱が停留することによって起こり、腹痛や急激な便意、（残便）感、またはこれらを繰り返し発する（裏急後重）となり、肛門の灼熱感、口渇、濃い尿、舌質紅、舌苔（黄膩）、脈濡数または滑数が起こる。

☐ **腎精不足**は、先天的な精の不足、（老化）、久病、（房事）過多などが原因で（原気）を化生することができずに起こる。腎精不足が**成長や発育**に影響すると、（発育）遅延、（知能）の低下、早老、虚弱体質が起こる。腎精不足が生殖機能に影響すると、（性欲）減退、不妊症、陽萎、無月経が起こる。腎精不足が**髄海の滋養**に影響すると、耳鳴、難聴、眩暈、健忘、視力減退、脱毛が起こり、（腎）の府である腰に影響すると、腰膝（酸軟）となる。

☐ **腎気虚**は、腎の機能が全体的に失調した状態で、主に精神疲労、（倦怠感）、（腰膝）酸軟が起こり、脈は（沈）で弱となり、特に（尺中）の脈が弱くなる。

☐ **腎気不固**とは、腎気虚が（固摂）作用に影響した病証であり、本来は溜めておくべきものが漏れ出る症状となり、遺尿、頻尿、流産、早産が起こる。

☐ **腎不納気**とは、腎気虚が（納気）作用に影響した病証であり、息を深く吸い込むことができず、呼吸困難、息切れが起こり、（呼気）が多く、（吸気）が少ない状態、つまり呼多吸少となる。

☐ **腎陽虚**は、腎陽の不足により（温煦）作用と（気化）作用が低下した病証であり、腎気虚から進行して（陽虚）となった場合や加齢、久病、先天の精の不足などが原因となることがある。症状は、腎の失調により腰膝酸軟、精神疲労、陽痿、不妊症となり、陽虚のために寒がり、（四肢）の冷えがあり、主水の失調により泄瀉、夜間尿、（浮腫）などが起こり、舌質は淡、舌苔は白であり、津液があふれるために（胖大）舌となり、脈は（弱）となる。

☐ **腎陰虚**は、加齢、久病、熱病、他の臓腑の陰液不足などにより腎陰が不足した状態であり、腎の症状とともに（虚熱）の症状が起こる。症状は、陰液の不足により、のぼせ、手足（心熱）、または五心（煩熱）、や皮膚の乾燥、（盗汗）が起こり、腎陰の不足により、腰膝酸軟、（不眠）、耳鳴、難聴となり、舌質は紅で（痩）、舌苔は（少）、脈は（数）で細となる。

☐ **膀胱湿熱**は、膀胱に湿熱が停滞した病態であり、（頻尿）、尿意促迫、尿の色が濃い、もしくは（白濁）、排尿痛、長期化すると結石を生じ、舌質は紅、舌苔は（黄膩）苔となり、脈は滑数となる。

☐ **心脾両虚**は、またを**心脾気血両虚**ともいい、（脾気虚）に（心血虚）が合わさった病証である。

☐ **肺腎気虚**は、（肺気虚）と（腎気虚）が同時に存在する気虚の病証である。

☐ **肝脾不和**は、（肝鬱気滞）が影響して（脾気虚）となり、同時に併発した病証である。

☐ **肝火犯肺**は、（肝火上炎）が肺の機能失調を及ぼした病証である。

Question	Answer
1 正邪の盛衰を示すのは、虚実である。	**1** □ ○
2 八綱病証で病位を問うのは、陰陽である。	**2** □ ×：陰陽 → 表裏
3 熱証は、悪熱、便秘、小便清長、鼾声が起こる。	**3** □ ×：清長 → 短赤
4 寒証は、悪寒、下痢、月経先期、欠伸が起こる。	**4** □ ×：月経先期 → 月経後期
5 陽虚証は、虚寒の症状が起こる。	**5** □ ○
6 気虚は、よく汗をかき、風邪を引きやすい。	**6** □ ○
7 血虚は、動悸、不眠、手足の倦怠感がある。	**7** □ ×：倦怠感 → ひきつり
8 気滞は、腹部が脹痛し、脈は細である。	**8** □ ×：細 → 弦
9 血瘀の原因には、肝の疏泄作用の失調がある。	**9** □ ○：気滞が起こって血瘀になる。
10 痰湿は、五臓では脾の機能低下のみで起こる。	**10** □ ×：脾のみ → 肺・脾・腎
11 肝鬱気滞は、肝気の疏泄が失調する虚証である。	**11** □ ×：虚証 → 実証
12 肝鬱気滞は、淡紅舌で薄白苔、脈は細である。	**12** □ ×：細 → 弦
13 肝陽上亢は、肝腎陰虚から肝陽が亢進した病証である。	**13** □ ○：虚実挟雑証である。
14 肝陽上亢の脈は、細、数、弦の脈である。	**14** □ ○
15 肝血虚は、目花と手足の厥冷が起こる。	**15** □ ×：手足の厥冷 → 手足の転筋
16 肝血虚は、しびれと不眠が起こる。	**16** □ ○
17 肝血虚の脈は、弦細脈である。	**17** □ ×：弦細脈 → 細脈
18 肝陰虚は、目渋、転筋、盗汗が起こる。	**18** □ ○
19 肝陰虚の脈は、弦脈である。	**19** □ ×：弦 → 細数
20 心気虚は、胸悶、息切れ、倦怠感、口渇が起こる。	**20** □ ×：口渇 → 起こらない。
21 心血瘀阻は、淡白舌で、脈は弦である。	**21** □ ×：淡白舌 → 紫暗舌、弦 → 滑または濇

22 脾気虚は、食欲不振、大便溏薄、性欲減退が起こる。　22 □×：性欲減退は腎の病証である。

23 脾陽虚は、腹痛、喜按、畏寒、四肢の冷えが起こる。　23 □○：喜按は虚証の症状

24 脾陽虚は、胖大舌で、歯痕が現れる。　24 □○

25 胃陰虚は、胃の灼熱感、呑酸、厭食が起こる。　25 □×：厭食 → 嘈雑など

26 胃陰虚は、からえずきして、鏡面舌が起こる。　26 □○：鏡面舌は陰虚

27 脾胃湿熱は、食欲がなく、臭いの少ない下痢になる。　27 □×：少ない → きつい

28 風熱犯肺になると沈数の脈と淡白舌になる。　28 □×：沈数 → 浮数、淡白舌 → 紅舌

29 肺陰虚は、壮熱、自汗、顔面紅潮となる。　29 □×：壮熱 → 潮熱、自汗 → 盗汗、顔面 → 頬部

30 大腸湿熱は、腹裏拘急となり、残便感がある。　30 □×：腹裏拘急 → 裏急後重

31 腎精不足の原因は、老化、久病、房事過多である。　31 □○

32 腎気虚の脈は、沈で弱となり、関上の脈が弱い。　32 □×：関上 → 尺中

33 腎不納気とは、粛降作用の失調で息が吐けない。　33 □×：粛降 → 納気　吐けない → 吸えない

34 腎気不固は、統血作用の失調で頻尿となる。　34 □×：統血 → 固摂

35 腎陽虚は、主水の失調で、夜間尿や浮腫が起こる。　35 □○

36 腎陽虚は、老舌となり、脈は弱となる。　36 □×：老舌 → 胖大舌

37 腎陰虚は、五心煩熱、盗汗、のぼせが起こる。　37 □○

38 腎陰虚の脈は、弦脈とともに数脈になる。　38 □×：弦脈 → 弱脈

39 膀胱湿熱は、頻尿、排尿痛、尿意促迫になる。　39 □○

40 心肝火旺は、肝陰虚から心火亢盛を併発した証である。　40 □×：肝陰虚 → 肝火上炎

41 心脾両虚は、気血両虚を伴う。　41 □○

42 肝脾不和は、肝陰虚と脾気虚が同時に存在する病である。　42 □×：肝陰虚 → 肝鬱気滞

43 心腎不交は、心腎陰虚と心火亢盛が同時に存在する病証である。　43 □○

44 脾腎陽虚は、明け方の下痢である五更泄瀉が起こる。　44 □○

6 ▶経脈の病証

正経十二経の経脈病証

- [ ] **手太陰肺経**の**是動病**は、（胸）が張り満ちた感じ、（喘鳴）である。

- [ ] **手太陰肺経**の**所生病**は、胸の熱感、上肢前面外側の痛み、（手掌）のほてり、息切れである。

- [ ] **手陽明大腸経**の**是動病**は、（下）歯の痛み、頸の腫れである。

- [ ] **手陽明大腸経**の**所生病**は、（鼻）出血、喉の腫れ痛み、上肢（後）面（外）側の痛み、手の第（1）指の痛みである。

- [ ] **足陽明胃経**の**是動病**は、鬱または躁状態、（顔面）部の麻痺、（上）歯の痛み※である。
  ※顔面部の麻痺、上歯の痛みは、流注上の症状であるが、ここでは是動病に入れる。

- [ ] **足陽明胃経**の**所生病**は、鼻出血、（喉）の腫れ、前胸部・腹部・鼠径部・下肢前面・足背の痛み、消化吸収の異常である。

- [ ] **足太陰脾経**の**是動病**は、食すると嘔吐、胃部が痛み、腹の張り、よく噫気する、放屁するとすっきりする、全身の（倦怠感）である。

- [ ] **足太陰脾経**の**所生病**は、（舌）が痛む、（舌）の強ばり、（心煩）、（心下）部の急な痛み、軟便、下痢、下肢内側の腫れ痛み、足の第（1）指の麻痺である。

- [ ] **手少陰心経**の**是動病**は、のどの渇き、（心臓）部痛である。

- [ ] **手少陰心経**の**所生病**は、脇の痛み、上肢（前）面（内）側の痛み、（手掌）のほてりと痛みである。

- [ ] **手太陽小腸経**の**是動病**は、（喉）と顎の腫れ痛み、後ろを振り返ることができない、（肩）から上腕の激しい痛みである。

- [ ] **手太陽小腸経**の**所生病**は、（難聴）、（頸）部の腫れ、頸肩部から上肢（後）面（内）側の痛みである。

- [ ] **足太陽膀胱経**の**是動病**は、（目）の痛み、脊柱の痛みである。

- [ ] **足太陽膀胱経**の**所生病**は、（痔）、瘧、精神異常、（頭）頂から後頭部の痛み、（鼻）出血、背中は張り、（腰）は折れんばかりに痛み、下肢（後）面の筋がひきつる、足の（小指）の麻痺である。

- [ ] **足少陰腎経**の**是動病**は、空腹感があるが（食欲）はない、顔が（黒）ずむ、血痰、（呼吸）が苦しく咳こむ、立ちくらみ、（心配）性でびくびくするである。

- [ ] **足少陰腎経**の**所生病**口腔内と咽頭部の炎症、腰部から大腿内側の痛み・冷え・しびれ、（寝る）ことを好んで起きたがらない、（足底）のほてりである。

- □ **手厥陰心包経の是動病**は、（手心）の熱、上肢のひきつり、腋の腫れ、季肋部のつかえ、胸苦しさ、顔が赤い、精神不安定である。

- □ **手厥陰心包経の所生病**は、（手掌）のほてり、心臓部痛である。

- □ **手少陽三焦経の是動病**は、（難聴）、（耳鳴）、咽頭・喉頭の炎症、発汗である。

- □ **手少陽三焦経の所生病**は、目尻から頬の痛み、耳後から肩上部・上肢後面が痛い、手の第（4）指の麻痺である。

- □ **足少陽胆経の是動病**は、口が苦い、よく（ため息）をつく、寝返りが打てない、（顔）色がくすむ、足が外反してほてるである。

- □ **足少陽胆経の所生病**は、目尻・側頭・顎・鎖骨上窩の痛み、（頸）部のリンパ節結核、体幹外側から下肢外側の痛み、足の第（4）指の麻痺である。

- □ **足厥陰肝経の是動病**は、（腰）が痛み、うつむいたり仰向いたりできない、男性は疝気、女性は下腹部膨満感、のどの渇き、顔色がすすけて（青黒）くなる。

- □ **足厥陰肝経の所生病**は、（季肋）部の腫れ、嘔吐、ひどい（下痢）、遺尿、尿閉である。

奇経八脈の病証

- □ **督脈の病証**は、背骨のこわばり、頭痛、足の冷えと痛み、痔、下腹部から（胸）のつきあげるような痛み、心臓部痛、（浮腫）、水腫、遺尿、（不妊）である。

- □ **任脈の病証**は、男性は疝気・女性は帯下・（月経）異常・腹部の皮膚の痛みとかゆみである。

- □ **衝脈の病証**は、主に逆気と（下痢）であり、逆気により悪心、嘔吐、めまい、頭痛が起こる。

- □ **帯脈の病証**は、腹が張る、腰は水中に座っているように冷えて、座りが悪くなる。

- □ **陽蹻脈の病証**は、（目）の痛みと、（腓骨）神経麻痺であり、（前）半身が緩んで（後）半身がひきつる。

- □ **陰蹻脈の病証**は、（脛骨）神経麻痺であり、（後）半身が緩んで（前）半身がひきつる。

- □ **陽維脈の病証**は、（寒熱）に苦しむ。

- □ **陰維脈の病証**は、胸痛、もしくは（心臓）部痛に苦しむ。

六経弁証

- □ **六経弁証**とは、主に外感病の鑑別である。

- □ **『傷寒論』の六経弁証**は、（太陽）病→（少陽）病→（陽明）病→（太陰）病→（少陰）病→（厥陰）病の順序で病が進行する。

☐ 太陽病は、外感病の初期で、表寒証の風邪の初期症状であり、悪寒、発熱、頭痛、頭頂から腰脊部の痛みと強ばり、脈は（浮）が起こる。

☐ 少陽病は、（半表半裏）証で、正気と邪気が争う陰病と陽病の中間位であり、（胸脇）苦満、往来（寒熱）、（難聴）、耳聾、口が（苦い）、咽渇く、目眩となり、脈は（弦）である。

☐ 陽明病は、裏実熱証であり、正邪が激しく争っており、激しい汗、壮熱、口渇、潮熱、大便秘結、譫語、（目）が痛む、鼻が乾く、脈が（洪）である。

☐ 太陰病は、裏虚寒証の初期であり、食欲不振、水様便、（咽喉）の渇き、腹部の膨満感、または腹満して吐き、食が下らず、（下痢）するとひどくなり、時々（腹）部が痛み、若しこれ下せば必ず胸下結鞭し、脈は浮（緩）である。

☐ 少陰病は、外感病の後期で正気が衰退しており、四肢厥冷、精神疲労、水様便、心煩、不眠、またはひたすら（眠い）、口渇、脈が微（細）となる。

☐ 厥陰病は、外感病の末期であり、寒熱錯雑で、上（熱）下（寒）になり、胸部の不快感、激しい口渇、手足の厥冷、（陰嚢）の収縮、気上ぽって心が動悸する、心中疼熱、（飢）えれど食を欲せず、煩悶、嘔吐、下痢などが起こり、脈は沈（弦）細である。

MEMO

_____

_____

_____

_____

_____

_____

_____

_____

_____

_____

_____

_____

_____

_____

6 ▶経脈の病証 Q&A

Question	Answer
1 張り満ちた感じ、喘鳴、上肢前面外側の痛み、手掌のほてりは、手太陰肺経の経脈病証である。	**1** □ ○
2 鬱または躁状態、顔面部の麻痺、上歯の痛み、鼻出血、喉の腫れは、手陽明大腸経の経脈病証である。	**2** □ ×：手陽明大腸経 → 足陽明胃経
3 食すると嘔吐、胃部が痛み、腹の張り、よく噫気する、放屁するとすっきりする、全身倦怠感、舌の強ばり、心下部の痛みは、手少陰心経の経脈病証である。	**3** □ ×：手少陰心経 → 手太陰脾経
4 喉と顎の腫れ痛み、難聴があり、後ろを振り返ることができず、肩から上腕後面内側の痛みがあるのは、手太陽小腸経の経脈病証である。	**4** □ ○
5 上肢がひきつり、手掌のほてりがあり、胸苦しく、精神的に不安定であるのは、手少陰心経の経脈病証である。	**5** □ ×：手少陰心経 → 手厥陰心包経
6 顔が黒く、腰部から大腿内側の痛みと冷え、足底のほてりがあるのは、足太陰脾経の経脈病証である。	**6** □ ×：足太陰脾経 → 足少陰腎経
7 口が苦く、顔色がくすみ、寝返りが打てず、足の外側が腫れて痛むのは、足陽明胃経の経脈病証である。	**7** □ ×：足陽明胃経 → 足少陽胆経
8 腹が脹り、腰は弛緩して、力が入らず、水の中に座っているように無力で冷えるのは、督脈の病証である。	**8** □ ×：督脈 → 帯脈
9 目が痛むのは、陰蹻脈の病証である。	**9** □ ×：陰蹻脈 → 陽蹻脈
10 月経の異常が起こるのは、帯脈である。	**10** □ ×：帯脈 → 任脈、衝脈、督脈
11 頭痛、足の冷えと痛み、痔、心臓部痛があるのは、陰維脈の病証である。	**11** □ ×：陰維脈 → 督脈
12 六経弁証において往来寒熱、胸脇苦満が現れるのは、陽明病である。	**12** □ ×：陽明病 → 少陽病
13 六経弁証において食欲不振でよく咽喉が渇くのは、太陰病である。	**13** □ ○

7 ▶東洋医学の診察法

四診とその種類

- [ ] **四診**には、神技である（望）診、聖技である（聞）診、工技である（問）診、巧技である（切）診がある。

- [ ] **望診**は、視覚による診察であり、身体の表面や顔面、皮膚を観察し、色艶を見る（五色）診、（舌）診などが望診に含まれる。

- [ ] **聞診**は、（聴）覚と（嗅）覚による診察であり、主に音声を観察する（声）診と、体臭や口臭の臭いでる気味で診断する方法がある。

- [ ] **問診**は、（寒熱）、発汗、（食欲）、口渇、（大便）、小便、痛み、（睡眠）、月経、普段の仕事、精神状態などについて質問し、その答えで診断する方法である。

- [ ] **切診**は、触れることによる診断法であり、経絡を触圧する（切経）、経穴の反応をみる経穴診、動脈の拍動を触れることで診断する（脈診）、腹部の圧痛や硬さなどに触れる（腹診）、がある。

望診

- [ ] **望診**における顔面部の五臓配当は、前額部が（心）、鼻が（脾）、左頬が（肝）、右頬が（肺）、オトガイが（腎）である。

- [ ] **人体の諸器官**を観察するためには五華の（爪）、面色、唇、毛、髪、五体の（筋）（血脈）、肌肉、（皮）、骨、五官の目、舌、口、（鼻）、耳を観察する。

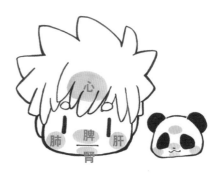

- [ ] **五色診**は、皮膚の色を五臓と関連させ、青は（肝）、赤は（心）、黄は（脾）、白は（肺）、黒は（腎）と関連する。

- [ ] **皮膚の色**の変化を病態として見る場合があり、青色と黒色は（寒）証、（痛）証、血瘀、赤色は熱証、黄色は（虚）証、熱証、（湿）証、白は虚証と寒証とする。

舌診の病証

- [ ] **舌診**は、舌体の色や形である（舌質）と舌体の上につく（舌苔）を観察する。

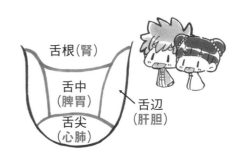

図1-3 舌の部品名と臓腑の配当

- [ ] **舌の表面には臓腑配当**があり、舌の先端である（舌尖）は（肺）と（心）、舌の中央を舌中といい（脾）と（胃）、舌の辺縁を舌辺といい（肝）と（胆）、舌の奥を（舌根）といい（腎）が配当される。

☐ **舌診の基本**は、主に舌（質）と舌（苔）を観察する。

☐ **健康な状態**であれば、舌体はやわらかく、動きは自然であり、舌色は（淡紅）で、舌苔は（薄白）苔である。

☐ **舌色の変化**は、血虚や陽虚があると（淡）、もしくは（淡白）となり、熱があると（紅）舌となり、より熱が強いと（絳）舌となる。

☐ **瘀血の舌色**は、（紫暗）舌であり、舌の表面には（瘀斑）、（瘀点）が現れる。

☐ **老舌**は（実）証できめが粗く硬い舌で、**嫩舌**は（虚）証できめが細かくて軟らかい舌である。

☐ **胖大舌**は、陽虚や痰湿の停滞によって、舌体が口の幅より大きくなった状態で、舌辺部には（歯痕）が現れることが多い。

☐ **点刺舌**は、熱が盛んになることで現れ、舌尖部で現れると**芒刺舌**といわれ（心火）、舌辺部では（肝火）が原因である。

☐ **鏡面舌**は、舌表面に苔がなくツルツルに光った様に見える舌で、（陰液）の虚損が原因である。

☐ **痿軟舌**は、軟弱で力がない舌で、（気血）不足や陰虚によって見れる。

☐ **白苔**は、**薄白苔**ならば（表）証や健康な状態であり、**厚白苔**であれば（寒）証が多く、**白膩苔**であれば（寒湿）が考えられる。

☐ **黄苔**は、熱証で見られ、**黄膩苔**であれば（湿熱）が考えられる。

問診

☐ **畏寒**とは寒がりの状態で、寒気を感じるが衣服などでしのげる状態で（陽虚）による。

☐ **悪寒**は暖を取っても寒気が取れない状態で、（寒邪）や陽虚による。

☐ **手足厥冷**もしくは四肢厥冷とは、手足の冷えのことで、（他）覚的、（自）覚的ともに冷える。

☐ **食欲不振**は、（脾胃）の虚弱や（痰湿）によることが多い。

☐ **厭食**は、食べ物を嫌ったり、食べ物の臭いを嫌がる症状で、（食滞）や妊娠による。

☐ **消穀善飢**とは、満腹になったはずなのに食後すぐに空腹感を覚えることで（胃実熱）である。

☐ **空腹感**があるが食べられない、もしくは食べたいが少食であるのは、（胃陰虚）による。

☐ **兎糞便**は、（血虚）や（陰虚）により起こり、**泥状便**は（痰湿）であり、（溏泄）ともいう。

☐ **未消化便**を下すことを（飧泄）といい、（脾）の運化作用の失調である。

- ☐ **五更泄瀉**とは、夜明け前の五更の刻に下痢することであり、（腎）陽虚、（脾腎）陽虚による。

- ☐ **口淡**とは、食べても味がしないことであり、（脾気虚）による。

- ☐ **口甜**とは、口中に甘みを感じることで（脾胃湿熱）によることが多い。

- ☐ **脹痛**は、脹った感じの痛みで腹部の膨満感に起こり、（気滞）や（肝鬱）に多い。

- ☐ **重痛**は、重だるい痛みで、（湿邪）によって起こり、頭部や腰部などに多い。

- ☐ **刺痛**は、錐などで刺さるような鋭い痛みであり、（瘀血）による痛みである。

- ☐ **隠痛**は、はっきりしない隠れた痛みであり、（虚証）によるものが多い。

- ☐ **酸痛**は、だるい感覚の痛みであり、気血不足や（湿邪）によるものが多い。

腹診

- ☐ 『難経』十六難は、臍の左を（肝）の病、臍の上を（心）の病、臍中を（脾）の病、臍の右を（肺）の病、臍の下を（腎）の病に割り当て、五臓に異常があれば、ここに（動悸）、硬結、圧痛が現れるとした。

- ☐ **虚里の動**とは、（胃）の大絡のことで、（左）乳下の拍動が強くなると、病が上がってくるので注意を要するという。

- ☐ **心下痞鞕**は、（心下）部であるみぞおちが痞えて硬く、抵抗感があることをいう。

- ☐ **胸脇苦満**とは、（季肋）部に充満感があり、苦満感や圧痛があることをいう。

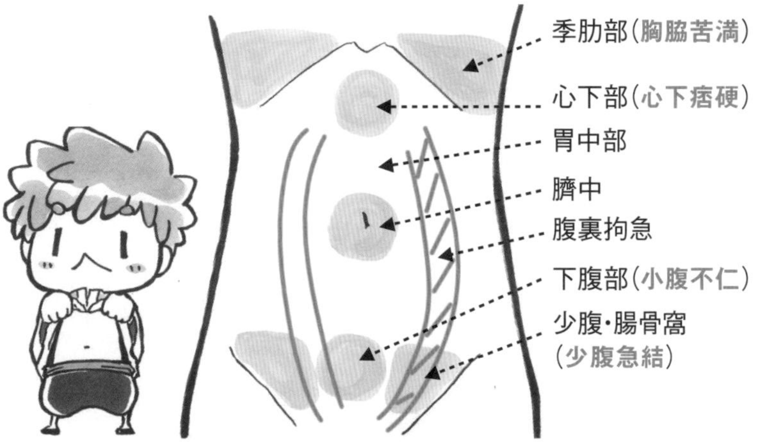

季肋部（胸脇苦満）
心下部（心下痞硬）
胃中部
臍中
腹裏拘急
下腹部（小腹不仁）
少腹・腸骨窩（少腹急結）

図1-4 『難経』の五臓配当と漢方の腹証

- ☐ **小腹不仁**は、（臍下）不仁ともいい、（下腹）部に力が無く、ふわふわとして知覚鈍麻があることをいう。

- ☐ **少腹急結**は、（左）下腹部に硬結や抵抗感があることをいい、（瘀血）がある状態である。

- ☐ **腹裏拘急**は、（裏急）ともいい、腹直筋が緊張した状態をいい、（虚労）でみられる。

【切経・経穴診】

虚実	按圧時の症状	軽擦時の症状				
虚	（喜按）	軟弱	不仁	（陥下）	知覚鈍麻	寒証 ＝ （喜温）
実	拒按・（圧痛）	硬結	（緊張）	膨隆	知覚過敏	熱証 ＝ （喜冷）

脈診

- **六部定位脈診**において、左寸口は（心）、左関上は（肝）、左尺中は（腎）、右寸口は（肺）、右関上は（脾）、右尺中は（心包）、腎に配当させる。

- **寸関尺の経脈配当**は、浮位に（六腑）、沈位に（五臓）に配当させる方法がある。

寸関尺診の経脈配当

左浮位	左沈位	脈位	右沈位	右浮位
（小腸）	（心）	**寸口**	（肺）	（大腸）
（胆）	（肝）	**関上**	（脾）	（胃）
（膀胱）	（腎）	**尺中**	（心包）	（三焦）

二十四脈状の分類

分類	陰陽	脈状
七表	陽に属す脈	**浮 洪** （滑） **実** （弦） **緊 芤**
八裏	陰に属す脈	**沈** （緩） **濇 濡 微** （遅） （伏） **弱**
九道	陰陽両方の脈	**長 短** （細） **虚 動 牢 結 促 代**

- **平脈**とは、健康な人の脈で、浮いても沈んでもなく、遅くも速くもなく、リズムがよい。

- **祖脈**とは、（浮）と（沈）、（遅）と（数）、（虚）と（実）の６つである。

- **季節と五臓の脈**は、春は（弦）脈、夏は（洪）脈、土用は（緩）脈または（代）脈、秋は（毛）脈または濇脈、冬は（石）または滑脈である。

脈状の種類と対応する病証

名称	脈状の説明	主な病証
（浮）	軽く按じれば感じ、重く按じれば弱くなる脈。	（表証）、虚証
芤	浮いて大きく、按じると中が空洞の脈。	失血、傷陰
（滑）	流れが滑らかで、珠をころがしたような脈。	（痰湿）、食滞

実	拍動が大きく、積極的で力がある脈。	実証
（弦）	弾力に富み、琴の弦を按じるような脈。（春の脈）	（肝胆病）、痰飲、痛証
緊	張りつめた縄を按じるような脈。	（寒実）、痛証
洪	来るときに盛んであり、浮いて大きい脈。（夏の脈）	熱盛
（沈）	軽く按じても感じず、重く按じれば得られる脈。	裏証
緩	1呼吸に4拍で、去来が緩慢な脈。（土用の脈）	脾虚、（湿証）
濇	ざらざらとして、渋滞したような脈。（秋の脈：毛脈）	（血瘀）
濡	浮にして、細軟の脈。	虚証、（湿証）
（遅）	1呼吸に3拍以下の脈で、緩慢な脈。	（寒証）
（伏）	骨まで按じて、やっと触れるほど沈んだ脈。	（寒証）、陽衰、激痛、邪閉
微	極めて細く、弱い脈。	虚証、陽衰
弱	沈細で、無力な脈。	（気虚）、気血両虚
長	寸関尺の三部を超えるほど長い脈。	陽気有余
短	寸関尺の三部に満たない短い脈。	気うつ、気虚
（細）	糸のように細いが、しっかりとある脈。	（血虚）
虚	拍動が弱く、消極的で力のない細い脈。	虚証
動	関上で豆のよう動揺し、滑数で強い脈。	痛証、驚証
牢	沈にして、実大弦長の脈。	陰寒内実、疝痛
結	時に1つ止まるが、一定しない、緩慢な脈。	（血瘀）、寒証、積聚
促	時に1つ止まるが、一定しない、速い脈。	（痰湿）、血瘀、熱盛、気滞
代	規則的に一つ止まり、止まる時間が長い脈。（土用の脈）	臓気の衰退、痛証
（数）※	1呼吸に6拍以上の脈で、速い脈。	（熱証）
疾※	1呼吸に7・8拍以上の脈。	熱盛、陽極
革※	浮いて、幅が大きく、緊張して、按じると中空の脈。	精血の虚損
散※	浮いて、拍動のリズムが一定せず、按じると消える脈。	元気の離散
牢	沈んでいて、弦脈のように緊張していて、有力な脈。	陰寒内実、疝痛
（大）※	脈幅の太い脈で、脈管が弛緩したときに見られる脈。	暑邪、火邪、気血虚損

※数脈、疾脈、革脈、散脈は、七表八裏九道に含まれず、大脈は危安の脈の一つである。

Question	Answer
1 顔色は、神技である、望診でみる。	**1** ☐○
2 舌診は、臭いをかぐ聞診である。	**2** ☐×：臭いをかぐ聞診 → 望診の一つ
3 舌尖部に配当されるのは、心と肺である。	**3** ☐○
4 紫舌、もしくは青紫舌が示すのは瘀血である。	**4** ☐○
5 少苔や無苔は、陰実証で現れる。	**5** ☐×：陰実証 → 陰虚証
6 圧痛は、問診である。	**6** ☐×：問診 → 切診
7 五味は聞診で、五香は問診で用いる。	**7** ☐×：五味 → 問診、五香 → 聞診
8 経穴の切経で、「緊張」は実の反応として用いる。	**8** ☐○
9 経穴が陥下するのは、実証である。	**9** ☐×：実証 → 虚証
10 冷やすと心地が良いのは、虚証である。	**10** ☐×：虚証 → 熱証
11 左腸骨窩に圧痛・硬結があるのは、積聚である。	**11** ☐×：積聚 → 瘀血
12 季肋下部に圧痛があるのは、胸脇苦満である。	**12** ☐○
13 右乳下で触れるのは、虚里の動である。	**13** ☐×：右 → 左
14 滑、弦、緊、数は、七表の脈に含まれる。	**14** ☐×：数 → 浮、洪、実、芤
15 濇、濡、微、遅は、八裏の脈に含まれる。	**15** ☐○
16 虚、動、疾、牢は、九道の脈に含まれる。	**16** ☐×：疾 → 長、短、細、結、促、代
17 春に対応する脈状は、緩脈である。	**17** ☐×：緩脈 → 弦脈
18 六部定位脈診で左関上は、脾と胃の脈である。	**18** ☐×：脾と胃 → 肝と胆
19 弱脈は、気滞の脈である。	**19** ☐×：気滞 → 気虚
20 濇脈は、血虚の脈である。	**20** ☐×：血虚 → 血瘀
21 滑脈は、血瘀の脈である。	**21** ☐×：血瘀 → 痰湿

8 ▶東洋医学の治療法

治療の原則

☐ 中国の医学は、二千年の歴史をふまえた（経験）医学であり、独自の（整体観）をもつ。

☐ 中国の医学は、（気）一元論を主体とし、（陰陽）論と（五行）論により理論を展開する。

☐ 中国の医学は、『黄帝内経』を原典とし、その中で病にかからないためには（恬淡虚無）でなければならず、（未病）の内に病を治すべきであるとする。

☐ 現代の中医学は、診断である（弁証）と治療方針の決定である（論治）を四診によって行う。

☐ 疾病の性質と正反対の方法で治療することを正治、もしくは（逆）治といい、（順）証に用いる。

☐ 疾病の性質と同じ方法で治療することを反治、もしくは（従）治といい、（逆）証に用いる。

治療の法則

『難経』六十九難の法則

☐ **『難経』六十九難**を用いた経絡治療の選経選穴法は、**虚証**があれば、その経の（母）穴と、（母）経の（母）穴を補い、**実経**があれば、その経の（子）穴と、（子）経の（子）穴を瀉す。

『難経』六十九難による虚証の選経選穴

虚証の選穴	虚証	
	虚経の母穴	母経の母穴
肝経虚証	曲泉（木経の水穴）	陰谷（水経の水穴）
心経虚証	少衝（火経の木穴）	大敦（木経の木穴）
心包経虚証	中衝（火経の木穴）	大敦（木経の木穴）
脾経虚証	大都（土経の火穴）	少府（火経の火穴）または（労宮）
肺経虚証	太淵（金経の土穴）	太白（土経の土穴）
腎経虚証	復留（水経の金穴）	経渠（金経の金穴）

『難経』六十九難による実証の選経選穴

実証の選穴	実証	
	実経の子穴	子経の子穴
肝経実証	行間（木経の火穴）	少府（火経の火穴）または（労宮）
心経実証	神門（火経の土穴）	太白（土経の土穴）
心包経実証	大陵（火経の土穴）	太白（土経の土穴）
脾経実証	商丘（土経の金穴）	経渠（金経の金穴）
肺経実証	尺沢（金経の水穴）	陰谷（水経の水穴）
腎経実証	湧泉（水経の木穴）	大敦（木経の木穴）

古代刺法

三刺	一刺目	浅く皮をたち、（陽邪）を出し、（血気）をめぐらす。
	二刺目	少し深く刺して（肌肉）に至らせ、（陰邪）を出す。
	三刺目	更に深く、（分肉）の間に入れて、水穀の気（穀気）のめぐりを良くする。

五刺	半刺	（肺）の皮毛と関係し、浅くすばやく刺して、（皮気）を取る。
	豹文刺	（心）の血脈と関係し、多く浅刺して、血をにじませ、（血）の滞りを取る。
	関刺	（肝）の筋と関係し、（筋痺）のときに、関節部に深く刺して、痛みを取る。
	合谷刺	（脾）の肌肉と関係し、（肌肉痺）のときに、三本の鍼を鶏足のように開いて刺す。
	輸刺	（腎）の骨と関係し、（骨痺）のときに、まっすぐ刺して、骨に至らせる。

九刺	輸刺	五臓の病のとき、手足の末端近くの（輸穴）を刺す。
	遠道刺	病が上にあるとき、毫鍼で（下合）穴や下肢の穴を刺す。
	経刺	（経脈）の病のとき、毫鍼で経脈上を深く刺す。
	絡刺	（絡脈）の病のとき、毫鍼や三稜鍼で血絡を浅く刺す。
	分刺	毫鍼や員鍼で、（肌肉）の分肉の間を刺す。
	大瀉刺	（鈹鍼）で大膿や膿血を瀉す。
	毛刺	皮膚の（浮痺）のとき、鑱鍼や毫鍼で皮膚のごく浅い所を刺す。
	巨刺	経脈に症状がある側と左右（反対）側を刺す。
	焠刺	大鍼で筋痺や（圧痛点）を刺す。

十二刺	偶刺	（心痺）に前後から二本の鍼を偶べて刺す。→（兪募）配穴の由来
	報刺	動いて定まらない（痛み）を追いかけて刺す。
	恢刺	（筋痺）にまっすぐ刺し、前後左右に方向を変えたり揺り動かす。
	斉刺	寒気や痺気の狭く深いものに、中心と（周囲）に並べて刺す。
	揚刺	寒気の（広く）大きいものに、中心と（四隅）から浮かすように刺す。
	直鍼刺	寒気の（浅い）ものに、皮膚をつまんで、引っぱって刺す。
	輸刺	（熱気）のあるとき、まっすぐ刺して抜いて熱を瀉す。
	短刺	（骨痺）に鍼を揺すりながら刺して、鍼で骨を上下にこする。
	浮刺	寒気で（肌肉）が冷えてひきつるとき、傍らに（斜刺）して浮かせる。
	陰刺	（寒厥）のとき、左右の（太渓）穴に同時に刺す。
	傍鍼刺	同じ部位の長い（痛み）のとき、中心と傍らに刺す。
	賛刺	癰腫のとき、毫鍼・鋒鍼で繰り返し浅く刺す。

鍼法の補瀉

種類	補法	瀉法
呼吸	（呼気）に刺入して（吸気）に抜鍼する。	（吸気）に刺入して（呼気）に抜鍼する。
迎随	流注に（随）って刺入する。	流注に（逆ら）って刺入する。
開闔	抜鍼後は直ぐに鍼孔を（閉じる）。	抜鍼後は鍼孔を（放置する）。
徐疾	徐々に刺入して（疾）く抜鍼する。	疾く刺入して（徐々）に抜鍼する。
太さ	（細）い鍼を使う。	（太）い鍼を使う。
浅深	（浅）く入れて後に（深）く入れる。	深く入れて後に（浅）く入れる。
寒熱	刺入した鍼の下が（熱）くなる。	刺入した鍼の下が（寒）える。
捻転	患側の左では（右）回転。	患側の左では（左）回転。
揺動	刺入した鍼を（刺手）で震わせる。	刺入した鍼を（押手）で揺るがせる。
弾爪	弾爪（する）。	弾爪（しない）。

灸法の補瀉

種類	補法	瀉法
艾の質	良質艾を使用する。	粗悪艾を使用する。
艾の硬さ	（軟）らかくひねる。	硬くひねる。
密着度	皮膚に軽く付着させる。	皮膚に密着させる。
底面	（小さく）する。	広くする。
燃焼	自然に燃やす。 火力を弱くする。	（風）を送って速く燃焼させる。 火力を強める。
熱感	緩やかにする。	激しくする。
艾炷の大小	小さくする。	大きくする。
灰の有無	（灰）を取らずに重ねてすえる。	灰を取り除いてすえる。
距離	艾炷と皮膚の距離をあける。	艾炷を皮膚と（密着）させる。

MEMO

8 ▶ 東洋医学の治療法 Q&A

Question	Answer
1 中国医学は、未病を治し、独自の整体観をもつ。	**1** ☐ ○
2 六十九難の肝虚証では、陰谷と中封を補法する。	**2** ☐ ×：中封 → 曲泉
3 六十九難の脾虚証では、太白と少府を補法する。	**3** ☐ ×：太白 → 大都
4 六十九難の腎虚証では、太淵と経渠を補法する。	**4** ☐ ×：太淵 → 復溜
5 六十九難の肝実証では、行間と少府を瀉法する。	**5** ☐ ○：労宮もある
6 六十九難の心実証では、神門と太白を瀉法する。	**6** ☐ ○
7 三刺は、陰陽の邪気を出し、水穀の気の循りを良くする。	**7** ☐ ○
8 五刺の輸刺は、骨?のとき、深く直刺をし骨に至らせる。	**8** ☐ ○
9 半刺は、多く浅刺し脈に当て、血をにじませ経絡の血の滞りを取る。	**9** ☐ ×：半刺 → 豹文刺
10 絡刺は、右肩痛に対して左肩に刺鍼する。	**10** ☐ ×：絡刺 → 巨刺
11 焠刺は、刺法で筋痺の圧痛点に刺す。	**11** ☐ ○
12 斉刺は、寒気の範囲がひろく大きいとき、中心と周囲に並べて刺す。	**12** ☐ ○
13 傍鍼刺は、寒厥のとき、左右の太渓穴に同時に刺す。	**13** ☐ ×：傍鍼刺 → 陰刺
14 徐疾の瀉法では、疾く刺入し、徐々に抜鍼する。	**14** ☐ ○
15 呼吸の瀉法では、呼気に刺入し、吸気に抜刺する。	**15** ☐ ×：呼気 → 吸気、吸気 → 呼気
16 開闔の補法では、抜鍼後、鍼孔を指で塞がない。	**16** ☐ ×：塞がない → 塞ぐ
17 迎随の補法で、三陰交穴を用いる際は、膝関節に向けて刺す。	**17** ☐ ○
18 迎随の瀉法で、足三里穴を用いる際は、足関節に向けて刺す。	**18** ☐ ×：足関節 → 膝関節
19 艾灸と皮膚を密着させると補法である。	**19** ☐ ×：補法 → 瀉法
20 艾炷の底面を小さくすると補法である。	**20** ☐ ○

MEMO

鍼灸国試 でるポとでる問

PART 2 東洋医学臨床論

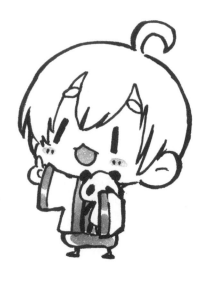

1 ▶治療総論

- [ ] **鍼灸治療**とは生体に備わった（自然治癒力）を賦活させる治療法であり、どの部位のどの経穴に刺鍼するか（＝選穴）が大変重要である。

- [ ] 現代医学的な選穴では、筋緊張などで障害の部位やその近傍を選ぶ場合、（経穴）や（圧痛）、（硬結）などの（反応点）などに、刺鍼や施灸を行うことが多い。また、（急性炎症）などで患部の炎症症状が強い時は、その部分の施術は（避ける）ことがある。

- [ ] 障害部位の（循環の改善）や（神経の調整）を目的に、その部位に分布する血管や神経を目標として刺鍼することがある。**頸部自律神経の調整**を目的とした（星状神経節刺鍼）や（頸動脈洞刺鍼）や、**坐骨神経の調節**を目的とした（坐骨神経刺鍼）などの数々の刺法がある。

- [ ] **内臓疾患の場合**は、障害のある内臓を支配している脊髄分節に属する皮膚領域（デルマトーム）など、関連する領域の経穴、圧痛・硬結・筋緊張などの反応点に施術されることが多い。

- [ ] （特効穴）とは（消化器疾患）には（足三里穴）を用いるなど、経験の蓄積によって頻用されている経穴のことを指す。

- [ ] **東洋医学的治療原則**について（黄帝内経）の霊枢・**九鍼十二原篇**では、「（虚）であればこれを（実し）、（満る）ときにはこれを（泄らし）、（宛陳）※するときはこれを（除き）、（邪勝つ）ときはこれを（虚す）」と記されている。
  ※古くなって滞っているもの。鬱陳ともいう。

- [ ] **霊枢・経脈篇**では「（盛ん）であればこれを（瀉し）、（虚する）ときにはこれを（補し）、（熱する）ときはこれを（疾くし）、（寒なる）ときはこれを（留め）、（陥下）するときはこれを（灸し）、盛んならず虚ならざれば（経）を以てこれをとる」と記されている。

- [ ] **東洋医学的な治療原則**はすべての疾病に対する治療の根本的な原則であり、（本治法と標治法）（陰陽の調節）、（補虚瀉実）、（証に基づく治療）、（人・時・地に応じた治療）などを考慮して行われる。

- [ ] **標**とは病の（現象）であり、本とは病の（本質）である。疾病の現象に対処する治療法を（標治法）といい、病の本質に対する治療法を（本治法）という。

病の…	本	標
病因と症状	病因	症状
発病の時期	先病	後病
部　位	内臓	体表
正　邪	正気	邪気

標と本

- [ ] **急なれば則ちその（標）を治す**とは、病が大出血や窒息、二便不通などの（急性）あるいは（致命的）な場合は先ずこれらに対処せよ、という治療原則である。

- [ ] **緩なれば則ちその（本）を治す**とは、致死性のない一般的な病の場合、（本治法）を施すという治療原則である。例として、病が（表）にあるものは表を治し、（裏）にあるものは裏を治す、（正気）が虚しているものはその虚を補い、（邪実）にはその邪を瀉す。（先病）を治せば（後病）もおのずと治し、（病因）を除去すれば（症状）もおのずと消失する、などが挙げられる。

☐ **標本同治**とは標と本を（同時）に治療することである。標と本が（相互に影響）しあい先に一方を解決しにくい場合、標本ともに（急）あるいは（緩）であった場合、（標病）の治療が（本病）の治療に有利に作用する場合、（標病）の治療が（本病）の治療に（影響しない）場合などによく用いられる。

☐ **陰陽の調整**とは、人体のバランスの失調によりおきた陰陽の（偏盛）や（偏衰）を、（有余）であれば瀉し（不足）であれば補うことで回復させるという治療原則である。

☐ 人体の（正気）が虚しているとき補うことを（補虚）といい、（邪気）の充満を除去することを（瀉実）という。正気の不足には（気血津液不足）や（臓腑の機能減退）も含まれ、邪気には（六淫）のような外来の邪気と、（痰飲）や（瘀血）のような内生の邪気が含まれる。

☐ （証）とは、患者が示すさまざまな状況や症状から考えられる「病に至る型」ともいえる。

☐ 同じ（疾病）であっても患者の体質や原因の違いなどにより異なる（証）が出現する。また、異なる（疾病）であっても（証）が同じということがある。治療は（証）に基づき施す。

☐ **人・時・地に応じた治療**とは、治療にあたって疾病のみに注目せず、患者の（体質）や（年齢）、自然界の（季節）や（気候）、（地理・生活・社会）環境などに注意を払い、適切に対処せよという治療原則である。

☐ **身体部位に基づく配穴法**には（同経）配穴、（表裏）配穴、（同名経）配穴、（前後）配穴、（上下）配穴、（左右）配穴や（遠近）配穴法などがある。

☐ **要穴を応用した配穴法**には（五行）配穴、（原絡）配穴、（原合）配穴、（兪募）配穴、（募合）配穴、（兪原）配穴法などがある。

☐ （表裏経原絡配穴）とは、（先病）の主証となる経脈の（原穴）と、（後病）の客証となる（表裏）関係にある経脈の（絡穴）を組み合わせて用いることである。

☐ **証**は（四診）により情報を総合分析し、その病理を分析、症候群の帰納、（標本緩急）の区別をつけ、疾病の（所在）と（性質）を明確化し決定する。

☐ **治療計画**の立て方や進め方では、まず、病がどの（部位）か、どの（臓腑）か、どの（経絡）にあるかを明確にする必要がある。

☐ 病理・症候群からの帰納により、**八綱**（陰・陽・表・裏・寒・熱・虚・実）を確立し、鍼の適応か灸の適応かを決定し、手技に関しては（補法）または（瀉法）の適応であるか決定する。

☐ （標本緩急）の関係を調べ、病変部位がどの（臓腑経絡）にあるかに基づき、調節すべき経絡・経穴を決定する。標本緩急の把握は非常に重要である。

☐ **東洋医学的治療効果の評価**は（主訴）の改善・消失、（舌脈所見）の改善、（随伴症状）の改善・消失の評価の3点を主として確認される。

1 ▶治療総論 Q&A

Question	Answer
1 鍼灸治療は自然治癒力を賦活する治療法である。	**1** ☐○
2 現代医学的な選穴では急性炎症などの患部に刺鍼することが多い。	**2** ☐×：炎症の患部は避けることが多い。
3 現代医学的な刺鍼では、星状神経節や坐骨神経などの神経傍部は避ける。	**3** ☐×：神経調節の目的で刺鍼を行う。
4 内臓疾患の場合はデルマトームを考慮して施術する。	**4** ☐○
5 消化器疾患には足三里を用いるなど、経験により頻用される特効穴に施術することがある。	**5** ☐○：便秘に神門、小児の疳の虫に身柱など、さまざまある。
6 霊枢・九鍼十二原篇では虚は実し、満る時は泄し、宛陳は除き、邪勝ときは瀉すと記されている。	**6** ☐×：邪勝ときは虚す、と書かれている。
7 霊枢・経脈篇では熱するときは瀉し、寒なるときは補し、陥下するときは灸すと記されている。	**7** ☐×：瀉し → 疾くし、補し → 留め
8 東洋医学的治療原則は、すべての疾病に対する治療の根本的な原則である。	**8** ☐○
9 東洋医学的治療原則には本治法と標治法がある。	**9** ☐○
10 本とは病の現象である。	**10** ☐×：本質である。
11 標証は病が体表にあり、後病といわれる。	**11** ☐○
12 正気の不足は本病である。	**12** ☐○
13 病が急性、致命的な場合は本治法を施す。	**13** ☐×：本治法 → 標治法
14 致死性のない一般的な病には本治法を施す。	**14** ☐○
15 後病を治せば先病もおのずと治るといい、病因を除去すれば症状もおのずと消失する。	**15** ☐×：先病を治せば後病も治る。
16 標本同治とは、標本ともに急あるいは緩であるとき用いられる。	**16** ☐○

17 標本同治とは、標病の治療が本病の治療に影響しない場合に用いられる。

17 □ ○

18 人体のバランス失調では陰陽の偏盛、偏衰がある。

18 □ ○

19 陰陽の調節とは有余であるものは瀉し、不足であれば補うことで回復させるという治療原則である。

19 □ ○

20 人体の正気が充満しているものを除去することを瀉実という。

20 □ ×：正気 → 邪気

21 正気の不足には気血津液不足や臓腑機能の減退も含まれている。

21 □ ○

22 邪気は外来のものを指し、瘀血や痰飲は含まれない。

22 □ ×：内生のものも含む。

23 証とは個々が病に至るパターンといえる。

23 □ ○

24 同じ疾病である場合、同じ証が現れる。

24 □ ×：同じ疾病であっても患者の体質や原因の違いによって異なる証が出現する。

25 東洋医学の治療は証に基づき行う。

25 □ ○：随証療法という。

26 治療は人・時・地に応じて行うが、人とは体質や性別や年齢のことを指す。

26 □ ○

27 治療は人・時・地に応じて行うが、地とは気候条件や生活習慣が地域により異なることに起因する、という概念である。

27 □ ○：その土地により人の体質や発生しやすい疾病も変化する。

28 同名経配穴とは同じ名前の経穴を使う配穴である。

28 □ ×：経穴 → 三陰三陽（太陰や厥陰など）を用いる。

29 表裏配穴とは陰陽の表裏経を用いる配穴である。

29 □ ○

30 募合配穴は六腑の病証に用いられることが多い。

30 □ ○

31 兪募配穴は臓腑病証に用いられることが多い。

31 □ ○

32 先病とはまず先に病んでいる、とういう意味である。

32 □ ○：病の根本となるもの。

33 証は四診により総合分析される。

33 □ ○

34 八綱とは陰陽、虚実、寒熱、浮沈のことである。

34 □ ×：浮沈 → 表裏

▶治療各論（主要症候に対する鍼灸療法）

頭痛

☐ **頭痛**とは頭部に限局する痛みの総称であり、（痛覚受容器）や（神経）への刺激により発生するが、その局所の痛みだけではなく広範囲に感じられる関連痛のことも指していう。

☐ 注意を要するものとして、意識障害などの神経症状や眼症状を伴うもの（脳出血、緑内障など）、痛みが突発的におこり極限のままであったり、進行性に増悪するもの（脳出血、脳腫瘍など）、早朝に痛みが強く、嘔吐が頭痛の極限でおこったのちに軽快するもの（脳圧亢進症状）などが挙げられる。

☐ 鍼灸適応となるものは（緊張型頭痛）、（片頭痛）などの（機能性）頭痛であるが、頭部の神経痛や感覚器や歯、頚椎などに由来するものも原因・程度により改善がみられる。

☐ **緊張型頭痛**は頭頚部の持続的な（筋収縮）などでおこる、（非拍動性）で（持続性）の慢性頭痛。（締め付けられるような）痛みや（頭重感）がある。（頚・肩）のこりを伴うことが多く、悪心、めまい感を伴うこともある。

☐ **片頭痛**は頭蓋外の（血管拡張）によっておこり、（拍動性）で（反復性）の慢性頭痛である。多くは片側性で、疲労やストレスで誘発されやすく、頭の片側や両側が脈打つようにズキンズキンと痛む。（悪心）（嘔吐）（肩こり）や、（閃輝暗点）などの症状もある。

☐ 東洋医学的な頭痛の病因は多くあるが、外邪の侵入による（外感）と、臓腑由来の（内傷）のものに分けられる。

☐ **外感性の頭痛**は生活の不注意などで（風・寒・湿・熱）などの外邪が侵入しておこるが、主体となるのは（風邪）である。急に発症し痛みも激しく持続性。多くが（実証）。

☐ **風寒による頭痛**は、寒邪の（凝滞性）により頭部への気血の運行障害が生じおこる。主症状は頭痛と（後背部痛）で、悪風や悪寒、風寒にあたると増悪する。舌質（薄白）、脈（浮緊）。治療方針は（疏風散寒）で、風池、太陽、風府、列欠、外関などを用い瀉法する。

☐ **風熱による頭痛**は、熱（火）邪の（炎上性）により気血が頭部へ（逆乱）しおこる。主症状は頭痛（割れそうに痛む）で、風邪の症状のほかに顔面紅潮や目赤、口渇欲飲などがみられる。舌質（紅）、舌苔（黄）、脈（浮数）。治療方針は（疏風清熱）で、治療は瀉法である。

☐ **風湿による頭痛**は湿の（重濁性）により清陽※が頭部に上らずおこる。主症状は頭痛（絞扼感や頭重感）で、だるさや四肢の重だるさ、食欲不振などもある。舌苔（白膩）、脈（濡）。治療方針は（疏風去湿）で、局所の経穴や、豊隆、陰陵泉などを使用し瀉法する。
※体内の軽くて清い上昇の気のこと（使用する場面で捉え方が変化する概念）。

☐ 脳は（髄の海）といわれ、主として肝腎に蔵されている（精血）と、脾胃の運化による（水穀の精微）によって栄養される。したがって内傷性の頭痛は（脾・肝・腎）の三臓と密接な関係がある。内傷性頭痛は緩慢に発生し、疼痛もさほど激しくない。時々おこり（疲れると増強）する。多くが（虚証）である。

☐ **肝陽亢進による頭痛**は（情志の失調）などにより肝の（疏泄機能）が失調し（肝鬱）から（肝陽亢進）となり、頭部の経絡不通をおこすことでおこる。主症状は頭痛（頭頂部・掣痛※）、めまい、（緊張で増悪）で、心煩、易怒、不眠、顔面紅潮や（口苦）などもみられる。舌質（紅）、舌苔（薄黄）、脈（弦・有力）。治療方針は（平肝潜陽）で、局所の経穴や、百会、太衝などを使用し瀉法する。
　※肝の病証でみられ、引っ張られるように痛む。

☐ **痰濁による頭痛**は、（飲食の不節）により脾の（運化機能）が失調しできた痰濁が頭部に影響し、（清陽）がうまく頭へ達しなかったり、痰濁が（上逆）するとおこる。主症状は頭痛（頭がぼんやりする）で、随伴症状は（重だるさ）、胸苦しい、（胃脘部のつかえ）、悪心、嘔吐、（泥状便）などがみられる。舌苔（白膩）、脈（滑）。治療方針は（化痰降逆）で、中脘、豊隆、合谷、百会、頭維などを用い瀉法する。

☐ **瘀血による頭痛**は、（外傷）や（久病）により経脈の（疏滞）がおき、頭部への気血の運行が悪くなるとおこる。主症状は頭痛（固定性の刺痛、鋭痛）で、舌質（紫暗）、脈（濇）。治療方針は（活血化瘀）で、阿是穴や合谷、三陰交などを瀉法し治療する。

☐ **腎虚による頭痛**は、（疲労）や（房事過多）、先天性の虚弱などにより、（髄海）が空虚となっておこる。主症状は頭痛（頭が空虚な感じで痛む）で、めまいもある。随伴症状としては（腰膝酸軟）、耳鳴り、不眠などがみられる。舌質（淡）、舌苔（薄白）、脈（沈細）。治療方針は（補腎益髄）で、治療は（補法）である。

☐ **気血両虚による頭痛**は、心労や久病、脾胃虚弱などによる（気虚）のために清陽が上らず、（血虚）のために頭部をうまく（栄養）できないことによりおこる。主症状は頭痛（隠痛）※1で、動くとよりいっそう気を消耗するので（増悪）する。（脾気虚）がベースにあるため、随伴症状には（倦怠感）、（無力感）、（食欲不振）などがみられ、そのほかに心悸、怔忡※2、顔色不華などがみられる。
　※1激しくなく我慢できるが、持続的・慢性的にシクシクと痛む。虚証の痛み。
　※2不安と恐れを伴い、自分で制御することができない、持続性の激しい動悸。

☐ 舌質（淡）、舌苔（白）、脈（細無力）。治療方針は（益気養血）で、主として気血の生成を促すために、（足陽明）や（足太陰）の経穴を用い（補法）する。処方例は百会、心兪、脾兪、足三里、三陰交などである。

☐ 前頭部、前額部におこる頭痛を（陽明）頭痛という。

☐ 後頭部から頸部におこる頭痛を（太陽）頭痛という。

☐ 側頭部におこる頭痛を（少陽）頭痛という。

☐ 重だるく、鉢をかぶったように締め付けられるような頭痛を（太陰）頭痛という。

☐ 頭を下から突き上げられるような痛みがある頭痛を（少陰）頭痛という。

☐ 頭頂部におこる頭痛を（厥陰）頭痛という。

- □ **顔面部の痛み**は、顔面部の知覚を支配する（三叉）神経によるものだけでなく、眼、耳、鼻、顎関節、（頭蓋内）の病変によってもおこる。

- □ 注意を要するものとして、三叉神経以外の脳神経障害を伴う（頭蓋内の腫瘍）により三叉神経領域の知覚低下をおこすものが挙げられる。

- □ **非定型顔面痛**（持続性特発性顔面痛）とは（神経痛）特有の症状がなく、原因も明らかではないのに、顔面（片側）の血管や自律神経のなんらかの異常により痛みが出現するものである。（器質）的にも（機能）的にも異常は認められない。（心因性）のものもある。

- □ 非定型顔面痛は顔面片側の（広範囲）に（漫然）と出現し、（深在性）、（持続性）のうずくような痛みがある。また、（顔面紅潮）、（結膜充血）、（流涙）（鼻汁過多）なども生じる。（知覚異常）は伴わない。

- □ **非定型顔面痛の治療**は血液循環や自律神経の異常を改善する目的で、頸部では（人迎（頸動脈洞））、特殊部位として（星状神経節刺鍼）が行われることがある。

- □ **特発性三叉神経痛**は、顔面に（針で刺されるような激痛）が突然発症し、（数秒から数十分）続くことが多い。間歇期には無症状で、（知覚鈍麻）はおこらない。

- □ 特発性三叉神経痛のおこる領域は（半側性）で（第2枝）と（第3枝）に多い。疼痛誘発部位（トリガー・ゾーン）があり、鼻翼の横や口の周囲などにみられる。（歯磨き）や（洗顔）、風にあたることなどで誘発される。

- □ **特発性三叉神経痛の治療**は、（鎮痛）を目的に痛みの部位（圧痛点）を参考にして行う。

- □ **圧痛点**は治療点にもなり、第1枝では（眼窩上孔部）や（前頭切痕部）に、第2枝では（眼窩下孔部（四白））に、第3枝では（オトガイ孔部）にあたる。

- □ 第1枝では眼神経の枝である（眼窩上神経）が、第2枝は上顎神経の枝である（眼窩下神経）が、第3枝は下顎神経の枝である（オトガイ神経）が支配する。

- □ **症候性三叉神経痛**の中でも（帯状疱疹）によるものなどが場合によって鍼灸の適応となる。原因となる微生物は（水痘・帯状疱疹ウイルス）である。（第1枝）に好発し、（眼痛）で発症に気づくことが多い。

- □ 古典では顔面痛は（両頷痛）（頬痛）と記載されており、現代でいう（三叉神経痛）にあたる。

- □ 臨床的には一側の（前頭痛）、（上顎部）、（下顎部）におこるものが多い。

- □ **風寒による顔面痛**は、風寒の邪が顔面部の（経絡）に侵入し、寒邪の（収引性）による（経脈拘急）がおこり、（気血）の流れが悪くなることによっておこる。

- □ 主症状は、（冷やす）と増悪、（温める）と寛解する顔面痛で、随伴症状は（悪寒）、（発熱）、鼻水がみられる。

- □ 舌質（淡）、脈（浮緊）。治療方針は（温経散寒）で、温法を用いて発汗を促し、顔面部の

寒邪を除去する。実証である。

☐ **肝火による顔面痛**は、情志の失調（悩み・怒りなど）により肝の（疏泄）機能が失調し、（肝鬱）から（化火）して顔面部に炎上することでおこる。

☐ 主症状は、（陽明経部）におこり、（突発性）、（灼熱性）という特徴があり、顔面（接触）により誘発される。随伴する症状は（煩躁）※、（易怒）、（眩暈）、（顔面紅潮）、（目赤）、不眠、耳鳴、口苦などがみられる。
※煩とは胸中のほてり・熱と不安のこと。躁とは手足をばたばたさせて落ち着かないことをいう。

☐ 舌質（紅）、舌苔（黄）、脈（弦数）で、治療方針は（清肝瀉火）で、病邪を清除して排出させることで顔面への上炎を解除しようとするものである。

☐ **胃火による顔面痛**は、（食滞）や（偏食）によって（胃熱）が生じ、（陽明経）に沿って炎上することによっておこる。

☐ 主症状は、肝火と同様である。随伴症状は（便秘）、（口渇）、（胸やけ）、歯齦出血、胃脘部灼痛などである。

☐ 舌質（紅）、舌苔（黄）、脈（洪数・滑数）。治療方針は（清胃瀉火）で、胃の火を清瀉することで顔面部への上炎を解除するというものである。

☐ 胃火による顔面痛の処方例は、顔面痛共通の経穴として局所の（四白）、（下関）、（陽白）、（合谷）、太衝と、肝胃の火を清するために内庭、（陽陵泉）、（蠡溝）、大陵、（足三里）、厲兌、（中脘）、曲池などを用いる。

☐ **陰虚による顔面痛**は、（老化）や（房事過多）などで（陰液虚損）や（精血不足）のような（陰虚）となり、その後（虚火）が生じ顔面に影響することによっておこる。また、腎陰虚による症状を伴う。

☐ 主症状は、（疼痛はそれほど激しくない）顔面痛で、（疲れる）と発症または増悪、（現病歴）が長いなどがあり、随伴症状は（精神疲労）、身体が（痩せる）、（腰がだるい）、耳鳴りなどと、腎陰虚の症状として（盗汗）・（五心煩熱）などもみられる。

☐ 舌質（紅）、舌苔（少）、脈（細数）で、治療方針は（益陰清熱）である。これは、（腎精）を養うことで経筋の滋養も図り、陰分を増すことによって虚火を除去する治法である。

顔面麻痺（顔面神経麻痺）

☐ **顔面麻痺**は表情筋の運動を支配する（顔面神経）に障害がおき、その走行上の（神経伝導）がとだえることでおこる。

☐ **注意を要するもの**として、大脳皮質から顔面神経核までの間に（脳出血）や（脳腫瘍）などの脳内病変によって神経が損傷された（中枢性麻痺）がある。また、（核下性）の（末梢神経麻痺）では（損傷性）、（耳性）、（腫瘍性）のものが挙げられる。

☐ **中枢性麻痺**（核上性。顔面神経核より上位でおこる）は、下顔面筋の麻痺は顕著だが（眼輪筋）の麻痺は軽度で、（前額部のしわ寄せができる）ので重篤でないようにみえる。上顔面筋は

両側性支配なので動かすことができる。

- [ ] **末梢性麻痺**（核下性、核性。顔面神経核より下方で障害がおきたもの）は、ほとんどが（半側性）におき、頭部の外傷や、（寒冷）、耳疾患（中耳炎）、感染症など症候性のものもあるが、（原因不明）のものも多い。

- [ ] 適応となるものは（ベル麻痺）や（ラムゼイハント症候群）の程度によるものである。

- [ ] **ベル麻痺**は（特発性）の顔面神経麻痺で、半側性におき、（前額部のしわ寄せ不能）、目が閉じられないので（兎目）となる、閉眼しようとすると眼球が上転する（ベル現象）、（鼻唇溝消失）、口角は（健側）に引かれ（下垂）する、口笛が吹けないなどの症状がある。

- [ ] **ベル麻痺**の障害部位によっては、患側の（舌前2/3）の（味覚障害）や（唾液の分泌障害）、（聴覚過敏）、（涙の分泌障害）がみられる。

- [ ] **ラムゼイ・ハント症候群**は（顔面神経）の（膝神経節）に潜んでいた（帯状疱疹ヘルペスウイルス）が（免疫力）の低下などによって活性化することでおこる。

- [ ] **ラムゼイ・ハント症候群**の症状は（耳介、外耳道、口腔内）の帯状疱疹、（顔面神経麻痺）、（外耳道や顔面深部）の痛み、内耳の症状として（耳鳴り）（難聴）（めまい）などがおこる。

- [ ] **顔面麻痺**の治療方針は（血行）を良好にし、顔面筋の（萎縮）を防ぎ、（神経機能）の回復を促進させる目的で行う。局所の経穴や、項部では（天柱）穴などを用いる。

- [ ] 古典では**口や目がゆがんで閉じることができない**ところから（口顔歪斜）といわれ、主として（陽明経）との関係が指摘されている。

- [ ] 原因は（疲労）などによって（正気）が不足し、経脈が（空虚）となったところに（風寒）の邪が侵襲しておこることと考えられる。経絡が阻滞し、（気血阻滞）すると（経筋）が栄養されないので筋肉が（弛緩）し、顔面神経麻痺になると考えられる。

- [ ] **風寒**による顔面麻痺は長期化すると（肝血虚）に移行する。

- [ ] **風寒**による顔面麻痺は、随伴症状によって（少陽）タイプ、（陽明）タイプと肝血虚タイプに分けられる。

- [ ] 主症状は（半側性）におき、（前額部しわ寄せ不能）、（閉眼不能）（鼻唇溝消失）、（口角下垂）、口笛が吹けないなど、現代医学的な末梢性顔面神経麻痺と同様である。

- [ ] 随伴症状：（少陽）型は（耳後・耳下）の疼痛、（聴覚過敏）を伴う。

- [ ] 随伴症状：（陽明）型は麻痺側の（舌前2/3）の（味覚）消失・減少を伴う。

- [ ] 随伴症状：（肝血虚）型は患側筋の（拘縮）・痙攣、（目の乾き）を伴う。

- [ ] 舌苔（薄白）、脈（浮緊）・（浮緩）などを生じる。

- [ ] 治療方針は（散風通絡）で、風寒の邪を除去し、顔面部の（経絡疎通）させる。また、肝血虚まで進んでしまったものに対しては（経筋）の（栄養状態）の改善を行う。

☐ 治療は（地倉）、（頬車）、（陽白）、（四白）、（攅竹）や、風池、外関、合谷、三陰交、太衝などを用い、その虚実に基づき補瀉を決定する。

☐ （疏風散寒）を目的とし、（温罨法）などを用いて（発汗）を促すことも効果的。

歯痛

☐ **歯痛**とは（歯牙）およびその（周辺組織）からおこる（三叉神経領域）の疼痛のことである。

☐ **上歯痛**とは三叉神経第2枝（上顎神経）の（上歯槽神経）の知覚領域の痛みである。

☐ **下歯痛**とは三叉神経第3枝（下顎神経）の（下歯槽神経）の知覚領域の痛みである。

☐ 歯痛は（歯肉炎）、（辺縁性歯周炎）、（齲歯）などからもおこり、その他にも歯や歯周組織を疼痛発生源としない（非歯原性歯痛）もある。

☐ 注意を要するものは、歯肉の（発赤）、（腫脹）、歯周ポケットからの（出血）や（排膿）があり、歯の（動揺）がみられるもの（辺縁性歯周炎）が挙げられる。また、（齲歯）による歯痛の症状は（自発痛）があり（温冷刺激）により（増悪）し、歯科適応である。

☐ **適応となるもの**は（三叉神経痛）からの歯痛や（歯肉炎）が挙げられる。

☐ 歯肉炎による歯痛の原因は（歯石の沈着）や不適合な（補綴物）によって歯肉に炎症が生じることである。（胃癌）の発症と関連があるとされる。

☐ 歯肉炎の症状は（歯間乳頭部）を中心に歯肉が（発赤）、（腫脹）し歯が（浮き）痛む等である。

☐ 治療方針は（疼痛の緩和）および（循環改善）を目的に、顔面の（反応点）に施術する。

☐ 主に使用される経穴は（大迎）、（下関）、（オトガイ孔）などが挙げられる。

☐ **東洋医学的**な考え方では、歯痛を（虚実）に分けて捉え、（実痛）は（口臭）や（口渇）を伴い激しく痛み、（虚痛）は歯が（浮いた）感覚を伴う（鈍痛）である。

☐ **関係する経絡**は（足陽明胃経）が上歯、（手陽明大腸経）が下歯である。また、上の前歯は（督脈）、下の前歯は（任脈）が流注する。

☐ 歯は（手陽明大腸経）は別名を（歯脈）ともいわれる。

☐ 五臓の中で**骨を主る**のは（腎）であり、また歯は（骨余）といわれるので、（腎）は歯と関わりが深い。

☐ （風火）による歯痛は（風邪の侵入）によりおこる。病因病機は、体質的に（陽盛）で（内熱）があるタイプのものに（風邪）が侵襲、それが（風火）となり（陽明）経脈に鬱し、経脈に沿って（上炎）することによっておこる。

☐ 主症状は、歯痛、歯肉の（発赤・腫脹）・痛みは（激痛）で、冷やすと（軽減）し温めると（増悪）する。随伴症状は（悪風）、（発熱）である。

- 舌質（紅）、舌苔（薄白）・また乾でもある、脈（浮数）。治療方針は（疏風散熱）で、疏風と陽明経に鬱した熱の清瀉をはかり止痛する。（下関）、（頬車）、（合谷）、（外関）、（風池）などを用い、鍼にて（瀉法）する。

- **実火（胃火）** による歯痛は（辛い物）や（油っこいもの）などを（偏食）したため（胃腸）の熱が盛んになり、陽明経に沿って上炎しおこる。

- 主症状は、歯痛、疼痛は（激しい）、歯肉の（発赤・腫脹）、（頬部）の脹れ、冷やすと（軽減）し温めると（増悪）するなど。随伴症状は胃熱による（口渇・口臭）、（便秘）、尿は（黄色）などを呈する。

- 舌質（紅）、舌苔（黄）、脈（洪数）または（滑数）で、治療方針は（瀉火止痛）。実火を清瀉して歯や歯齦への炎上を除去し、止痛を計らう。下関、頬車、合谷、（内庭）、（上巨虚）や、榮穴（身熱を主る）などを鍼にて瀉法する。

- **腎陰虚** による歯痛は、（久病）・（ストレス）・（房事過多）などで（腎陰）が不足してしまったため、（虚火）が生じ炎上。（骨余）である歯や、歯齦（はぐき）も焼灼。（歯髄）が空虚となるため歯を栄養できないことにより、歯痛だけでなく歯の（動揺）もおこす。

- 主症状は歯痛、歯肉の（発赤・腫脹）は（軽度）、疼痛は（鈍痛）、時々痛む、（夜間）に増悪、長期に渡れば、歯は（動揺）し、歯肉が（萎縮）する。随伴症状は（腰背部がだるく痛む）、（耳鳴り）（めまい）、口渇するが（飲みたがらない）などが挙げられる。

- 舌質（紅）、舌苔（少）、脈（細数）。治療方針は（滋陰清熱）で、腎陰を滋養することにより虚火を抑える。下関、頬車、合谷、（太渓）、（行間）などを用い、（足少陰）経穴には（補法）を施し、（陽明）経穴には（平補平瀉）法を施す。

眼精疲労

- **眼精疲労** とは、視作業（眼を使う仕事）を続けることにより、容易に（眼痛）・（眼のかすみ）・（視力減退）・（複視）などの目の症状や、（頭痛）・（悪心）・（嘔吐）・などの全身症状が出現、休息や睡眠をとっても十分に回復できない状態になることである。

- 眼精疲労は（健常者）であれば（疲労しない）程度の眼の使用でおこるものをいう。近年は過度の視作業（VDT作業など）によるものが増えている。

- VDT作業（visual display terminal）による眼精疲労などの諸症状は（VDT症候群）や（VDT障害）と呼ばれ、近年急増している。眼症状、筋骨格系症状、精神症状などが出現する。

- **眼精疲労において注意を要するもの** は、初期にしばしば眼精疲労を訴え、緩慢に視力障害や（視野狭窄）を訴える（原発開放隅角緑内障）や、眼精疲労、（異物感）、（掻痒感）などを訴え、特に（夕方）になると症状が強くなる（慢性結膜炎）、遠近の視作業と関係なく（午前）に症状が重く（午後）には軽快する（精神疾患）などによるものなどが挙げられる。

- **適応となるもの** は（健常者）の（調節機能低下）によるものである。（夕方）になると強く感じる（低血圧）や（全身疲労性）のもの、疲れるとものが（二重）にみえる（斜位）・（輻輳不全）などの（筋性）のもの、疲れると（ぼやけて）みえる（近視）や（乱視）などの（調節性）のものなどにも改善が期待できる。

☐ 治療方針は（毛様体筋）や調節機能の（疲労）の改善を目的に、眼の周囲や（後頭部）などの（筋緊張）や硬結・圧痛などに行う。使用経穴は（攢竹）（太陽）（風池）でなどである。

☐ **東洋医学では**（肝）は（目）に開竅する・（肝）は（血）を受けて能く見るといい、また、（精血）は同源といわれており（肝腎同源）ともいうことから、（血）不足は（精）不足につながる。

☐ （肝血虚）のよる眼精疲労は、目の使い過ぎ（精血消耗）、（久病）や（出血）などによる（消耗過多）、脾胃虚弱などによる血の（生成不足）などにより（肝血）が不足するので、目を（栄養）できないことによりおこる。

☐ 主症状は、眼精疲労、目の（渇き）・かすみ、視力低下、眼の脹痛、雀盲（夜盲症）などで、随伴症状は手足の（しびれ）、拘急、ふるえ、筋の引きつり、（眩暈）、（顔面蒼白）などがみられる。

☐ 舌質（淡）、舌苔（薄）、脈（細）で、治療方針は（肝血）を補い目の（滋養）をはかる（補益肝血）。攢竹、風池、太陽、太衝、（血海）、（中脘）などを用い、鍼で（補法）する。

☐ 肝血虚による眼精疲労の状態が進むと、（肝腎陰虚）へ進行し、（五心煩熱）、（盗汗）、（健忘）などの（陰虚）症状もでる。

☐ 舌質（紅）、舌苔（少）、脈（細数）で、治療方針は（肝腎）を補い目の（滋養）をはかる（補益肝腎）。攢竹、風池、太陽、太衝、（太渓）、（三陰交）などを用いる。

鼻閉、鼻汁

☐ **鼻閉**とは（安静鼻呼吸）時に、鼻を介した通気が（不自由・不十分）と感じる自覚症状で、原因は（外鼻孔）から（上咽頭）に至る気道のどこかに（閉塞・狭窄）があることに起因する。

☐ **鼻漏**とは、正常よりも（大量）の鼻汁分泌がおこることをいう。

☐ **注意を要する**ものは（片側）の鼻閉があり（血液）が混ざった鼻汁が持続、または（鼻出血）、（悪臭鼻汁）、（頬部痛）や（上歯痛）を伴う（悪性腫瘍）によるもの、小児期から思春期にかけて鼻閉を自覚または（閉塞感）が増強する（鼻中隔湾曲症）などが挙げられる。

☐ **適応となるもの**は（くしゃみ・鼻水・鼻づまり）が過剰に現われたという状態の（鼻過敏症）であるが、（鼻炎）や（慢性副鼻腔炎）によるものも、場合によっては奏効する。

☐ **アレルギー性鼻炎**は（Ⅰ型）の鼻粘膜のアレルギーで、症状は（発作性・反復性のくしゃみ）、（多量）の（水様性）鼻汁、（鼻閉）などがみられる。また、合併症として、アレルギー性（結膜炎）、（気管支喘息）、（アトピー性皮膚炎）などもみられる。

☐ **血管運動性鼻炎**とは、アレルギー性鼻炎と主症候は同じであるが、（発症抗原）が特定できない（原因）のはっきりしないもののことである。（寒冷刺激）でおこることが多く（心因性）でおこることもある。

☐ 治療方針は（自律神経機能）を調節し、（恒常性保持機能）を向上させることにより、諸症状の改善を目指す。使用経穴は（迎香）（攢竹）（風池）などで、また、鼻部や（後頭部）の硬結・圧痛などの（反応点）に刺鍼・施灸する。

- [ ] **東洋医学**では、(鼻閉)、(生臭い) 鼻汁、(嗅覚) の減退を主症状としたものを (鼻淵) と称する。

- [ ] **黄帝内経**には (脳滲)、(脳漏) などと記載され、今でいう (蓄膿症) や重度の鼻炎のような症候が挙げられている。

- [ ] **かかわりの深い臓腑**は (肺) で、古典では肺は (鼻) に開竅するといわれる。経絡では、(手陽明経) は鼻孔を挟み迎香に終わり、(足陽明経) は鼻根におこり鼻外をめぐる。

- [ ] **肝胆火旺**によるものは、(情志の失調) により肝胆の (疏泄機能) が失調し、気が鬱して (化火) し邪熱が炎上するものや、平素から (飲酒習慣) や (辛い物) を偏食し体内に (湿熱) がこもるものがある。それらの熱が影響し (脳汁) が漏れおこるといわれる。

- [ ] 主症状は (鼻閉)、鼻汁は (黄色く濁っていて粘性) で、臭いもある。嗅覚減退もある。随伴症状は (頭痛)、(眩暈)、(耳鳴り)、(難聴)、(咽頭部の乾き) などである。

- [ ] 舌質 (紅)、舌苔 (黄)、脈 (弦数) で、治療方針は (清瀉肝胆) で、肝胆の (鬱熱) を清瀉し、鼻の通りをよくすることで改善をはかる。主として (足厥陰)(手少陽)(手陽明) の経穴 (太衝)、(風池)、(陽陵泉)、(上星)、(迎香) などに鍼にて (瀉法) する。

- [ ] **脾経の湿熱**によるものは、日頃より (甘いもの) や (脂っこいもの) の偏食していると、体内に (湿熱) がこもりやすくなり、その湿熱が脾胃に影響し (運化機能) が低下、(精気) が昇らず (濁陰) が下がらずに邪熱が炎上し、鼻に影響しておこる。

- [ ] 主症状は鼻閉、鼻汁は (黄色く粘り、臭いがする) で嗅覚減退もあり、随伴症状は食欲不振、身体の (重だるさ)、(腹部膨満感)、目やに、耳垢などである。

- [ ] 舌質 (紅)、舌苔 (黄膩)、脈 (滑数)。治療方針は (清熱去湿) で、脾の (運化) 機能を改善し、湿熱を取り冷まして鼻の通りを改善し鼻淵を止める。(脾兪)、(足三里)、(豊隆)、(太白)、(迎香) などに (瀉法) する。

- [ ] **肺気虚**によるものは、(久病) など、さまざまな原因で (衛外機能) が低下し、(外邪) を受けやすくなる (=風邪をひきやすくなる) ことや、(宣発・粛降) 機能低下により (濁気) が下りず停滞するために、鼻に影響しておこる。

- [ ] 主症状は、鼻汁は (透明もしくは白色、慢性的に続く)、嗅覚減退、鼻閉は時に (重く)、また (軽い) 時もある。随伴症状は (頭重感)、(めまい)、(自汗)、悪風、(息切れ)、話すのが (億劫)、声に力がない、咳嗽など。

- [ ] 舌質 (淡)、舌苔 (薄白)、脈 (弱) で、治療方針は、肺気を補い、(宣発粛降) 機能を改善することで濁陰を下させ、鼻の通りを改善することで鼻淵を止める。(肺兪)、(太渓)、(太淵)、(上星)、(迎香) などを用い、主に (太陰経) へは (補法)、(陽明経) には (瀉法) をほどこす。

- [ ] **脾気虚**によるものは、(過労) や (飲食不節)、(思慮過度) によって (脾胃) が損傷し、(気血) の生成が不足し、また (清陽) も顔に上らなくなり、鼻が栄養を受けられないことによっておこる。

- [ ] 主症状は、鼻閉、鼻汁は (白色)、嗅覚減退で、随伴症状は (全身倦怠)、(乏力)、(腹脹)、

（大便溏薄※）、食事量は少ないなどである。
※栄養や水分が吸収できないためにおこる、水っぽい便。

☐ 舌質（淡）、舌苔（白）、脈（緩弱）で、治療方針は（健脾益気）。胃腸を丈夫にすることで（運化）機能を改善し、（昇降・降濁）をうながし鼻の通りを改善し鼻淵を止める。（脾兪）、（太淵）、（上星）、（迎香）などを用い、背兪や太陰経には（補法）を、上星や迎香には（瀉法）を施す。

脱毛症

☐ **脱毛症**とは、毛髪が（抜け落ちる）、（数が減る）、（短く細くなる）などの現象を指していうが、頭髪のみでなく（眉毛）、（ひげ）など他部位の（体毛）の脱落も含む。

☐ **注意を要する**ものは、（先天性）のもの（無毛症や乏毛症）で、後天性ものでは（全頭脱毛症）、（蛇行状脱毛症）、（男性型脱毛症）、（症候性）のもの、（トリコチロマニア）※などである。
※抜毛癖のこと。ストレスの代償行動といわれる。

☐ **適応となるもの**は（円形脱毛症）で、主として類円形の（脱毛斑）をきたす後天性脱毛症である．症状は頭部のみならず毛髪が存在するあらゆる部位に発生する。頭部では脱毛斑の数や範囲から（単発型・多発型・全頭型・蛇行型・汎発型）に分類される。

☐ 円形脱毛症の原因は（自己免疫疾患）、（ストレス）、（自律神経失調）といわれ、（自覚症状）はなく、直接的な予防方法もない。体質や生活の改善が求められる。

☐ **黄帝内経**では脱毛を（髪堕）と記載しており、平安時代には鬼舐頭（鬼がなめた後のように毛がなくなり、痒みがない）と称された。

☐ 髪は（血）の余りといわれる。また、気の力で拘束されているので、（気虚）によって抜ける。関係の深い臓腑は、蔵血を主る（肝）や、その状態が髪に反映される（腎）である。

☐ **血熱による**ものは、（精神的刺激）などにより（心火）が盛んになり、（内風）がおき、血の（循環失調）により毛髪が（栄養）されなくなりおこる。

☐ 主症状は（部分的）脱毛で、随伴症状は（口渇）、（便秘）、（出血）、尿色は（黄）色である。

☐ 舌質（紅）、舌苔（黄）、脈（数）。治療方針は（清瀉血熱）で、血熱を取り除くことによって内風を治めて改善をはかる。（血海）、（水分）、（神門）、（三陰交）などに（瀉法）を施す。

☐ **瘀血による**ものは、（精神的刺激）や（外傷）、（炎症）などがあり、（気滞血瘀）がおこり毛髪が栄養されずに発症する。

☐ 主症状は（部分的・全体的）脱毛で、（持続的）に経過する。随伴症状は（口渇）するが（飲みたがらない）、顔色は（黒ずむ）、頭痛を伴うものがある、など。

☐ 舌質（暗紅・瘀斑）、脈（渋）。治療方針は、血流を良くして、流れが滞った状態を改善する（活血化瘀）である。（血海）、（膈兪）、（風池）、（三陰交）など手足の（陽明経）（足太陰経）などに（瀉法）し、局所にも対処する。

☐ **気血両虚による**ものは、（慢性疾患）や（過労）、（出産）、出血などにより（気血両虚）が生じ、

毛髪が栄養されずにおこる。

- □ 主症状は、（久病）、（産後）などに発症し、（掻痒感）はない。随伴症状は、（息切れ）、（心悸）、顔色の（艶がない）などである。

- □ 舌質（淡）、脈（細弱）。治療方針は、（気血）不足を補い、（臓腑）を充実させる（補益気血）で、（中脘）、（足三里）、（脾兪）、（膈兪）、（血海）など、手足の（陽明経）や背兪へ（補法）を施す。

- □ **肝腎陰虚**によるものは、（先天不足）や（過労）などから（腎虚）に、（血）の（生成不足）や（消耗過多）などにより（肝血虚）になり、（陰血）が不足し、（陰虚）となることで（血燥）がおき、毛髪が栄養されなくなることによっておこる。

- □ 主症状は（成人）に多く、（頭頂部・前額部）に多発する。（持続的）に脱毛し、頭皮の（油脂）が多い。毛髪は（柔らかく）、（細い）。随伴症状は頭皮の（掻痒感）、（耳鳴り）、（眩暈）、（不眠）、（腰膝酸軟）、無力感など。

- □ 舌質（紅）、舌苔（少）、脈（細数）。治療方針は（滋陰養血）で、（腎精）や（肝血）をおぎない、（血）の生成を高めることで頭皮の環境をよくする。（太渓）、（腎兪）、（血海）、（足三里）などを用い、（補法）を施す。

めまい

- □ **めまい**は（周囲）または（自己）の（回転感）のある定型的なもの（回転性めまい）と、（頭がくらくらする）、（目の前が暗くなる）、（ふらふらする・ゆれる）ような感覚がある非定型的なもの（めまい感、浮動性めまい）などがある。

- □ **回転性のめまい**は（メニエール病）、（良性発作性頭位めまい症）、（聴神経鞘腫）、（前庭神経炎）、（ラムゼイハント症候群）などでみられる。

- □ **メニエール症候群**は（内リンパ水腫）が原因といわれている。回転性めまいとの（耳鳴り）（難聴）などを呈し、（眼振）もみられる。発作は（30分～数時間）みられ、中枢系の病変は（見られない）。

- □ 良性発作性頭位めまい症は（内耳・迷路）の血流障害でおこるといわれ、（頭位）や（体位）を変えた時に出現する。発作は（1分）くらいである。

- □ 聴神経鞘腫（前庭神経腫瘍）は第Ⅷ脳神経（内耳神経）由来の（前庭神経）よりおこる、（良性）の腫瘍で、（シュワン細胞）より発生する。症状は（聴力低下）,（耳鳴り）, めまい（時には発作性の激しいめまい）, ふらつき, 顔と舌のしびれもある。

- □ **前庭神経炎**は、突然（強い回転性めまい）と（吐き気・嘔吐）を生ずる疾患で、安静にしてもなかなか収まらず、動くとさらに悪化する。めまいは（前庭）、（半規管）、（前庭神経）、脳幹、小脳のいずれかが障害されおこる。（耳鳴り・難聴）は伴わない。

- □ **非定型的めまい**は（大脳の障害）や（自律神経失調）、（甲状腺機能低下症）、（起立性低血圧）、（過換気症候群）（高血圧）など、さまざまな疾患にみられる。

- □ **注意を要するものは**、（運動感を伴わない）めまい感で、持続時間が（長いもの）。または

（手足のしびれ）、（複視）、（嚥下障害）などがみられるような（中枢神経系）障害と、（回転性めまい）で、（起立・歩行）に明らかな（平衡障害）のある（小脳性）のものである。

☐ **適応となるもの**は主に（めまい感）と呼ばれるもので、（肩こり）、（頭痛）、（高血圧）、（眼精疲労）、（更年期障害）、（乗り物酔い）、（神経症）（月経にまつわるもの）などに起因する種々のものである。

☐ **メニエール病**などでおこる（耳性）のめまい感は、（程度）により適応となる。

☐ **治療方針**は（内耳・脳内）の（循環改善）を目的に行う。（外耳孔）周囲の血管は脳内の循環と関係が深いため、（椎骨）動脈、（内・外頸）動脈などの循環改善をはかる。また、メニエール病は（内耳リンパ浮腫）が原因と考えられるため、（水分）の排出を目的とした施術も行う。

☐ **使用する経穴**は、耳周囲では（和髎）、（寛骨）、（頭竅陰）で、後頸部では（風池）、肩背部では（肩井）などを用い、その他反応がある経穴や阿是穴を用いる。

☐ **東洋医学的**なめまいは（眩暈）と称され、（眩）とは目が（かすみ）、目の前が（暗くなる）ことで、（暈）とは物が（揺れ動き）、（ぐるぐる回って）見えるもののことをいう。

☐ **黄帝内経**にはめまいの原因について、（諸風掉眩、皆肝に属す）と記され、身体が揺れたり、揺れるように感じるのは（肝）の働きとしている。また、（上気）不足や（髄海）不足とも記されている。歴代の著名な医家たちは、（風火）、（痰）、（虚）と関連があるとしている。

☐ **肝陽亢進**によるものは、（情志の失調（ストレスや怒り））などにより肝の（疏泄機能）が失調し（肝鬱）になり、それが（熱化）するので（肝陰）が損傷。その熱が影響しておこる。また（房事過多）などでは（腎陰）不足が（肝血）不足につながり、肝陽亢進になりおこる。

☐ 主症状は眩暈、（耳鳴り）、頭部の（脹痛）。随伴症状は（易怒）、（イライラ）、怒ると（増悪）、（口苦）、（不眠）、（五心煩熱）、（盗汗）、（腰膝酸軟）などである。

☐ 舌質（紅）、舌苔（黄）、脈（弦数）。または（弦細数）。治療方針は（平肝潜陽）で、熱を取り除くことによって肝陽を治めて改善をはかる。主に（足厥陰）・（足少陽）経の経穴（風池）、（侠渓）、（陽輔）、（太衝）などを（瀉法）する。必要に応じて（足少陰）経は（補う）。

☐ 痰濁によるものは、（飲食不節）や（労倦）などにより、（脾胃損傷）がおこり（運化）機能が停滞し（痰濁）が生じるので、（清陽）が頭に上らず（濁陰）も下がらないためにおこる。

☐ 主症状は頭が（重くぼんやりする）回転性めまいで、随伴症状は（胸悶）、（悪心）、（食欲不振）、（四肢の重だるさ）などである。

☐ 舌苔（厚膩）、脈（滑）。治療方針は、胃の働きを調整し痰濁を除去する（和胃化痰）である。（中脘）、（内関）、（豊隆）、（陰陵泉）（頭維）などに（瀉法）する。

☐ 気血両虚によるものは、（慢性疾患）や（過労）、（出産）、出血などによりおこった気血両虚により、（清陽不昇）や（脳の栄養不足）がおき発症する。

☐ 主症状は、（よくおこる）眩暈、（横）になると軽減、（疲労）で増悪し、随伴症状は、（顔面蒼白）、（爪甲）も血色が悪い、（息切れ）、（心悸）、（食欲不振）、（疲労感）などである。

- [ ] 舌質（淡）、脈（細無力）。治療方針は、（気血）不足を補い、（臓腑）を充実させる（補益気血）で、（百会）、（脾兪）、（膈兪）、（足三里）、（三陰交）など、（足陽明）・（足太陰）経や背兪へ（補法）を施す。

- [ ] 腎精不足によるものは、脳は（髄海）といわれており、（先天不足）や（過労）、（房事過多）などから（腎精）不足になり（髄海）も不足となることでおこる。

- [ ] 主症状は眩暈、（耳鳴り）で、随伴症状は（精神疲労）、（健忘）、（腰膝酸軟）などである。

- [ ] 舌質（淡紅）、脈（細弱）。治療方針は（補益腎精）で、（腎精）を補うことで髄海不足を改善、頭部の（栄養）をよくする。（百会）、（太渓）、（関元）、（腎兪）、（懸鍾）などを用い、（補法）を施す。

耳鳴り・難聴

- [ ] **聴力の低下**を（難聴）という。外耳・中耳の（伝音）機能の障害による（伝音性）難聴、（内耳）より中枢の障害である（感音性）難聴、また、その両方の機能に障害がある（混合性）難聴、器質に問題のない（心因性）難聴などがある。

- [ ] 難聴の程度は、軽度難聴が（25）dB以上（40）dB未満、中等度難聴（40）dB以上（70）dB未満、高度難聴（70）dB以上（90）dB未満、重度難聴（90）dB以上といわれる。

- [ ] **耳鳴り**は（外界）からの（音刺激）がないのに（音）を感じることをいう。体内に音源があり他覚的にも判別できる（振動性耳鳴（他覚的耳鳴））と、患者にしかわからない（非振動性耳鳴（自覚的耳鳴））があり、前者はまれである。

- [ ] **耳鳴りの苦痛度**は（THI：Tinnitus Handicap Inventory）耳鳴障害度問診表を用いて計測され、25点以上の場合は苦痛度が高いと考えられている。

- [ ] **耳鳴り患者の多く**は（難聴）、（めまい）、（耳閉感）などの耳症状を伴い、（耳疾患）によるものが多い。その他にも（脳血管障害）や（血圧性）のもの、（貧血）、（糖尿病）など、全身性の疾患や、（自律神経系）や（精神的）な要因でおこるものなど、さまざまな疾患にみられる。

- [ ] **鍼灸が主に対象となる**のは（無難聴性耳鳴）であるが、慢性症例の難聴を伴う耳鳴（メニエール病・突発性難聴・中耳炎後遺症）、あるいは難聴にも（対症的）に鍼灸治療を行う。

- [ ] **注意を要するもの**は、音は聞こえるが（何をいっているのかわからない）という（中枢性）のもの、片耳の（閉塞感）を伴う耳鳴りで（耳垢・外耳道の異物）などによるもの、急に発生した、難聴の早期で、原因不明で場所も特定できないもの（中耳炎・突発性難聴）などである。

- [ ] **適応となる無難聴性耳鳴**とは、（聴力障害）のない耳鳴りのことで、自覚的症状は（キーン）とか（ジーン）とする耳鳴り、（頸肩）のこり、後頭部の（重圧感）がある。（疲労）・（精神的興奮）・（睡眠不足）で悪化し、（睡眠）・（安静）で軽快する。

- [ ] **治療方針**は（自律神経）を調節し、（内耳）の（血流改善）を目的に行う。耳周囲・後頸部の（圧痛）、（硬結）、（筋緊張）などの反応のある経穴・反応点を用いる。

- [ ] 使用する経穴は、（耳門）、（聴会）、（翳風）で、後頸部では（風池）、（寛骨）など。

- [ ] **東洋医学的**に耳鳴り・難聴の病態は現代と同じであるが、（耳聾）と称される。その名称は『黄帝内経』にも記されており、『霊枢』では（上気不足）による（耳苦鳴）、（液脱）による（耳数鳴）、（肝の気逆）による（耳聾）などが挙げられる。また、（耳鳴）は（耳聾）の軽いものだと考えられていた。

- [ ] **肝火**によるものは、（激怒）により肝を損傷し（逆気）したり、（情志の失調）などにより肝の疏泄機能が失調し（肝鬱）になり、それが（化火）することで、その熱が（清竅）に影響しておこる。

- [ ] 主症状は（突然）の（耳鳴り・難聴）、耳鳴りの音は（大きい）、耳が（脹って痛む）、耳鳴りは（絶えず聞こえる）で、随伴症状は（頭痛）、（顔面紅潮）、（咽頭部）の渇き、（口苦）、（心煩）、（怒りっぽい）、（便秘）などである。

- [ ] 舌質（紅）、舌苔（黄）、脈（弦数）。治療方針は（清泄肝火）で、肝火を（疏通・発散）させることにより改善をはかる。さらに局所の（気血）の流れも改善をはかる。主に（足厥陰）・（足少陽）経の経穴（翳風）、（聴会）、（侠渓）、（中渚）、（太衝）などを（瀉法）する。

- [ ] **痰火**によるものは、（飲食不節）や（労倦）、（思慮過度）などにより、（脾胃損傷）がおこり（運化）機能が停滞すると（水湿）が停滞し、長期に及ぶと（痰鬱化火）し、（清竅）を塞いでしまうことでおこる。

- [ ] 主症状は音が（大きく）、（重くしめった感じ）の耳鳴り、（耳閉感）がありはっきり聞こえない難聴で、随伴症状は（眩暈）、（頭重）、（胸悶）、（胃部膨満感）などである。

- [ ] 舌質（紅）、舌苔（黄膩）、脈（滑数）。治療方針は、胃熱を冷まし痰を除去する（清火化痰）である。肝火で用いた耳周囲の経穴や（豊隆）などに（瀉法）する。

- [ ] **脾胃虚弱**によるものは、（労倦）や（飲食不節）などにより（脾胃損傷）がおき脾胃虚弱となると、（気血）の生成が悪くなり経脈が（空虚）となるため、（耳竅）を養えずおこる。

- [ ] 主症状は、音は（大きくない）耳鳴り、（疲労）で増悪する難聴、耳内の（空虚感）、冷えなどで、（聴力）も次第に低下する。随伴症状は、（食欲不振）、食後の（腹脹）、（倦怠感）など。

- [ ] 舌質（淡）、脈（虚弱）。治療方針は、（脾胃）を補い健康にし、（気血）を充実させる（健脾益気）で、肝火で用いた耳周囲の経穴や（脾兪）（足三里）などに（補法）を施す。

- [ ] **腎精不足**によるものは、（先天不足）や（栄養）、の吸収不良によるもの、（高齢・久病）などによるもの、（房事過多）などにより、（腎精）不足となり（髄海）も空虚となっておこる。耳は（腎）の（外竅）であるため、腎虚の諸症状を呈する。

- [ ] 主症状は、（次第）に耳鳴り・難聴がおこる、（夜間や疲労時）に増強し、按じると（軽減）する。随伴症状は（めまい）、（不眠）、（腰のだるさ）、（遺精）、（帯下）などである。

- [ ] 舌質（淡）、舌苔（白）、脈（沈細弱）。治療方針は（補益腎精）で、腎精を補うことで（髄海）不足を改善、頭部の（栄養）をよくする。また、局所の気血の流れも改善する。主に（足少陰）経穴や（任脈）などを取穴する。（翳風）、（太渓）、（関元）、（腎兪）、（聴会）などを用い、（補法）を施す。

- [ ] **咳嗽**とは（気道内）分泌物や気道に侵入した（異物）の排除を目的とした生理的防御反応のことである。

- [ ] （乾性）咳嗽（いわゆる空咳）は、（喀痰）を伴わない咳嗽のことで、風邪症候群、（インフルエンザ）、（上気道炎）、肺結核や肺がんの初期（初発が空咳だけのことがある）、胸膜炎などでみられる。

- [ ] （湿性）咳嗽は（喀痰）を伴う咳嗽で、急性・慢性の（気管支炎）、（気管支拡張症）、（肺炎）、（肺結核）などにみられる。

- [ ] 咳嗽は上記以外にも（自然気胸）や（喘息）の発作など、突然おこるものもある。咳嗽は呼吸器疾患に多い症状ではあるが、それ以外の疾患によってもおこるので注意が必要。

- [ ] **注意を要するもの**として、（高熱）がある肺感染症、（血痰・喀痰）を排出する（肺癌・結核・気管支拡張症）、（多量の喀痰）を排する気管支拡張症、（胸痛）がある（気胸・胸膜炎）、（呼吸困難）をおこす（肺気腫）、（心臓喘息）、（気管支喘息）の発作時などが挙げられる。

- [ ] **鍼灸適応となるもの**は（風邪症候群）に起因するものが主な対象である。

- [ ] **風邪症候群**の病態は、（咽頭）や（喉頭）の炎症が刺激となり（乾性）咳嗽が生じるもので、一般的には（悪寒）、（発熱）、（全身倦怠感）、鼻炎症状（くしゃみ、鼻水、鼻閉など）にはじまり、次第に上気道の異常感、咽頭・喉頭痛、（嗄声）などが生じる。

- [ ] そのほか、時に消化器症状（食欲不振・嘔吐）などがみられる。咽頭・喉頭部の（粘膜）の（充血・腫脹）がみられる。（呼吸音）に異常はない。

- [ ] **程度により適応**であるものは（アレルギー性）鼻炎や、アレルギー性（気管支喘息）による咳嗽や、（気管支炎）などによる湿性咳嗽である。

- [ ] 治療は気道の（過敏性）の軽減、気道（炎）の軽減、（喀痰の排泄）を促す目的で行う。五兪穴の主治証では（経穴・合穴）を用いる。使用例としては、（尺沢）、（天突）、（大杼）などを用いる（大椎、肺兪、大腸兪、定喘などもよい）。

- [ ] **東洋医学的な考え方**では、関係の深い臓腑は一身の気を主る（肺）と、（納気）を主る（腎）だといえる。

- [ ] 咳嗽の咳とは（肺気上逆）による音のことで、嗽とは（痰液）を（喀出）することをいう。また、一般的には（有声有痰）のものを咳嗽という。

- [ ] 咳嗽には急性と慢性のものがあり、急性のものは表証（悪寒・発熱・悪風・頭痛など）を伴う。（外感性）のものや新病は、一般に発症が（急激）である。多くは（実証）に属す。慢性のものは一連の（臓腑機能）失調を伴う。（内傷性、久病）のものは慢性病である。多くは（虚証）に属す。

- [ ] **外感性のもの**は、（風寒）と（風熱）が挙げられるが、気候の異常や突然の変化によって体表の（衛気）の機能が悪くなることは共通の事柄である。（内傷性）のものは関係のある（臓腑由来）の症候を呈する。

- [ ] **風寒**によるものは、その邪が（肺）を犯し、（宣散）機能が失調し（肺気上逆）しておこる。主症状は（咳音有力）な咳嗽、痰は（白く水様）で、随伴症状は（表証）の症状を伴い、（項強）、（腰背痛）、四肢関節痛などを伴う。

- [ ] 舌苔（薄白）、脈（浮緊）。治療方針は（散風去邪）で、大椎、風門、合谷、外関などを用い（瀉法）する。

- [ ] **風熱**によるものは、その邪が（肺）を犯し、（粛降）機能が失調し（肺気上逆）しておこる。主症状は（頻繁）な咳嗽、呼吸が（あらい）、痰は（黄色く粘い）で、随伴症状は（表証）の症状、のどのかゆみ、咽頭痛、鼻閉、悪風など。

- [ ] 舌苔（黄）、脈（浮数）。治療方針は風寒と同様（散風去邪）で、治療は（瀉法）である。

- [ ] **痰湿によるもの**は脾の（運化機能）が悪くなり生じた（痰湿）が、肺の（粛降機能）に影響しておこる。主症状は咳音が（低く濁る）な咳嗽で、痰の量は（白くて多い）が喀痰しやすい。随伴症状は（倦怠感）、（胃幹部のつかえ）、食欲不振、（大便溏薄）などもある。

- [ ] 舌苔（白膩）、脈（滑）。治療方針は（健脾化痰）で、豊隆、陰陵泉などを使用し（瀉法）する。

- [ ] **肝火によるもの**は（情志の失調）などにより肝の（疏泄機能）が失調し（肝鬱）から（化火）しては胃に影響することでおこる。主症状は、咳嗽、痰は（少なく粘い）、咳をすると（胸脇部）が痛む。随伴症状は（顔面紅潮）や（口苦）、（咽頭部）の渇きなどもみられる。

- [ ] 舌質（紅）、舌苔（黄）、脈（弦数）。治療方針は（清瀉肝火）で、肝火および（肺熱）の清熱をはかる。主として（手太陰）、（足厥陰）経穴を取り（瀉法）する。処方例は肺兪、（魚際）、（尺沢）、（行間）、（陽陵泉）などである。

- [ ] **肺腎陰虚によるもの**は、（疲労）や（房事過多）、先天性の虚弱などにより、（腎精）が不足することで（肺陰）も不足、（燥）が生じ、肺の潤いがなくなり（粛降機能）が低下することでおこる。主症状は（乾いた咳）で、痰に（血）が混じったり（喀血）する。随伴症状としては（潮熱）、（盗汗）、（五心煩熱）、（腰膝酸軟）、不眠などがみられる。

- [ ] 舌質（紅）、舌苔（少）、脈（細数）。治療方針は肺腎の陰を補い、清熱をはかる（益陰清熱）で、治療は主に（手太陰）、（足少陰）経穴を取穴し（補法）を行う。（肺兪）、（腎兪）、（膏肓）、（尺沢）、（照海）などを用いる。

喘息

- [ ] **喘鳴**とは、呼吸時に（ひゅーひゅー）とか（ぜいぜい）といった雑音が聴診器なしで聞き取れるもののことで、原因は気道の（一部狭窄）または（不完全閉塞）である。

- [ ] **喘息**は本来は（喘（あえ）ぐ）という意味であり、呼吸困難の症状を代表する言葉であったが、現在では（喘鳴）を伴う（発作性呼吸困難）を指す。

- [ ] **注意を要するもの**は、気道に（器質的狭窄）が生じ、労作性呼吸困難・発作性夜間呼吸困難・（起坐呼吸）・肺うっ血などがみられる（心臓喘息）、息切れ・喀痰を主訴とする（肺気腫）・（慢性気管支炎）・（気管支拡張症）、吸気時の（喘鳴・嗄声・呼吸困難）がみられる喉頭の病変、発熱・（膿性）の痰・呼吸困難が（増悪）していく感染症など、呼吸困難が（強く）、

□ 横に寝られない・（チアノーゼがある）・会話や飲食など日常生活に支障がある（重症喘息）などが挙げられる。

□ **適応となるもの**は（気管支喘息）で、（慢性）気道炎症・気道反応性の（亢進）・（可逆性）の気道（狭窄）の３つを特徴とする疾患。（閉塞性）換気障害をきたす。程度によっては適応外となるので注意すること。

□ **気管支喘息**のアトピー型は特異的Ig（E）抗体の証明があるもので、（Ⅰ）型アレルギーに伴うことが多く（小児）に多い。遺伝的な素因もある。非アトピー型は特異的Ig（E）抗体は証明されないもので、（中年）以降の成人に多い。遺伝素因は（少ない）。

□ 病態は、気管・気管支が種々の（刺激に過敏）になっている状態で、気道系の（広範囲）な狭窄が特徴。症状は（呼気性）呼吸困難、（起坐呼吸）、喘鳴は（著明）、発作は（明け方）や（寝入りばな）が多い。また、湿性ラ音（連続性ラ音）、喀痰（シャルコーライデン結晶、好酸球、クルシュマン螺旋体）、咳嗽、喀痰、既往歴・家族歴にアレルギー疾患がみられる。

□ 治療は（自律神経）の調節、気道の（過敏性）の抑制、発作の（軽減・予防）、その他の症状の改善を促すことを目的に行う。選穴は胸部では（天突）や（中府）、頸部では（人迎洞刺）、背部では（身柱）、肺兪、膈兪、（治喘）や（定喘）などを用いるが、発作時、（強刺激）や（雀啄）などは症状を悪化させる可能性があるので控える。

□ **東洋医学的な考え方**では、喘息を（哮喘）と呼び、（哮証）と（喘証）が合併したものとする。

	喘鳴音	呼吸困難	特徴
哮証	あり	あり	発作性の喘鳴を伴う呼吸困難。誘因あり、発作と緩解も突発的。収まると平常。ゼーゼー、ヒューヒューという咽喉の症状がある
喘証	なし	あり	他の病気の伴う症状。進行すると「がん・肺機能低下」急・慢性病の経過中に併発する呼吸促迫の症状。喘鳴はない。

哮証と喘証の比較

□ 原因は体内における（痰飲）の潜伏（＝伏飲）で、『諸湿腫満、みな脾に属す』といわれる。また、関係の深い臓腑は（肺）（脾）（腎）である。

□ 実証（実喘）、虚証（虚喘）ともに存在するが、原因はともに気機（気の運行のこと。昇降出入）の失調である。

□ **風寒によるもの**は、（伏飲）や（寒飲）のあるものが（外邪）の刺激を受け、肺気が（昇降失調）となりおこる。主症状は（実喘）、（痰鳴）、痰は（白色）で（稀薄）。随伴症状は（悪寒）、（発熱）（頭痛）、身体の痛み、無汗、（口渇）はないなどを呈する。

□ 舌苔（薄白）、脈（浮緊）。治療方針は（散風去邪）で、肺兪、風門、（大椎）、列欠、合谷などを用い（瀉法）する。

□ **痰熱**によるものは、（伏飲）のあるものが（風熱）の外邪を受けたり、（痰熱）が盛んなためにおこる。主症状は（呼吸促拍）、呼吸が（粗い）、痰は（黄色く粘い）、随伴症状は（胸悶）、（煩躁）、（口渇）、（顔面紅潮）発熱など。

□ 舌苔（黄膩）、脈（滑数）。治療方針は（清熱化痰）で、清熱と痰の除去をはかり肺の機能改善を促す。治療は主として（手太陰）・（手足陽明）経穴を用い（瀉法）する。処方例は合谷、（豊隆）、（膻中）、（中府）、孔最などである。

□ **肺気虚よるもの**は久病などで肺の（昇降）が悪くなり生じる。主症状は（虚喘）、痰は（水様で稀薄）、随伴症状は（自汗）、（少気）、（倦怠感）、寒がり、活動時に（増悪）などである。

□ 舌質（淡）、舌苔（薄白）、脈（緩弱）。治療方針は（補益肺気）で、肺経を補い、また、虚証のため（脾胃）も補う。肺兪、太淵、（足三里）、（太白）、膏肓などに（補法）する。

□ **脾気虚によるもの**は、飲食不節などで脾胃の（運化機能）が低下し（痰湿）が生じるため、それが肺へ影響しておこる。主症状は虚喘で、痰は(白く粘い)。随伴症状は(食欲不振)や(食後の膨満感)、（倦怠感）、（軟便）、（顔色萎黄）、四肢が（重だるい）などがみられる。

□ 舌質（淡）、舌苔（白滑）、脈（濡弱）。治療方針は（補益脾気）で、脾気と増すことで症状の改善をはかる。主として（手太陰）、（手足陽明）経穴を取り（補法）する。処方例は肺兪、（脾兪）、（肺兪）、（章門）（太白）（足三里）などである。

□ **腎気虚によるもの**は、（疲労）や（房事過多）、先天性の虚弱などにより、（腎精）が不足することで（肺陰）も不足しおこる。また、肺は気の（主）であり、腎は気の（根）であるといわれるので、肺気の（長期の）失調があれば、腎気虚もおこる。また、気虚が進むことにより、（陽虚）の症状も出る。

□ 主症状は（長期にわたる）喘息で、動くと（増強）する、(呼多吸少)※、痰は（稀薄）である。随伴症状としては（眩暈）、（耳鳴）、（腰）がだるい、（寒がり）（四肢の冷え）などがみられる。※腎不納気によっておこる状態。腎の気を納める力が弱くなると深く息を吸い込めないために、呼息も力なく呼吸の回数が多くなり、呼吸困難に陥る。

□ 舌質（淡）、脈（沈細）。治療方針は（肺腎）を補い、改善をはかる（補益腎気）で、更に（痰）の除去も行う。使用は、主に（手太陰）、（足少陰）経穴を取穴し（補法）を行う。（肺兪）、（腎兪）、（太淵）、（太渓）、（足三里）などを用いる。

胸痛と腹痛

【胸痛】

□ **心臓からおこる胸痛**の原因疾患として（狭心症）、（心筋梗塞）などがある。

□ **胸腔内臓器からおこる胸痛**の原因疾患として（気胸）、（解離性動脈瘤）などがある。

□ **胸壁からおこる胸痛**の原因となるものは（肋間神経痛）、（肋骨骨折）、（帯状疱疹）などがある。

□ **胸骨裏面の絞扼感や左胸から上肢にかけての痛み**がある場合は（心筋梗塞）や（狭心症）が考えられる。

□ 胸痛とともに**鎖骨上窩のリンパ節の腫脹や咳や痰**などを伴う場合は（悪性腫瘍）の可能性もあり注意を要する。

☐ （自然気胸）は長身のやせた青年に多くみられる。

☐ （肋骨骨折）では骨折部位の限局した圧痛があり、打撲や圧迫といった外傷が原因となることが多い

☐ 特発性肋間神経痛は鍼灸の適応となる。左側の（第5）から（第9）肋間に好発する。（肋間）神経の経路に沿って痛み、深呼吸や咳といった（胸郭運動）で痛みが増悪する。

☐ 特発性肋間神経痛は（胸骨点）（腋窩点）（脊柱点）といった特有の圧痛点がみられる。

☐ 痰濁による胸痛は暴飲暴食等により（脾胃）を損傷することによりおこる。

☐ 痰濁による胸痛は（滑）脈を呈することが多い。

☐ 瘀血による胸痛はストレスや怒りによって（気滞）を生じそれが改善されないことによっておこる。

☐ 瘀血による痛みは（固定）性であり、（刺）痛である。

☐ 瘀血による痛みは朝と夜を比べると（夜）に増悪する。

☐ 瘀血によるものは舌質は（暗紫）である。

☐ 陽虚による胸痛の増悪因子は（寒冷）刺激である。

☐ 陽虚によるものは息切れや自汗といった（気虚）の症状を呈する。

☐ 陽虚によるものは四肢の（冷え）を呈する。

【腹痛】

☐ **内臓痛**は平滑筋や被膜の過度の伸展等によっておこる疼痛で、痛みの性質は（鈍痛）で、（締め付けられる）ような痛みは（間欠的）である。発汗や血圧の低下などの（自律神経）症状を伴うこともある。痛みの局在は（不明瞭）である。

☐ **関連痛**は（放散痛）ともいわれる。同じ（デルマトーム）の痛みとして感じられ、胆石症の際の（右肩痛）や虚血性心疾患の際の（左上肢痛）などは、その例である。

☐ **体性痛**は腹膜などに加わる刺激でおこるもので、内臓痛に比べ局在は（明瞭）で痛みは（鋭い）。

☐ ショック症状を示すもの、発熱しているもの、（グル音）の増強を伴うものや（蠕動不穏）がみられる場合などは、鍼灸の治療が適さない。

☐ **筋性防御**や**反動痛**がある場合は（腹膜炎）が考えられ、鍼灸治療が適さない。

☐ （膈兪）（肝兪）（脾兪）は**胃の六つ灸**として、消化器系の症状に使われている。

- [ ] **寒邪による腹痛**の原因は寒邪の侵入や（生もの）や（冷たいもの）の過食が原因となる。

- [ ] 寒邪による腹痛の舌苔は（白）である。口渇は（ない）。（温かいもの）を好んで飲む。

- [ ] **寒邪および虚寒又は陽虚による腹痛**は（冷やす）と増悪し（温める）と軽減する。

- [ ] **肝鬱による腹痛**は（情志）の失調により肝鬱となり肝の（疏泄機能）の失調によりおこる。**気滞による腹痛**につながる。脈は（弦）脈を呈する。

- [ ] 肝鬱による腹痛の疼痛部位は（少腹）である。

- [ ] **虚証の腹痛**は空腹になると症状が（増悪）し、痛いところに手を当てると楽になり（喜按）で、実証の腹痛に比べ痛みは（激しくない）。

- [ ] 疲労時におこりやすい腹痛は（虚）証である。

- [ ] **実証の腹痛**、特に気滞によるものは放屁やゲップをすると症状が（軽減）する。

- [ ] 実証による腹痛は按じると症状が（増悪）する。

- [ ] 症状が激しく急なものは（実）証の腹痛である。

- [ ] **血瘀による腹痛**は痛みが（固定性）で痛みの性質は（刺痛）である。

- [ ] 血瘀による腹痛は（舌下静脈）の怒張を伴う。

- [ ] 上腹部痛は胃と心の鑑別が必要である。胸悶や心悸等がみられると（心）痛であり、膨満感や食欲不振等がみられる場合は（胃）痛である。

- [ ] 木剋土によっておこる腹痛は（肝）の実証によるものである。

- [ ] （食滞）による腹痛は暴飲暴食によっておこる。

悪心と嘔吐・便秘と下痢

【悪心と嘔吐】

- [ ] **脳圧亢進時**の嘔吐は第4脳室付近にある（嘔吐中枢）への直接刺激が原因となる。この場合通常は嘔気※を伴わない。　※悪心のこと

- [ ] 薬剤や代謝障害や妊娠時の悪心嘔吐は（化学）受容体引金体を介する嘔吐である。

- [ ] 嘔吐中枢は大脳皮質とも関連しており不快な記憶を思い出すことや、聴覚や視覚からもたらされる（ストレス）も嘔吐の原因となる。

- [ ] （反射）性の悪心嘔吐は胸腔や腹腔の諸臓器からの刺激、臓器の疾患に加えて食中毒などがそれにあたり、口腔や咽喉頭への物理的刺激、喉の奥に指を突き込むと吐き気と嘔吐がおこり、俗に目が回る用な刺激などの迷路刺激などがある。

☐ 急性胃炎や慢性胃炎やストレスによって生じる悪心嘔吐は程度によっては、（鍼灸の適応となりうる）。

☐ 東洋医学的に悪心嘔吐を考えると、さまざまな原因によって胃気が（上逆）すると、悪心嘔吐がおこるとされている。

☐ 胃陰虚による悪心嘔吐の脈は（数）で（細）である。

☐ 胃陰虚によるものの舌質は（紅）である。

☐ 胃陰虚によるものの舌苔は（舌苔少）である。

☐ 胃陰虚によるものは食欲は（ある）が（食べられない）。

☐ 肝気が横逆して胃を犯す（木克土）或いは（肝気犯胃）の嘔吐では、ストレスが原因となることが多い。

【便秘と下痢】

☐ 頑固な腹痛および便秘、腹鳴や蠕動不穏やグル音増強などがみられる場合（腸閉塞）などが考えられ、鍼灸の適応とならない場合が多い。

☐ 血便や持続的な体重減少を伴う場合は（悪性腫瘍）などが疑われる。

☐ 下痢が急性で発熱や嘔吐や脱水症状、ショック症状などがみられる場合は（食中毒）が疑われる。

☐ **粘血便**、粘液便や体重減少がみられる場合、クローン病や（潰瘍性大腸炎）が疑われる。

☐ 習慣性便秘や過敏性大腸症候群などの（器質的変化）のないものは鍼灸の適応となる。

☐ 習慣性便秘は（大腸）の運動機能低下や（排便反射）の低下によっておこる。

☐ 習慣性便秘では腹痛はないか、軽度であり（便意）がおこりにくい。

☐ 習慣性便秘は便秘が（長期）にわたり続いており、（下痢）を伴わない。

☐ **過敏性大腸症候群**は主として腸管の（運動亢進）による便通異常と（腹部）の症状を訴えるものである。

☐ 過敏性腸症候群の症状として便秘を呈するもの、下痢を呈するもの、（下痢と便秘が交替）でおこるものとがあり、症状は精神的ストレスと密接に関係している。

☐ 過敏性腸症候群は血便などの（器質的）変化を呈さない。

☐ 東洋医学的にみて「熱」による便秘は（数）脈で（滑）脈や（実）脈をうつことが多い。

☐ 「熱」による便秘の舌質は（紅）である。舌苔は黄色である。

□ 熱による便秘は（拒）按という実証の症状、（口臭）や（口渇）などの熱の症状を伴う。

□ 産後や病後の便秘は（気虚）や（血虚）のことが多い。

□ 腎陽虚による便秘は（温煦機能）の低下によっておこり、虚弱な者や老人に多い。

□ 腎陽虚の下痢※は（五更泄瀉）ともいわれ、（夜明け頃）に腹痛腹鳴下痢をする。
　　※ここでいう腎陽虚の下痢は脾腎陽虚ともいわれる。脾陽虚ではない。

□ 五更泄瀉の下痢は（尺）脈が弱い。

□ （湿熱）による下痢は急迫した下痢を呈する。

□ 湿の（粘帯性）により排便後は（すっきり）せず、便の臭いが強い。

月経異常・排尿障害・勃起障害（ED）

【月経異常】

□ 月経は、（内分泌）調節機構と子宮内膜の（周期的）変化により発来する。注意を要するものは、不正性器出血や過多、過長月経で、子宮の（腫瘍）が考えられる。帯下を伴う場合は、（感染症）の疑いがあり、月経痛が漸次増強する場合は（子宮内膜症）が考えられる。鍼灸治療の適応となるものは（月経随伴症状）の異常となるが、稀発月経、持続性無月経も対象となる。

□ （月経前緊張症）は、神経症的性格が多く、月経の数日前から悪心、嘔吐、頭痛、めまい、いらいらなど精神的、身体的症状が出現し、月経とともに減退、消失する。（月経困難症）は、子宮収縮により痙攣性の下腹部痛が背部や大腿へ拡散する。

□ 治療部位は、圧痛や硬結などがみられる（下腹部）、（腰部）、（仙骨部）などで、穴は、関元、腎兪、次髎、三陰交などを取穴。

□ 東洋医学では、月経周期の異常を主とし病態を把握する。経早は、月経周期が異常に短縮するもので、（熱）が血分に影響しておこるものと、（気）虚により統血機能が低下しておこるものがある。

□ 実熱による経早は、平素から（陽盛）体質で、熱が生じやすい。心煩、口乾、便秘などを伴う。（実）証である。

□ 鬱熱による経早は、情志の抑鬱により（肝）鬱となりおこる。経色は紫紅、経質は粘く血塊を伴う。

□ 虚熱による経早は、慢性疾患などにより（陰）虚となりおこる。五心煩熱、（盗）汗などを伴いやすい。

□ 気虚による経早は、飲食不節や労倦などにより（脾）を損傷し、統血機能が低下するとおこる。（倦怠）感、息切れ、腹部の下垂感などを伴う。経穴量は（多い）。（熱）の関与はなく、経色は淡、経質は稀薄、舌質淡、舌苔薄、脈弱無力。

□ 脾の機能を向上させ、（固摂）機能の回復をはかると良い。

□ 経遅は、月経周期が異常に長くなるもので、寒邪による経遅は、月経期や産後などに、（風寒）の外邪を受けたり、生ものや冷たい物を好んで飲食すると、寒邪が（衝任）脈に影響し、経行が阻止されおこる。寒は、（陽）気を損傷しやすく、（四肢）の冷え、腹部の冷えや痛みが増強する。経血量は（少なく）、経色は暗紅、経質は正常または血塊を伴う。舌質淡紅、舌苔薄白、脈遅緊。小腹部の冷えや絞痛は、（拒）按（喜）温。顔色は（青白い）。治療方針は、胞脈を温め通、寒を除去する。

□ 肝鬱による経遅は、情志の抑鬱により、肝気の疏泄が悪くなり、長期にわたって改善しないと（気滞血瘀）を形成。これにより、胞宮や衝任脈の血行が悪くなるとおこる。精神抑鬱、小腹部の（張）痛、胸脇痛などを伴いやすい。疼痛は（拒）按。

□ 経乱は、月経周期が不安定なものをいい、（肝）鬱によるものと（腎）虚によるものがある。

□ 肝鬱による経乱は、肝気の疏泄が過度になると（経早）、弱くなると（経遅）となる。

□ 腎虚による経乱は、経血量は（少ない）、経色は淡、経質は稀薄。耳鳴り、めまい、（腰）のだるさなどの症状を伴う。

【排尿障害】

□ 排尿異常には、回数の異常、尿失禁、排尿困難などがある。膀胱内圧が尿道内圧を超えると（尿失禁）が生じる。

□ 排尿困難の原因には、膀胱以下の（下部尿路疾患）による場合と（神経反射路）の障害による場合がある。

□ 鍼灸治療の対象になるものは、慢性の（前立腺炎）や膀胱炎で、神経因性膀胱などは程度により対象となる。

□ 注意を要するものは、50歳以上の男性で夜間の頻尿と排尿障害がある場合で（前立腺肥大症）や（前立腺癌）が考えられる。

□ 排尿痛や会陰部痛と共に発熱がある場合は（急性前立腺炎）や（尿道炎）が考えられ、頻尿や排尿痛および膿尿、血尿などの症状がみられる。

□ 膀胱炎の症状と共に発熱を伴う場合は（腎盂腎炎）の合併が考えられる。

□ 鍼灸治療適応の排尿障害には、自律神経系に影響を与え、排尿機能および全身の調整をはかる。主に（下腹部）にある中極・横骨、（腰仙部）にある腎兪・次髎、下肢にある三陰交などを取穴する。

□ 東洋医学では、尿閉や排尿困難を主症とする病を癃閉という。癃閉は（膀胱）の気化機能が悪くなり、おこる病である。

□ 肺熱による癃閉は、肺は（水）の上源といわれているが、熱が肺で盛んになり、（粛降）機能が悪くなり、水道が通調しなくなり、水質が膀胱に下輸しなくなりおこる。

□ （湿熱）による下痢は急迫した下痢を呈する。熱の（加速性）によるものである。

【勃起障害（ED）】

□ Erectile Dysfunction の略で性交時に十分な勃起、勃起の維持ができないために満足な性交が行えない状態を指す。

□ 勃起障害は（機能性ED）、（器質性ED）に分けられる。

□ **機能性ED**のうち（心因性）では、ストレスや精神的な要因で（勃起障害）がおこる。ストレスにより大脳の性的興奮が阻害されると、**間脳性勃起中枢、自律神経、内分泌系**にも悪影響を及ぼす。（精神疾患）は、**気分障害**や向精神薬の副作用として勃起障害が出現する。その他として同性愛、性的な知識不足、異常性体験なども勃起障害の原因となる。

□ **器質性ED**は（陰茎性）、（神経性）、（血管性）、（内分泌性）、（疾患による続発性）がある。

□ **陰茎性**は陰茎の欠損や変形が原因でおこる。

□ **神経性**は（脳血管障害）、（末梢神経障害）、（脊髄損傷）などが原因でおこる。

□ **血管性**は喫煙および糖尿病による（動脈硬化）が原因にもなる。また、動脈硬化と加齢によって（動脈の拡張）と（平滑筋の弛緩）が低下し（陰茎）に入る血液量の減少がおこる。静脈の閉鎖機能障害により（海綿体）に血液がたまらず硬化しきらないこともおこる。

□ **内分泌性**は加齢による（テストステロン）の欠乏により性欲の減少がおこり勃起障害となるが、テストステロン濃度が上昇しても勃起障害の改善がみられないこともある。

□ **疾患による続発性**は（糖尿病）、（腎不全）、（加齢）、（アルコール摂取）、（薬物の副作用）なども原因となる。

□ 勃起障害は（陽萎）という。

□ **内傷**は（七情）の乱れ、（飲食不節）、（労逸）、（房事過多）を**病機**としている。

□ **七情**は（恐れ・憂い・怒り）などの乱れにより（気血）の失調がおこることで発症する。性交時の不安感やイライラ感により勃起しない。舌は**淡紅**、脈は**弦細**。

□ **飲食不節**による（湿熱）が原因となる。下肢の重だるさ、舌苔**黄膩**、脈**濡数**。

□ **労倦**により（心脾）の損傷から血不足、気血の生成が滞り**気血両虚**により発症する。不眠、心悸、食欲不振がみられ、舌質**淡**、**脈沈細弱**。

□ **房事過多**は（精気）の損傷がおこるため発症する。陰部の冷え、腰や膝のだるさ、四肢の冷え、眩暈、耳鳴り、精神不振がみられる。舌質**淡**、脈**沈細**。

整形外科疾患

□ 肩こりは東洋医学的には（風寒）の侵入では悪寒を伴い、高血圧症で口苦・目の充血を訴えるのは（肝陽亢進）による。（寒飲）によるものは胸悶・喘息・浮腫がみられる。目眩や

目の渇きを随伴する（肝血虚）の際は（督脈）・（脾経）に補法を行い、胸脇苦満や刺痛を訴える（気滞血瘀）では（督脈）・（肝経）に瀉法を行う。

☐ 頸椎症を鑑別するテスト法には（ジャクソン）テスト・（スパーリング）テスト等がある。

☐ 上腕二頭筋反射が減弱する場合は（C5）神経根が障害され（上腕外側）に感覚障害が生じ、腕橈骨筋反射が減弱する場合は（C6）神経根が障害され（前腕橈側）・（母指）の感覚障害が生じ、上腕三頭筋反射が減弱する場合は（C7）神経根が障害され（示指）・（中指）の感覚障害が生じる。

☐ 痛痹は（寒）邪が原因となり（冷え）て痛みが増悪し（温め）ると軽減し、治療穴は（腎兪）・（関元）で鍼または灸で補法を行う。行痹は（風）邪が原因となり（遊走）性の疼痛・関節の屈伸不利を訴え、治療穴は（風池）・（膈兪）・（血海）・（太衝）で瀉法を行う。着痹は（湿）邪が原因となり（重だるさ）・（悪天候）で悪化を訴え、治療穴は（陰陵泉）・（足三里）で補法を行う。熱痹は（熱）邪が原因となり発赤・腫脹があり（冷や）すと痛みが軽減し、治療穴は（大椎）・（曲池）・（合谷）で瀉法を行う。

☐ 頸肩腕痛は痹証が慢性的に進行しためまい・耳鳴り・腰膝の脱力感などを伴う（肝腎）不足型がある。この際は（大腸）経・手足の（太陽）経・手足（少陽）経を選穴し（瀉）法を行う。

☐ 腱板損傷は（ペインフルアーク）サイン・（ドロップアーム）テストが陽性となる。

☐ 上腕二頭筋長頭腱炎は（ストレッチ）テスト・（ヤーガソン）テストが陽性となり（結節間溝部）・（天府）・（俠白）等へ施術する。

☐ 肩関節痛の急性期は消炎鎮痛、慢性期は筋萎縮防止を目的に肩髃・肩髎・巨骨・肩貞・臂臑など局所を選穴する。東洋医学的には肩の内旋と外転の運動制限・強い痛み・夜間痛を訴える経絡型に局所穴のほか（曲池）・（外関）を、活動制限・筋萎縮をみる経筋型に局所穴のほか（条口）・（陽陵泉）を配穴する。

☐ 胸郭出口症候群では斜角筋症候群の際には（モーリー）テスト・（アドソン）テストが陽性となり、（天鼎）・（欠盆）等に施術する。（小胸）筋の緊張による過外転症候群では（ライト）テストが陽性となり（中府）等に施術する。肋鎖症候群では（エデン）テストが陽性となり（気戸）等に施術を行う。

☐ 正中神経が手根管で絞扼された際には（ファレン）テストが陽性となり（大陵）等へ施術する。正中神経が円回内筋で絞扼を受ける円回内筋症候群では（少海）・（孔最）等へ施術する。正中神経の枝である前骨間神経の絞扼では（ティアドロップ）サイン陽性となり（曲沢）等へ施術する。

☐ 尺骨神経が障害される肘部管症候群では（フローマン）徴候が陽性となり（小海）等へ施術する。

☐ 橈骨神経の障害では（下垂）手を呈し（消濼）等に施術する。

☐ ドケルバン病の際には（アイヒホッフ）テスト陽性になり（陽渓）・（偏歴）等に施術する。

☐ 脊柱管狭窄症の場合（ケンプ）徴候陽性となり（腰椎椎間関節）部へ施術する。

- [ ] 坐骨神経障害では（SLR）・（ブラガード）徴候陽性となり、主な施術対象は（膀胱）経となる。

- [ ] 大腿神経の障害では（FNS）陽性がみられ、主な施術対象は（胃）経となる。

- [ ] 梨状筋症候群では（K.ボンネット）テストが陽性となる。

- [ ] 膝蓋腱反射減弱の際は（L4）神経根が施術対象となり（下腿内側）に感覚異常がみられ、アキレス腱反射減弱の際は（S1）神経根が施術対象となり（第5趾背側）・（足底）の感覚異常がみられる。L5神経根の障害では（下腿外側）から（第1趾背側）にかけての感覚異常がみられる。

- [ ] 腰下肢痛は東洋医学的には急性症状を示し著明な圧痛点・筋緊張を示す（気血阻滞）型、慢性症状を呈すものには鈍痛・無力感・疲労で増悪を示す（腎虚）型、重だるさ・寒冷で増悪を示す（寒湿）型がある。気血阻滞のものは（膀胱）経と阿是穴に瀉法を行う。腎虚型には（膀胱）経・（腎）経に補法を行う。寒湿型は痛みが下腿後面にあれば（膀胱）経・下腿外側にあれば（胆）経を用いる。

- [ ] 変形性膝関節症は多くが（内）側大腿脛骨関節が障害される（O）脚変形であり、（中年女性）に多く膝関節周辺の経穴が処方される。大腿（四頭）筋の萎縮に至る。

- [ ] 脛骨神経麻痺では（下腿後面）・（足底）の感覚障害と底屈・内転が障害される（外反鉤）足となる。処方穴は（承筋）・（承山）等である。

- [ ] 足根管症候群では（屈筋）支帯が形成する足根管で（脛骨）神経が絞扼され（大鍾）・（水泉）・（照海）等を処方する。

- [ ] 総腓骨神経麻痺では（下腿外側）・（第5趾）除く足背の感覚障害と背屈が障害される（尖）足となる。処方穴は（陽陵泉）・（懸鍾）等である。

高血圧症・低血圧症

【高血圧】

- [ ] **高血圧**は（140/90）mmHg以上のものとされ、正常血圧は（130/85）mmHg未満で、至適血圧は（120/80）mmHg未満のものをいう。

- [ ] **頻度の高い原因不明の高血圧**を（本態性）高血圧といい、原因となる**基礎疾患が明らかな高血圧**を（症候性）高血圧もしくは**二次性高血圧**という。

- [ ] **本態性高血圧**には**動悸**、**息切れ**、**浮腫**がみられる高血圧性（心）疾患と、頭痛やめまい、耳鳴りや四肢のシビレなどがみられる高血圧性（脳）疾患と、夜間多尿や蛋白尿、浮腫や視力障害を伴う高血圧性（腎）疾患がある。

- [ ] **症候性高血圧（二次性高血圧）**は慢性糸球体腎炎や糖尿病性腎症など（腎性）高血圧やムーンフェイス、クッシング症候群や甲状腺機能亢進症などの（内分泌性）高血圧や大動脈縮窄などで血圧値が左右の上肢あるいは下肢で異なるなどの（心臓、血管性）高血圧などがある。

- [ ] 一時的な血圧の高値は高血圧とはみなされず、**常に高値**を示す場合が高血圧である。本態性高血圧症の原因は不明だが、高血圧の持続は重要臓器に影響を与えるために（減塩）、（禁煙）や（禁酒）が推奨される。

- [ ] **本態性高血圧**には血圧測定による高血圧所見以外に、**無自覚**のものから、（肩凝り）や（頭痛）、（耳鳴り）や（不眠）をはじめ、（動悸・息切れ）、（めまい）などの多様な**自覚症状**があるものがいる。

- [ ] 高血圧の病態は「（本虚標実）」を呈する。

- [ ] 長期の精神的緊張や（情志）の失調は**肝鬱**を呈し、**化火**となり（肝火炎上）を引き起こす。それが高血圧の原因とみなす。

- [ ] **肝火炎上**は**実証**であり、鑑別として（眩暈）、頭痛、（耳鳴り）などの症状がみられ、舌質は（紅）、舌苔は（黄）、脈は（弦）であり（数）である。

- [ ] 油物や甘味の過多、過度の飲酒により（痰濁）が生じ、それにより悪心、（胸悶）や食欲不振となる。またそれが停滞し（化火）すると、**肝風**により頭顔面に**上衝**し、それが高血圧の原因となる。

- [ ] **痰濁**により舌苔は（厚膩）、脈は（滑）または（濡）。**実証**であり、主に（眩暈）や（頭重）がみられる。

- [ ] **房事過多**や**老化**等により（腎陰）が不足し、それにより**肝陰**も不足して肝陽を抑えられず、（肝陽上亢）して、高血圧となる。

- [ ] **腎陰の不足**による**虚証**で、腰のだるさや（健忘）、耳鳴り、（不眠）などがみられる。

- [ ] **肝陽上亢**により、**内熱**が生じて舌質が（紅）であり舌苔は（少）、脈証は（弦）（細）（数）である。治療は**腎陰を補い**、**肝陽を瀉す**。

【低血圧】

- [ ] 収縮期血圧が100mmHg以下のものが低血圧といわれ、**持続的**に（110〜100／70〜60）mmHg以下の血圧を示すものを低血圧症といわれる。

- [ ] **重篤な基礎疾患を疑わせる発熱や貧血**などの症状があるものを（症候性）低血圧症といい、多彩な愁訴で**原因が不明**なものを（本態性）低血圧症という。

- [ ] **本態性低血圧症**にみられる愁訴は、**低血圧以外**に（倦怠感）や肩凝り、耳鳴りに（眩暈）、**立ちくらみ**や食欲不振まで多様にみられるが、症状がない場合が多く関係は不明。治療は愁訴に対して行う。

- [ ] 低血圧症は主に（気虚）、飲食不節、労倦との関わりがあり、（眩暈）、虚労、暈厥※にみられる。
  ※一過性の意識障害

- [ ] 低血圧症は虚証で、（気虚）と（気陰両虚）の大きく2つに分けられ、どちらも気虚により息切れ、（眩暈）、無力感がみられる。

- [ ] **気虚**の舌質は（淡）、舌苔は（薄白）、脈は（弱）。その他みられる症状は、話すのがおっくうであり、無力感、自汗、顔面は白く、つやが無いなどがみられる。

- [ ] **気虚**による低血圧症の治療は、（脾胃）のを補い、鼓動の無力感など機能を亢進させる。

- [ ] **気陰両虚**の舌質は（紅）、舌苔は（少）、脈は（細）で（数）。その他みられる症状は、気虚に加え、陰虚があるために精神疲労、（五心煩熱）、口乾、（心悸）、不眠などがみられる。

- [ ] **気陰両虚**による低血圧症の治療は、気陰を補うため脾胃を補い、（足少陰）を補う。

- [ ] 「47歳の女性。（夜あまり眠れない）ためか（朝は起きるのがつらい）。少し動くと（胸がドキドキ）し、（息が切れて）疲れる。いつも（気分が憂鬱で落ちこんでいる）。いつも（口が乾き）、（手足がほてる）。舌は（赤く）、苔は（少ない）。脈は（細くて早い）。」この場合の患者の病態に対する適切な治療は、（腎経に補法）を行うことである。

食欲不振

- [ ] **食欲不振**は、あらゆる食べ物に対して空腹時に食べる意欲がわかない状態をいう。消化器疾患だけでなく、（感染症）、（内分泌疾患）、腎疾患、心疾患、脳腫瘍、（精神疾患）などがあり、**器質的**なものだけでなく、**精神心理的な要因**もある。

- [ ] **食欲不振**で、急性や慢性の（感染症）で発熱があるものへの施術は注意を要する。

- [ ] 食欲不振だけでなく、それに伴い**強い痩せ**がみられる場合は、（癌）や（神経性食思不振症）※の可能性があるので、注意を要する。
  ※摂食障害、神経性やせ症や神経性過食症をいう。

- [ ] 食欲不振に伴い、頭重感や**頭痛**、悪心や**徐脈**がみられる場合は（脳腫瘍）の疑いもあるので注意を要する。

- [ ] 食欲不振に伴い、**バセドウ病**や**アジソン病**など（内分泌疾患）の疑いのあるものは注意を要する。

- [ ] **急性・慢性胃炎**で食欲不振のものは鍼灸の（適用）であり、消化器機能の回復を目的に治療を行う。

- [ ] **胃神経症**の食欲不振のものは、心身症の一種で鍼灸の（適用）であり、悪心や嘔吐、胃の膨満感、上腹部痛など慢性胃炎とおなじ治療を行う。

- [ ] 食欲不振は（脾胃）の病変との関わりが深い。

- [ ] （肝胃）の不和により食欲不振となる。（肝）の**疏泄**機能が情志の失調により悪化し、その結果として胃の**受納**機能が低下する。

- [ ] **肝胃不和**は、肝鬱により抑鬱感やイライラしたり、**両脇部の脹痛**がある（実証）である。

- [ ] 暴飲暴食や消化の悪いものを食べることによって（食滞）となり、食欲不振となる。

- [ ] 食滞は上腹部の膨満、腐臭の噯気、その他に**厭食**※などみられる（実証）である。
  ※食べ物の臭いを嫌うこと。食べ物そのものを嫌うことは**悪食**という。

- [ ] 甘いものや脂っこいものを食べ過ぎて**飲食不節**があると、脾胃に（湿熱）をもち、その邪が脾胃の運化や受納、そして昇降機能を失調して食欲不振となる。

- [ ] **虚実夾雑症**である脾胃湿熱による食欲不振では、**上腹部のつかえ**がみられ、脾虚ゆえに疲労感を伴い、軟便となる。また（舌質紅）、（舌苔黄膩）、脈は（濡数）または（滑数）である。

- [ ] **脾胃湿熱**の治療は、脾胃の機能回復を計り**湿熱を除去**し、脾虚ゆえに（補法）も行う。

- [ ] 外感による熱邪や胃熱により胃の津液を損なうことにより（胃陰虚）となり、**受納機能**が低下して食欲不振となる。

- [ ] **胃陰虚**による食欲不振は、空腹感があっても食欲がなく、（舌質紅）、（舌苔少）、脈は（細）で（数）である（虚証）である。

- [ ] 飲食不節や労倦により脾胃を損傷すると（脾胃虚弱）となる。**運化・受納機能**が低下し、空腹感がなくなり、また食後の膨満感がある。また**気虚**により息切れや倦怠、会話するのがおっくうとなる。

肥満

- [ ] 摂取カロリーが消費カロリーを上回ることにより、体内の**脂肪組織**が過剰に増加した状態を（肥満）という。肥満による症状よりも合併する代謝異常が問題である。

- [ ] 鍼灸に適応となるものは（単純性肥満）であり、内分泌疾患によるものや、中枢神経障害その他に遺伝性、ステロイドなど薬物による**症候性肥満**は注意を要する。

- [ ] 肥満は過食と運動不足によるもので、治療は鍼灸により（代謝を促し）、食事と運動療法を行う。

- [ ] 古典では**肥貴人**といわれ、無力感、めまい、息切れ、身体の重だるさなど（気虚）や（痰湿）の症状がみられることが多い。

- [ ] 痰湿による肥満は、長期に渡る**甘いもの**や**油物**の過食、美食、偏食により（脾の運化）が失調し、**痰湿**や**脂膏**が生じ、肌肉に停滞する。

- [ ] **痰湿**は（実証）であり、**胃熱を生じ食欲が増し、胸や腹のつかえ、身体の重だるさ**がみられる。

- [ ] **痰湿**による肥満では肌肉が（充実）しており、舌質は（胖）、舌苔は（厚膩）、脈は（弦）で（数）あるいは（滑）で（数）。

- [ ] **痰湿**による肥満の治療は手足の（陽明）の**瀉法**と（足太陰）の**補法**を行う。

- [ ] **気虚**による肥満は飲食不節や労倦により（脾虚）となり、（痰湿）が生じて肌肉に停滞したもの。

- [ ] **気虚**による肥満は（脾気虚）が基になり、**無力感、息切れ、話をするのがおっくう、動く**

と汗をかきやすい。また食欲不振、消化不良、嗜臥※、軟便がみられる。
※嗜臥（しが）；身体がだるくて、すぐ横になりたがること。

□ **気虚**による肥満は肌肉が**弛緩**しており、舌質は（淡）、舌苔は（薄白）、脈は（細）で（弱）である。

□ **気虚**による肥満の治療は脾胃の機能向上をはかるように足太陰の（補法）を行い、**痰湿**の除去に足陽明の（瀉法）を行う。

肥満は、痰湿の盛んなものは**気虚**を伴い、気虚のものは脾の運化が失調し**痰湿**を生ずるため、（虚実挟雑）であることが多い。

発熱・のぼせと冷え

【発熱】

□ 要因はさまざまあるが、発熱とは正常時よりも体温が（37）℃以上のものを指す。

□ 鍼灸治療において注意を要するものとしては、**高熱の継続、感染症、心筋梗塞、脳血管障害、膠原病、悪性腫瘍**、（悪化した扁桃炎）などがある。

□ **風邪症候群**や（慢性扁桃炎）による発熱は鍼灸治療の適応である。

□ **慢性扁桃炎**の治療は扁桃周辺の（循環改善）を目的にする。

□ 発熱は（外感性）発熱と（内傷性）発熱に分類される。

□ **外感性発熱**は、発症が（急）で、経過が（短）く、進行が（早）く、変化が（複雑）。

□ **外感性の発熱**の程度は（重）く、悪寒が（あり）、臓腑の病変は**伴わない**。初期は**実証**を示す。

□ （風寒）による**外感性発熱**は、**実証**を呈し、**風寒の邪**が表から裏に至り悪寒が強く、熱化するが軽い。汗が出ないので、治療は発汗させ、表の邪気を取り除き、肺の機能を高め、熱を引かせる。

□ **風熱**による**外感性発熱**は、（実証）を呈する。温邪が営血に至り、悪風、悪寒は軽いが、熱発は強く口が渇く。風温邪を分散させ熱を取り去る。肺の機能を高めて痰を除く。

□ **湿熱**による**外感性発熱**は、実証。**湿邪**が体内で熱化し、（湿熱）となり三焦にて滞る。発熱し**口が苦く**、食欲不振を呈する。治療は、風湿邪を身体から追い出し、体表から邪を取り去る。湿を取り除き、清熱する。

□ **寒湿**による**外感性発熱**は，**寒湿・**（**湿邪**）が身体に入り込み下痢を伴う。陽気を閉じ込めるために**悪寒と共に発熱**する。**実証**。寒を体外へ出し、湿を取り除く。

□ **暑湿**による**外感性発熱**は、**暑湿**の邪が体内にこもり、体表に及ぼす（実証）。暑湿の邪を分散し余分な水を出して湿熱を取る。

□ **内傷性発熱**は、発症が（緩慢）で、経過が（長）く、進行が（遅）く、変化に（乏しい）。

- [ ] **内傷性の発熱**の程度は（軽）く、悪寒が（なく）、臓腑の病変を（伴う）。**虚証**または**虚実夾雑症**を呈することが多い。

- [ ] **陰虚**による**内傷性発熱**は（虚）証を呈する。陰液が損傷し、陽気を制御できずに陽気が亢進する。

- [ ] **陰虚**による**内傷性発熱**では、午後・夜間の（潮熱）あるいは**骨蒸潮熱、手足のほてり、盗汗**がみられる。舌質（紅）、乾燥して**裂紋**あり。舌苔は（無苔）もしくは**少苔**。脈は**細**で**数**。

- [ ] **陰虚**による**内傷性発熱**では、（心煩）や**不眠、多夢、口や喉の乾き、便秘、尿が少なく黄色**がみられる。治療には陰を補い清熱をする**滋陰清熱**を目的に手少陰を（瀉）して、足少陰を（補）す。

- [ ] **気虚**による**内傷性発熱**では、飲食・労倦による**脾気虚**で、それにより鬱積し熱がこもり、疲労により発熱し、さらに津液不足で陽を抑えきれずに発熱する（虚）証である。

- [ ] **血虚**による**内傷性発熱**は、心肝の血が不足あるいは脾虚により陰血不足を生じて陽気を抑えきれなくなるために発熱する。**外傷による出血による発熱**も同様の（虚）証である。

- [ ] **肝火**による**内傷性発熱**は、情緒の異常により**抑鬱**となり、気滞が発熱あるいは怒りにより肝火して発熱する（実）証である。

- [ ] **瘀血**による**内傷性発熱**は、（実）証を呈する。瘀血が**気滞**や**外傷、出血**などにより滞り生ずる。気血が**蘊滞**することで発熱する。

- [ ] **瘀血**による**内傷性発熱**は、病いが血分にあり、滞るために**固定の刺痛**がある。

- [ ] **瘀血**による**内傷性発熱**では、舌質（青紫）あるいは（紫斑）、脈は（細）で（濇）。

- [ ] **瘀血**による**内傷性発熱**では、**口渇**がみられるが飲まず、**顔色が暗く**あるいは**黄色**で**つやが無く**、新血を生じないために（鮫肌）を呈し、（腫塊）を生ずる。

- [ ] **瘀血**による**内傷性発熱**の治療方針は**活血化瘀**をはかるために、手足の（厥陰）経を用いて（瀉）法を行う。

【のぼせと冷え】

- [ ] **のぼせ**は、**顔がほてる、頭がのぼせる**などの自覚症状があり、原因疾患は、（多血症）、（カルチノイド症候群）、（上大静脈症候群）などがあり、鍼灸治療で注意を要する。

- [ ] **冷え**は、腰背部や四肢など身体の一部が特に冷たく感じる自覚あるいは他覚症状がみられ、原因疾患は、（貧血症）、（大動脈炎症症候群）、（レイノー病）、（バージャー病）など**四肢動脈の血管障害**があり、鍼灸治療において注意を要する。

- [ ] 原因がはっきりせず、**冷え**や**のぼせ**の両方を訴えることが（更年期障害）の女性に多くみられ、閉経で（自律神経の乱れ）により**冷えのぼせ**を引き起こす。

☐ **のぼせ**を訴えるもので、**動悸**や**息切れ**、**ピンク色の痰の排出**、**乏尿**を伴う（多血症）のものは注意を要する。

☐ **のぼせ**を訴えるもので、腹痛や下痢、喘息様の症状を訴えるものに（カルチノイド症候群）の疑いがあるので注意を要する。

☐ **のぼせ**を訴えるもので、胸部・上肢に静脈怒張がみられる（上大静脈症候群）ものは注意を要する。

☐ **冷え**を訴えるもので、**動悸**、**息切れ**、（眼瞼結膜の貧血症状）がみられるものは、注意を要する。

☐ **冷え**を訴えるもので、**潰瘍**や（傷が治りにくい）症状があるものは、（四肢血管障害の重症例）なので、注意を要する。

☐ **更年期障害**は閉経に伴う**内分泌異常**で、（自律神経の機能異常）によって局所の血管調節が乱れることで（顔面紅潮）や（発汗）などの**のぼせ**や、あるいは**局所**の（冷え）や**皮膚**の（蒼白）がみられる。

☐ 上半身が**のぼせ**、下半身が**冷え**を同時に伴うことがあり、これを（上熱下寒）といい、**火**で**陽**である（心）と、**水**で**陰**である（腎）が、慢性疾患や房事過多あるいは出産により陰陽・水火のバランスを崩した（心腎不交）に陥ることでおこる。

☐ **心腎不交**による**のぼせと冷え**では、舌質は（紅）または舌尖が（紅）、舌苔は（少）、脈は（細）で（数）である。治療は**心腎の原穴**（神門、太渓）や督脈、**足少陰**を用いて、**弱刺激**を行う。

☐ **冷え症**は、内因の（陽虚）や外因である（寒湿の邪）や**冷房**、**冷飲**により引き起こされ、それにより血の巡行が滞り、（瘀血）を形成して冷えが強まる。

☐ **冷え症**は**寒湿**により引き起こされ、（腰・腹部）、（上下肢）などに冷えがみられ、その他同部位の**痛み**、女性は（月経痛）、**月経不順**、**閉経**、**不感症**などを伴う。

☐ **寒湿**により引き起こされる**冷え症**では、舌質は（淡白）、舌苔は（白で滑）、脈は（遅）もしくは**緊**。

不眠・疲労と倦怠

【不眠】

☐ **不眠**は**外因性**の（機会性不眠）と**内因性**の（症候性不眠）に分けられ、後者にみられる**異常な精神状態**のみられる（精神分裂病）や、**早朝覚醒**や**無気力**な（うつ病）に対しての鍼灸治療は注意を要する。

☐ **外界刺激**や**生活習慣の乱れ**、**一過性の精神的緊張**が引き起こす（機会性不眠）は鍼灸治療の適応であり、不眠が続いて**精神的興奮の持続**や**自律神経の乱れ**により症状が（固着傾向）になることがある。

☐ **機会性不眠**で、**機会性不眠の固着化**や、**自然に発症する**場合と**性格傾向の関与**がある（神経性不眠）では、**入眠障害**、重症化すると**全く眠れなくなる**。

☐ **痰熱**による不眠は、**飲食不節**や**運化の失調**により、（痰湿）が生じて鬱積し、（痰熱）が発生して**心神**に影響が出ることによる**実証**である。

☐ **胃不和**となると（眠りが浅く）、（多夢）となり、（中途覚醒）するなど、**痰熱が中焦**にあると**熟睡ができず**に、また**胃のつかえ**や**胸苦しさ**、**ゲップが出る**。さらに**痰湿**により清陽が頭部に達しないと**眩暈**を引き起こす。

☐ **痰熱**による不眠では、舌質は（紅）、舌苔は（黄膩）、脈は（滑）で（数）。治療は**痰熱**を除き**胃の調和**をはかるために**足陽明**、**足太陰**を用いて**瀉法**を行う。

☐ **肝火**による不眠は、**抑鬱**や**激怒**により情志を損ない、肝の条達が悪化し（気鬱）となる。気鬱から（化火）し、心神に影響を及ぼす**実証**である。

☐ **肝火**による不眠では、**頭痛**、**眩暈**、**耳鳴り**、**口苦**などを伴い、舌質は（紅）、舌苔は（黄）、脈は（弦）で（数）を呈する。治療は熱を下ろすために肝の疏泄を促す。

☐ **心脾両虚**による不眠は、**過度の思慮**、**心労**や**労倦**にて**心脾を損ない**、（陰血）を損耗し、（気血）の生成が不足し、**心神不安**となり引き起こされる**虚証**である。

☐ **心脾両虚**による不眠では、**心悸**、**健忘**、**倦怠**、**食欲不振**などを伴い、舌質は（淡）、脈は（細）で（弱）を呈する。心脾を**補う**ように治療を行う。

☐ **心腎不交**による不眠は**房事過多**、**久病**などにより（腎陰を損傷）し、あるいは五志過極して（水火）のバランスを崩し、（心火）が**亢進**して精神活動に影響を与え、不眠や心煩、少し眠ると覚醒するなど引き起こされる。

☐ **心腎不交**による不眠では、（心火亢進）のため、**心煩**がおこるなどの**実証**を呈し、（陰虚）により**五心煩熱**や**盗汗**、**口や喉の渇き**、（腎虚）のため**眩暈**や**耳鳴**、**健忘**、**腰や膝のだるさ**を伴うなどの**虚証**も呈する（虚実挟雑証）である。

☐ **心腎不交**による不眠では、舌質は（紅）、舌苔は（少）、脈は（細にして数）。治療は**瀉して心火を降ろし**、**腎陰を補う**。手足の少陰、手足の厥陰を取る。

【疲労と倦怠】

☐ **疲労**や**倦怠**は、（原因疾患）のみではなく、（生理的反応）によってもおこる。

☐ **疲労**や**倦怠感**と共に（発熱）や（感染症）を疑わせるもの、（緊急性）のもの、あるいは**病状悪化の疑い**があるものは注意を要する。

☐ **疲労**や**倦怠**の病態は**不明**だが、（精神的）な影響もあるといわれ、**原因疾患**があっても**注意すべき事項が無ければ**、（血流改善）を目的に**対症的**な鍼灸治療の適応である。

☐ **疲労**や**倦怠**は（気虚）がベースにある。

☐ **疲労**や**倦怠**は産後や病後の（気血）が不足している者や**五労七傷**による（精気）を損傷している者、**房事過多**により（元気）を損傷している者、**脾胃虚弱**により（痰湿）がある者、

心労により（神気）を損傷している者、その他**先天の気の不足**、**腎気虚の者**、**気虚タイプの肥満**の者にみられる。

☐ **疲労**や**倦怠**で、例えば（脾気虚）は**気血不足**で**四肢無力**や、**運化機能低下**で**食後のだるさ**、**食欲不振**がみられ、（腎気虚）ならば**腰のだるさ**、**無力感**、**耳鳴り**、**眩暈**、**記憶力減退**があり、（神気）を損傷した者は**情緒低迷**、**抑鬱**、**精神疲弊**、**脱力感**、**不眠**が見受けられる。

☐ **脾気虚**では**気血が不足**することで、顔色が（黄）色で血色が悪く、**息切れ**がして、**自汗**がある。また**運化機能が低下**することで、（腹脹）や（泥状便）がみられる。

☐ **脾気虚**では、舌質は（淡）、または（歯痕）がみられ、舌苔は（薄白）、脈は（弱）。

☐ **痰湿**による**倦怠**では、**脾気虚**や**脾陽虚**に**痰湿**が伴った（虚実夾雑証）である。

☐ **痰湿**による病症は**倦怠**、**無力感**の他、**肥満**で**寒がり**、顔色（白）く、**下肢の浮腫み**がみられる。

☐ **痰湿**による**倦怠**でみられる舌質は（淡）で（胖）、脈は（滑）。

痰湿による**倦怠**の治療方針は（脾胃）の機能向上と（痰湿）の除去で、足の（陽明）を用いて**瀉法**および**補法**を用いる。

発疹

☐ **発疹**で鍼灸適応と考えられるのは（蕁麻疹）と（帯状疱疹）であり、**蕁麻疹**は**アレルギー性蕁麻疹**の他、注意を要する**血管炎**、**エリテマトーデス**、**HB抗原血症状**などが原因としてあり、**アレルギー性蕁麻疹**も注意を要する**慢性扁桃炎**や**歯痕炎**、**結核**等の**原病巣**が原因となる。

☐ **発疹**の鍼灸治療では、（紫斑）や（水泡）、（色素沈着）を伴うものや、**発熱**や（関節）に痛みを伴うもの、あるいは**容易に消退しない**、**他部位に慢性炎症をもつもの**などは注意を要する。

☐ **発疹**のうち、**アレルギー性蕁麻疹**や**人工蕁麻疹**は鍼灸治療の適応であり、前者はアレルギー反応によって皮下の血管の（透過性）が**高まって**生じ、（寒冷）や（温熱）、**心理ストレス**や**疲労**などの刺激によって**一過性**に**身体各所**に生ずるが、後者は刺激を受けた部位に**限局的**に生ずる。

☐ **発疹**は（肺）や（衛気）と密接な関係がある。

☐ **発疹**は、**体質**に加え、外因である**異物との接触**、（風）、（寒）、（温）、（熱）の邪が皮毛に侵襲することによりおこるとされる。

☐ **風熱**による発疹は、**風熱の邪**が皮毛を侵襲し、（鬱）して営衛不和となりおこる**実証**である。発疹や舌質は（赤く）、**発熱**し**咽喉が腫れ**、**口が渇く**。

☐ **風寒**による発疹は、**風寒の邪**が皮毛を侵襲し、（毛孔が閉塞）して鬱しておこる**実証**である。発疹や舌質は（淡白）色、**悪寒**、**鼻閉**、**鼻汁**を伴う。

☐ **胃の湿熱**による発疹は、元々の**体質**もしくは（飲食の不節）により魚やカニ、エビまたは卵を摂取することで**胃の湿熱**が生じ、発散できずに**皮毛に鬱する**ことからおこる**実証**。

- [ ] **胃の湿熱**による発疹では、発疹や舌は（赤く）、**急な発疹**で、湿熱により**胃痛**や**悪心**、**嘔吐**、**下痢**、**腹鳴**、**小便は少量で黄色**が特徴である。

- [ ] **胃の湿熱**による発疹では、舌質は（紅）、舌苔は（黄膩）、脈は（滑）で（数）。治療は湿熱を取り去るように手足の（陽明）と（太陰）を（瀉）する。

- [ ] **気血両虚**による発疹では、**虚弱体質**、**気血の生成不足**、あるいは**出血により気血不足**し栄養ができずに風邪が腠理に鬱することにより生ずる（虚証）であり、**慢性的**である。

- [ ] **気血両虚**による発疹では、発疹や舌は（淡紅色）であり、**繰り返し発症**してなかなか治らない。血虚により**顔色悪く**、**眠れない**、**心悸**、気虚により**だるく力が入らない**、**食欲不振**、**息切れ**などみられる。

- [ ] **気血両虚**による発疹では、舌質は（淡）で（胖）、脈は（細）で（弱）。治療は（脾気）を補い、（気血）の生成を促し、衛気の機能回復をはかるために足の（太陰）と（陽明）を取る。

小児の症状

- [ ] **小児の症状**で鍼灸の適応になるものに（小児神経症）、（小児夜尿症）、（小児喘息）などがあり、治療は症状に応じて**重篤なものは除外**すべく保護者の指導を含め適宜行う。

- [ ] **小児神経症**は、幼児期から小児期への成長過程における**心身のバランスの失調**であり、**睡眠障害**、（夜驚）、（チック）、**消化不良**、**下痢**、**便秘**、**食欲不振**、**嘔吐**、**頻尿**、（遺尿）などがみられる。

- [ ] **小児神経症**では、前額の（皮静脈）が顕著になり、眼球結膜が（蒼白）となる。

- [ ] **小児夜尿症**は**排尿反射機構が未発達**であり、（5）歳以上になっても続く**夜間の遺尿**である。

- [ ] **小児夜尿症**は**日中の頻尿や尿意切迫感**、**睡眠が深く時間が長くて起きない**。随意的に排尿ができるようになってもおこるものを（二次性）夜尿症といい、**精神的**なものが関与し、**生来続いている**（一次性）夜尿症は**器質的**なものが考えられる。

- [ ] 小児の治療は刺激量を（弱く）、小児鍼のように皮膚刺激の（接触）鍼を用いる。また**身柱**への「**ちりげの灸**」や、**小児斜差の灸**（男児は左肝兪右脾兪、女児は右肝兪左脾兪）が用いられる。

- [ ] **夜尿症**は遺溺、あるいは**遺尿**といわれ、**肝の疏泄機能の失調**による（実証）もあるが、**気虚**による（虚証）がみられる。

- [ ] **腎気虚**による夜尿症は、**腎虚**により（固摂作用）が弱く**夜間尿が多い**。**腎陽**が弱いために**四肢の冷え**を伴うこともある。

- [ ] **腎気虚**による夜尿症では、**夜間に頻度が多く**、舌質は（淡）、舌苔は（薄白）、脈は（沈）で（弱）。顔色は白でつやが無く、小便**清長**[※1]、**精神不振**[※2]がみられる。
  [※1]小便が薄く透明で量が多い。[※2]憂鬱さ。

- [ ] **腎気虚**による夜尿症の治療は、（腎気）を補い、**固摂機能**を向上させる。**任脈**、**足少陰**、**太陽**を取る。

- [ ] **脾肺気虚**による夜尿症は、**肺虚**により（固摂機能）が低下し、また**脾虚**により（水）を制御できなくなることで、**膀胱の制御ができなくなる**ことで引き起こされる。夜尿の**回数は多い**が、**量は少ない**。

- [ ] **脾肺気虚**による夜尿症では、舌質は（淡）、脈は（緩）または（沈）にして（細）、（弱）。脾虚により**倦怠**や**無力感**、**食欲不振**や**泥状便**がみられる。

- [ ] **脾肺気虚**による夜尿症の治療は、**脾**と**肺**を補い、（下焦）を調節するために**任脈**、**手足太陰**、**足陽明**を取る。

MEMO
_____

Question	Answer

頭痛

1 頭痛とは頭部の局所に限局した痛みの総称である。

2 脳出血による頭痛は痛みが間歇的におこる。

3 脳圧亢進症状でおこる頭痛は夜間に痛みが激しくなり、嘔吐すると軽快する。

4 緑内障による頭痛は鍼灸の適応である。

5 機能性の頭痛は鍼灸の適応である。

6 緊張型頭痛は拍動性で持続性の慢性頭痛で、筋収縮などによっておこる。

7 緊張型頭痛は締め付けられるような痛みや頭重感があり、頸肩のこりを伴うことが多い。

8 片頭痛は血管拡張によりおこり、拍動性で反復する。

9 片頭痛は片側だけが脈が打つようにズキズキと痛む。

10 片頭痛には閃輝暗点という前駆症状がある。

11 頭痛は東洋医学では病因は外感と内傷に分けられる。

12 外感性の頭痛の主体は寒邪である。

13 風寒による頭痛は寒邪の凝滞性による頭部の血行障害でおこり、後背部痛などがみられる。

14 風寒による頭痛は舌質薄白、脈浮数である。

15 風熱による頭痛は脹痛で割れそうに痛む。

16 風湿による頭痛は絞扼感や頭重感で、顔面紅潮や目赤などがみられる。

---

1 □ ○：また、広範囲に感じられる関連痛のことも指す。

2 □ ×：間歇的 → 突発的

3 □ ×：夜間 → 早朝

4 □ ×：注意を要する。

5 □ ○

6 □ ×：拍動性 → 非拍動性

7 □ ○

8 □ ○

9 □ ×：両側性もある。

10 □ ○

11 □ ○

12 □ ×：寒邪 → 風邪

13 □ ○

14 □ ×：脈浮緊である。

15 □ ○

16 □ ×：顔面紅潮や目赤は風熱でみられる。

17 脳は髄海といわれ、精血と水穀の精微で養われる。

17 □○

18 内傷性の頭痛は肝・脾・肺の三蔵と密接に関わる。

18 □×：肺 → 腎

19 内傷性の頭痛は急に発症し疼痛はさほど激しくない。

19 □×：緩慢に発生する。

20 肝陽亢進によるものは情志の失調などで疏泄機能が失調することが原因でおこる。

20 □○：肝気が鬱滞し、頭部の経絡の不通がおこる。

21 肝陽亢進によるものは頭頂部に掣痛がおこる。

21 □○

22 肝陽亢進によるものは心煩や口苦などがみられ、舌質紅、舌苔黄、脈弦有力となる。

22 □×：舌苔黄 → 舌苔薄黄

23 痰濁によるものは脾の運化機能が失調しておこる。

23 □○：飲食不節などによる。

24 痰濁によるものは頭がぼんやりするような頭痛で、随伴症状は重だるさや胃脘部の痞え、便秘などがみられる。

24 □×：便秘 → 泥状便

25 痰濁によるものは舌苔黄膩、脈滑となる。

25 □×：黄膩 → 白膩

26 瘀血によるものでは固定性の刺痛、鋭痛がおこる。

26 □○

27 瘀血によるものは舌質紫暗、脈濇となる。

27 □○

28 腎虚によるものは髄海が空虚となっておこる。

28 □○：疲労や房事過多、先天性の虚弱などでおこる。

29 腎虚によるものは腰や膝がだるく、耳鳴りもする。

29 □○：不眠などもみられる。

30 腎虚によるものは舌質紅、舌苔薄白、脈細数となる。

30 □×：舌質紅 → 舌質淡、
脈細数 → 脈沈細

31 気血両虚によるものは心労や久病などでおこる。

31 □○：脾胃虚弱なども原因である。

32 気血両虚によるものの主症状は隠痛である。

32 □○

33 気血両虚によるもののベースは肝血虚である。

33 □×：脾気虚である。

34 気血両虚によるものは倦怠感、無力感がある。

34 □○：食欲不振、心悸などもある。

35 気血両虚によるものは足陽明や足太陰の経穴を用い補法する。

35 □○

36 前頭部、前額部におこる頭痛を太陽頭痛という。

36 □×：太陽頭痛 → 陽明頭痛

37 側頭部におこる頭痛を少陽頭痛という。

37 □○

38 頭頂部におこる頭痛を太陰頭痛という。

38 □×：太陰頭痛 → 厥陰頭痛

顔面痛

1 顔面部の痛みは三叉神経によるものだけではなく、頭蓋内の病変でもおこる。

1 □○

2 頭蓋内の腫瘍による三叉神経領域の知覚低下があるものは適応となる。

2 □×：注意を要する。

3 非定型顔面痛とは原因は明らかでないが器質に異常が生じる。また、心因性でもおこる。

3 □×：器質的にも機能的にも異常がない。

4 非定型顔面痛は顔面片側に広範囲に漫然と出現、持続性のうずくような痛みが出て、知覚異常を伴う。

4 □×：知覚に異常はない。

5 非定型顔面痛は顔面紅潮、結膜充血、流涙、鼻汁過多などを生じる。

5 □○

6 非定型顔面痛の治療は星状神経節刺鍼も行う。

6 □○：人迎も用いる。

7 特発性三叉神経痛は針で刺されるような激痛が特徴で、数秒から数十分続く。

7 □○

8 特発性三叉神経痛は間歇期には無症状で知覚鈍麻がおこる。

8 □×：知覚鈍麻はおこらない。

9 特発性三叉神経痛のおこる領域は、半側性で第1枝の領域が多い。

9 □×：第1枝 → 第2枝、第3枝

10 特発性三叉神経痛にはトリガーゾーンが存在し、歯磨きや洗顔、風にあたると誘発される。

10 □○：誘発部位は鼻翼の横や口の周囲などにある。

11 特発性三叉神経痛は圧痛部位を治療部位とする。

11 □○

12 三叉神経第1枝では眼窩下孔部が治療点となる。

12 □×：眼窩下孔部 → 眼窩上孔部

13 症候性三叉神経痛では帯状疱疹によるものなどが鍼灸の適応となる。

13 □○

14 帯状疱疹によるものは第2枝に好発する。

14 □ ×：第1枝に好発し、眼痛で気づくことが多い。

15 古典では顔面痛は両頷痛、頬痛と記されている。

15 □ ○

16 臨床的には前頭部、上顎部、下顎部に好発する。

16 □ ○

17 風寒によるものは外邪が顔面部の経絡に侵入し、経脈拘急し気血の流れが悪くなりおこる。

17 □ ○：寒邪の収引性による影響がある。

18 風寒によるものは温めると寛解し、悪寒、発熱、鼻水などの症状を伴う。

18 □ ○：冷やすと増悪する。

19 風寒によるものは舌質は淡、脈浮緊である。

19 □ ○

20 肝火によるものは悩みや怒りなどでおこる。

20 □ ○

21 肝火によるものの主症状は陽明経部に持続性・灼熱性におこる。

21 □ ×：持続性 → 突発性

22 肝火によるものは顔面の接触では誘発されない。

22 □ ×：誘発される。

23 肝火によるものは煩躁、易怒、めまい、顔面蒼白、不眠、口苦などがみられる。

23 □ ×：顔面蒼白 → 顔面紅潮

24 肝火によるものは舌質紅、舌苔黄、脈弦数となる。

24 □ ○

25 胃火によるものは胃熱が陽明経に沿って炎上することでおこる。

25 □ ○

26 胃火によるものの主症状は肝火とおなじであるが、顔面接触による誘発はない。

26 □ ×：顔面接触で誘発する。

27 胃火によるものは下痢、口渇、胸やけ、歯齦出血などがみられる。

27 □ ×：下痢 → 便秘

28 胃火によるものは舌質紅、舌苔黄、脈滑数や洪数などがみられる。

28 □ ○

29 顔面痛の共通穴は、四白、下関、陽白、合谷、太衝などである。

29 □ ○

30 陰虚によるものは、老化や房事過多などが原因となる。

30 □ ○

31 陰虚によるものの疼痛は激しく、疲れると増悪する。

31 □ ×：疼痛はそれほど激しくない。

32 腎陰虚によるものは腰がだるく、盗汗や五心煩熱がみられる。　32 □○

33 陰虚によるものは舌質紅、舌苔少、脈滑数となる。　33 □×：脈細数である。

顔面麻痺（顔面神経麻痺）

1 顔面麻痺は顔面神経の走行上の伝導が途絶えることでおきる。　1 □○

2 中枢性の麻痺は脳腫瘍などでおこる。　2 □○

3 中枢性の麻痺は顔面のしわ寄せはできない。　3 □×：しわ寄せができる。

4 末梢性麻痺は全て鍼灸適応となる。　4 □×：ベル麻痺が適応する。

5 ベル麻痺は口角が患側にひかれ、下垂する。　5 □○

6 ベル麻痺は障害部位により舌後2/3の味覚障害や聴覚過敏、涙・唾液の分泌障害などがみられる。　6 □×：舌後2/3 → 舌前2/3

7 ラムゼイハント症候群は単純ヘルペスウイルスの活性化によっておこる。　7 □×：単純ヘルペスウイルス → 帯状疱疹ヘルペスウイルス

8 顔面麻痺は古典では口眼歪斜といわれる。　8 □○

9 関係の深い臓腑は陽明経である。　9 □○

10 原因は風寒の邪によって経絡が阻滞し、経筋が栄養されず、筋肉が萎縮することと考えられる。　10 □×：萎縮 → 弛緩

11 風寒によるものは少陽タイプ、陽明タイプと肝血虚タイプに分けられる。　11 □○

12 肝血虚タイプは麻痺の長期化によっておこる。　12 □○

13 症状は半側性におき、前額部のしわ寄せは可能、閉眼不能、鼻唇溝消失、口角下垂などがおこる。　13 □×：しわ寄せは不能。ほかに口笛が吹けないなどもおこる。

14 少陽型は耳前・耳後の疼痛、聴覚過敏を伴う。　14 □×：耳前 → 耳下

15 陽明型は麻痺側の舌前2/3の味覚消失を伴う。　15 □○：減退も伴う。

16 肝血虚型は患側筋の拘縮、痙攣、眼の渇きを伴う。　16 □○

17 風寒によるものは舌苔少、脈浮緊などを生じる。

17 ☐×：舌苔少 → 舌苔薄白

18 風寒によるものの治療は疏風散寒を目的とし、温罨法を用いるのも効果的である。

18 ☐○

歯痛

1 歯痛は歯牙におこる三叉神経領域の疼痛である。

1 ☐×：歯牙と周辺組織におこる。

2 上歯痛とは三叉神経第1枝の上顎神経の上歯槽神経の知覚領域の痛みである。

2 ☐×：第1枝 → 第2枝

3 歯の周辺の組織が発生源でない歯痛がある。

3 ☐○

4 片頭痛で歯痛をおこすこともある。

4 ☐○

5 辺縁性歯周炎は鍼灸の適応となる。

5 ☐×：齲歯も適応しない。

6 三叉神経痛からの歯痛や歯肉炎は適応となる。

6 ☐○

7 東洋医学で歯の虚痛とは歯が浮いた感覚を伴う強い痛みのことをいう。

7 ☐×：強い痛み → 鈍痛

8 下歯は手陽明経と関わりが深く、別名を歯脈という。

8 ☐○

9 歯は骨余といわれ、骨を主るのは腎である。

9 ☐○

10 風火によるものは体質的に陽盛・内熱の者に多い。

10 ☐○

11 風火によるものの痛みは激痛で歯肉の腫れもある。

11 ☐○

12 風火によるものの舌質紅、舌苔少、脈弦数である。

12 ☐×：舌苔少、脈弦数 → 舌苔薄白、脈浮数

13 胃火によるもは偏食による胃熱の激化でおこる。

13 ☐○

14 胃火によるものの疼痛は激しく、頬部も腫れる。

14 ☐○：歯肉の発赤・腫脹もある。

15 胃火によるものは舌質紅、舌苔黄、脈緊数である。

15 ☐×：脈洪数、滑数である。

16 腎陰虚によるものでは、歯の動揺はおこらない。

16 ☐×：歯と腎は東洋医学的に関連が密接なので動揺する。

17 腎陰虚によるものの歯肉の発赤・腫脹は強いが、疼痛は鈍痛で時々痛む。

17 □ ×：発赤・腫脹は弱い。また、夜間に増悪する。

18 腎陰虚によるものは耳鳴り、めまいもみられる。

18 □ ○

19 腎陰虚によるものは舌質紅、舌苔少、脈細数である。

19 □ ○

眼精疲労

1 眼精疲労とは視作業で眼痛、眼のかすみ、視力減退、複視だけでなく全身の症状もあるものである。

1 □ ○：頭痛、悪心、嘔吐などもみられる。

2 眼精疲労はVDT作業により近年増加している。

2 □ ○

3 慢性の結膜炎は鍼灸の適応となる。

3 □ ×：適応となりにくい。

4 午前に症状が重く午後に軽快するものは適応となる。

4 □ ×：精神疾患は注意を要する。

5 健常者の調節機能低下は適応となる。

5 □ ○

6 斜位や輻輳不全を起こすものは注意を要する。

6 □ ×：筋性のものも改善が期待できる。

7 眼精疲労は東洋医学では肝と関わりが深い。

7 □ ○

8 肝血が不足すると腎精の不足につながる。

8 □ ○：肝腎同源である。

9 肝は目に開竅し、腎は血を受けてよくみるという。

9 □ ×：肝は血を受けてよくみるという。

10 東洋医学では眼精疲労は肝血虚でおこるとする。

10 □ ○

11 肝血虚によるものは、外傷による出血などでもおきる。

11 □ ○

12 肝血虚によるものは、眼を栄養できないことでおこる。

12 □ ○

13 肝血虚によるものでは夜盲症はおきない。

13 □ ×：雀盲（夜盲症）はおきる。

14 肝血虚によるものは、手足のしびれやふるえ、めまい、顔面蒼白などがみられる。

14 □ ○：拘急、筋の引きつりなどもみられる。

15 肝血虚によるものの舌質は淡、舌苔薄、脈弦となる。

15 □ ×：脈細となる。

16 肝腎陰虚によるものは肝血虚と同時におこりうる。

16 □ ×：肝血虚が長期化するとおこる。

17 肝腎陰虚のものは、五心煩熱、盗汗などがみられる。

17 □ ○

18 肝腎陰虚のものは舌質紅、舌苔少、脈細弱で、治療方針は補益肝腎となる。

18 □ ×：脈細弱 → 脈細数

鼻閉、鼻汁

1 鼻閉とは外鼻孔からか下咽頭に至る気道のどこかに閉塞や狭窄が起きておこる。

1 □ ×：下咽頭 → 上咽頭

2 鼻漏とは鼻水の分泌が大量におこることである。

2 □ ○

3 悪性腫瘍によるものは鼻出血や悪臭のする鼻汁、頬部痛や両側性の鼻閉などの症状が挙げられる。

3 □ ×：鼻閉は片側性である。

4 成長につれ閉塞感が上がるのは鼻中隔湾曲症である。

4 □ ○

5 鼻過敏症とは、くしゃみ・鼻水・鼻づまりが過剰に現われたものである。鍼灸の適応となる。

5 □ ○

6 アレルギー性鼻炎はⅠ型の鼻粘膜の炎症である。

6 □ ○

7 アレルギー性鼻炎は発作性・反復性のくしゃみや大量の粘性の鼻汁、鼻閉がみられる。

7 □ ×：鼻汁は水様である。

8 血管運動性鼻炎の症状はアレルギーと同様であるが、発生抗原がなく原因不明のもので、温熱刺激でおこることが多い。

8 □ ×：寒冷刺激によるものが多い。

9 適応となるものの治療は、自律神経機能の調節と恒常性保持機能を挙げることを目的とする。

9 □ ○

10 東洋医学では鼻淵といい、鼻閉、青臭い鼻汁、嗅覚の減退を主症状とする。

10 □ ×：青臭い → 生臭い

11 東洋医学では、脳滲、脳漏ともいわれ、今でいうアトピー性鼻炎のようなものであると考えられる。

11 □ ×：アトピー性鼻炎 → 蓄膿症

12 関わりの深い経絡は手足陽明経である。

12 □ ○

13 肝胆湿熱によるものは、邪熱や湿熱が炎上し脳汁が漏れおこる。

13 □ ○

14 肝胆火旺によるものに鼻汁は、黄色く濁っていて粘性。

14 □ ○：嗅覚の減退もある。

15 肝胆火旺によるものは、舌質紅、舌苔黄膩、脈滑数である。

15 □ ×：舌苔黄、脈弦数

16 脾経の湿熱によるものは、偏食が原因となる。

16 □ ○

17 脾経の湿熱によるものの鼻汁は、白く粘り、臭いもある。

17 □ ×：黄色く粘る。

18 脾経の湿熱によるものは、食欲不振、身体の重だるさ、腹部の膨満感、目やになどがみられる。

18 □ ○

19 脾経の湿熱を取り去るには豊隆を瀉法するとよい。

19 □ ○

20 肺気虚によるものは飲食不節が原因でおこる。

20 □ ×：久病などが多い。

21 肺気虚のものは衛外機能が低下するので風邪をひきやすくなっている。

21 □ ○：外邪を受けやすい。

22 肺気虚によるものの鼻汁は、白く稀薄で量が多い。

22 □ ×：量が多い → 慢性的に続く

23 肺気虚によるものは嗅覚の減退はない。

23 □ ×：減退する。

24 肺気虚によるものは自汗、息切れ、頭重感、めまいなどを生じる。

24 □ ○：気虚症状がでる。

25 肺気虚によるものは、舌質淡、舌苔黄、脈滑である。

25 □ ×：舌苔薄白、脈弱。

26 肺気虚によるものは、太陰経へは瀉法、陽明経へは補法ほどこすことが多い。

26 □ ×：太陰経には補法、陽明経には瀉法を施す。

27 脾気虚によるものには気血の生成不足がおこっている。

27 □ ○

28 脾気虚によるものの鼻汁は白く稀薄で、嗅覚の減退がある。

28 □○

29 脾気虚によるものの鼻閉は強くない。

29 □○：風熱によるものは強い鼻閉がある。

30 脾気虚によるものは腹脹や水っぽい便がみられる。

30 □○

31 脾気虚によるものの舌質は淡、舌苔薄白、脈細弱である。

31 □×：脈細弱 → 脈緩弱

32 脾気虚によるものの治療方針は健脾益気である。

32 □○

脱毛症

1 脱毛症とは毛髪だけでなく全身の体毛の脱落をいう。

1 □○

2 男性型脱毛症は鍼灸適応である。

2 □×：注意を要する。

3 トリコチロマニアは鍼灸適応である。

3 □×：注意を要する。

4 円形脱毛症は鍼灸適応である。

4 □○

5 円形脱毛症は頭部に存在する。

5 □×：体毛のあるあらゆる部位に存在する。

6 円形脱毛症の原因は不明だが、自己免疫疾患が有力とされ、直接的な予防方法はない。

6 □○

7 全頭型の脱毛症は、眉毛や他の場所の体毛も脱落する。

7 □×：汎発型は全身の脱毛をみる。

8 髪は血余といわれ、肝と関わりが深い。

8 □○：腎の華は髪なので、腎も関わる。

9 髪が脱落しないのは血のちからで拘束されているからである。

9 □○：精血の滋養にある。

10 血熱によるものは、汎発型の脱毛をみる。

10 □×：部分的な脱毛である。

11 血熱は経絡内の熱を取り除き内風を治めて治す。

11 □○

12 瘀血によるものは精神刺激や外傷などでおこる。

12 □○

13 瘀血によるものは部分的。全体的に持続的に経過し、口渇するが飲みたがらない。舌質暗紅、脈濇である。

13 □ ○：顔色も黒ずみ、頭痛を伴う。

14 気血両虚によるものは慢性疾患や産後にみられ、掻痒感があるもので、息切れや心悸などがおこる。

14 □ ×：掻痒感がない。

15 気血両虚によるものは気血を増やし臓腑を充実させるために足陽明経の経穴に補法を施す。

15 □ ○

16 肝腎陰虚のものは腎精と肝血不足によっておこる。

16 □ ○

17 肝腎陰虚の主症状は、頭頂部や前額部に多発し、髪は太くかたい、また、頭皮に掻痒感があり皮脂が多い。

17 □ ×：髪は細く柔らかい。また、成人に多い。

18 肝腎陰虚の舌質は淡。舌苔薄白、脈沈細である。

18 □ ×：舌質紅、舌苔少、脈細数である。

めまい

1 回転性めまいは自己がふらふら揺れるめまいである。

1 □ ×：回転感がある。

2 非定型的めまいにはめまい肝、浮動性めまいがある。

2 □ ○

3 回転性めまいにはラムゼイハント症候群でもでる。

3 □ ○：メニエール病、聴神経鞘腫、前庭神経炎などでもみられる。

4 メニエール病の原因は内リンパ水腫である。

4 □ ○

5 メニエール病では眼振がみられない。

5 □ ×：みられる。

6 良性発作性頭位めまい症は中耳の血流障害である。

6 □ ×：中耳 → 内耳

7 聴神経鞘腫は悪性腫瘍である。

7 □ ×：シュワン細胞由来の良性腫瘍

8 聴神経鞘腫は発作性の激しいめまいもおこる。

8 □ ○

9 前庭神経炎は強い浮動性めまいと、吐き気・嘔吐を呈する。

9 □ ×：浮動性 → 回転性

10 前庭神経炎は耳鳴り・難聴は伴わない。

10 □ ○

11 非定型的めまいは大脳の障害などでみられる。

11 □○：自律神経失調、甲状腺機能低下症、起立性低血圧、過換気症候群、高血圧など様々な疾患でみられる。

12 運動感を伴わない持続時間の長いものが鍼灸に適応する。

12 □×：不適応

13 めまい感は浮動性のめまいでみられ、鍼灸適応である。

13 □○

14 耳性のめまい感は程度により適応となる。

14 □○

15 治療は主に水分の排出を目的に行う。

15 □×：主には内耳・脳内の循環改善を目的とする。メニエール病の場合、水分排出が主となる。

16 めまいは東洋医学では眩暈という。

16 □○

17 眩は物が揺れ動いて見えるもの、暈は目の前が暗くかすむことをいう。

17 □×：眩は目の前のかすみ・暗くなり、暈は物が揺れ動いて見えるもの。

18 内経では眩暈は肝の働きでおこるとされている。

18 □○：上気不足、髄海不足とも記されている。

19 歴代の医家は、風寒・熱、虚と関連するとしている。

19 □×：風火、痰、虚と関係深いとしている。

20 肝陽亢進によるものは情志の失調で肝鬱化火しおこる。

20 □○

21 房事過多などでも肝陽亢進に移行する。

21 □○：腎陰が損傷することで肝血不足につながる（肝腎同源）。

22 肝陽亢進によるものでは耳鳴りや頭部の重圧感がみられる。

22 □×：頭部の脹痛がみられる。

23 肝陽亢進によるものは弦細数という脈状もみられる。

23 □○

24 痰濁によるものは飲食不節や労倦による脾胃損傷が発端となりおこる。

24 □○

25 痰濁によるものは頭が重くぼんやりするような浮動性のめまいを呈する。

25 □×：回転性のめまいを呈する。

26 痰濁によるものは舌苔厚膩、脈滑で、治療は瀉法で行う。

26 □○

27 気血両虚によるものは出産でもおきる。

27 □○

28 気血両虚によるものはまれにおき、疲労で増悪し休むと軽減する。

28 ☐ ✕：頻繁におきる。

29 気血両虚によるものは、舌質淡、脈濡弱である。

29 ☐ ✕：脈細無力となる。

30 腎精不足によるものは髄海不足に陥ることでおこる。

30 ☐ ○

31 腎精不足によるものの主症状はめまいと耳鳴りで、健忘や腰やひざがだるいなどもおこる。

31 ☐ ○

32 腎精不足によるものは、舌質紅、舌苔少、脈細数となり、治療は補法で行う。

32 ☐ ✕：舌質淡紅、脈細弱となる。

耳鳴り・難聴

1 難聴とは聴力が低下したことをいう。

1 ☐ ○

2 伝音性難聴とは内耳の問題でおこる。

2 ☐ ✕：外耳・中耳の伝音既往の問題

3 感音性難聴は中枢の障害も考えられる。

3 ☐ ○：内耳より中枢の障害

4 器質に問題がなくても難聴はおこる。

4 ☐ ○：心因性のものがある。

5 耳鳴りは音刺激を感じ取ることでおこる。

5 ☐ ✕：刺激はなくても感じる。

6 非振動性耳鳴りはまれである。

6 ☐ ✕：よくみられる。

7 耳鳴りの苦痛度はTECという問診表を用いて図る。

7 ☐ ✕：TEC → THI

8 中程度の難聴は大声で話すと聞こえる程度である。

8 ☐ ○

9 耳鳴り患者の多くは耳症状があり、耳疾患をもつ。

9 ☐ ○：難聴・めまい・耳閉感

10 さまざまな疾患で耳鳴りが随伴しておこるが、低血圧や貧血、糖尿病ではみられない。

10 ☐ ✕：すべてみられる。

11 鍼灸の適応となるのは難聴性耳鳴りである。

11 ☐ ✕：無難聴性耳鳴りが適応する。

12 メニエール病、突発性難聴、中耳炎後遺症などには鍼灸治療を施してもよい。

12 ☐ ○：ただし程度によっては施してもよい。

13 中枢性の難聴は音が聞き取りにくく何をいっているのかわからないという特徴がある。

13 □ ×：聴力の障害はないものがある。

14 無難聴性耳鳴とは聴力障害のない耳鳴りのことである。

14 □ ○

15 無難聴性耳鳴には頸肩のこりや後頭部の重圧感がみられる。

15 □ ○

16 東洋医学的に見た耳鳴り難聴の定義は現代医学的なものと変わらない。

16 □ ○

17 東洋医学では難聴は耳苦鳴といわれる。

17 □ ×：耳聾といわれる。

18 東洋医学では耳鳴りは耳聾が悪化したものととらえる。

18 □ ×：耳聾の軽度のものを耳鳴りとする。

19 肝火によるものは突然おこり耳鳴りの音が大きい。

19 □ ○

20 肝火によるものは耳が脹って痛み、耳鳴りが断続的に聞こえる。

20 □ ×：耳鳴りは絶えず聞こえる。

21 肝火の舌脈所見は舌質紅、舌苔薄白、脈弦数である。

21 □ ×：薄白 → 黄

22 痰火によるものは飲食不節や思慮過度などでおきた脾胃損傷を起因としておこる。

22 □ ○

23 痰火による難聴は、耳閉感がありはっきり聞こえないものである。

23 □ ○

24 痰火によるものは、音の低い、重く湿った感じの耳鳴りがある。

24 □ ×：音は大きい。

25 痰火によるものは舌質紅、舌苔黄、脈滑数を呈する。

25 □ ×：黄 → 黄膩

26 痰火によるものの治療方針は清火化痰である。

26 □ ○

27 脾胃虚弱によるものは労倦や飲食不節のためおこる。

27 □ ○

28 脾胃虚弱による耳鳴りの音は大きくなく、耳内に冷えがみられる。

28 □ ○：耳内の空虚感もある。

29 脾胃虚弱によるものには聴力の低下はない。

29 □ ×：徐々に低下する。

30 脾胃虚弱によるものは舌質淡、脈虚弱がみられる。

30 □○

31 腎精不足によるものは脳に栄養が行かなくなるためにおこる。

31 □○：髄海不足という。

32 腎精不足によるものは明け方から昼間にかけて状態が悪い。

32 □×：夜間や疲労時に増悪する。

33 腎精不足によるものの随伴症状には不眠、遺精、帯下などがみられる。

33 □○

34 腎精不足によるものは、舌質紅、舌苔少、脈細虚がみられる。

34 □×：舌質淡紅、舌苔薄白、脈沈細

35 腎精不足に対する治療は主に足太陽や任脈を用いて行う。

35 □×：足太陽 → 足少陰

咳嗽

1 咳嗽は気道内遺物の排出を目的とするものなので、むやみに鎮咳をしないほうが良い。

1 □○

2 乾性咳嗽は風邪症候群やインフルエンザなどでみられるが、肺がんの初期や胸膜炎でもみられる。

2 □○

3 湿性咳嗽は喀痰を伴い、上気道炎や気管支喘息、肺炎、気管支拡張症などにみられる。

3 □×：上気道炎は乾性咳嗽である。

4 自然気胸では咳嗽がおこる。

4 □○

5 気管支拡張症は血痰や喀痰を排出するが量は少ない。

5 □×：多量の喀痰を排出する。

6 心臓喘息では呼吸困難をおこす。

6 □○：ほかに肺気腫や気管支喘息の発作時にもおこる。

7 急性上気道炎は鍼灸の適応となる。

7 □○

8 風邪症候群の症状は悪寒・発熱・全身倦怠感などである。

8 □○

9 風邪症候群では鼻炎症状がみられ、次第に上気道の異常感、咽頭痛、嗄声などに移行する。

9 □○：鼻炎症状はくしゃみ・鼻水・鼻づまりなどである。

10 時に消化器症状を生じ、咽頭・喉頭部の粘膜腫脹がみられ、呼吸音に異常を生じる。

10 □×：呼吸音の異常はない。

11 気管支喘息でもアレルギー性のものは鍼灸の適応である。

11 □ ×：程度によって適応する。

12 治療は過敏性の軽減や軌道炎症の軽減、喀痰の排出を促すことを目的に行う。

12 □ ○

13 関係の深い臓腑は肺と肝である。

13 □ ×：肝 → 腎。肺はすべての気を主り、腎は納気を主る。

14 咳嗽の咳とは肺気上逆による音のことである。

14 □ ○

15 一般的に咳嗽とは有声無痰のものを指していう。

15 □ ×：有声有痰のものをいう。

16 急性の咳嗽は表証（悪寒・発熱・悪風・頭痛）を呈する。

16 □ ○

17 外感性のものには風寒と風熱が挙げられるが、体表の衛気の機能が悪くなることは共通事項である。

17 □ ○

18 内傷性のものはまず肺を病む。

18 □ ×：各臓腑に由来する。

19 風寒によるものは肺の宣発機能が失調し、肺気上逆となっておこる。

19 □ ○

20 風寒によるものは音が大きく、痰は白く粘る。

20 □ ×：粘る → 水様

21 風熱によるものは呼吸が荒く、痰は黄色く粘い。

21 □ ○

22 風熱によるものは強い悪寒と軽い発熱などを伴う。

22 □ ×：強い悪寒と軽い発熱 → 軽い悪寒と強い発熱

23 風熱によるものは舌苔黄、脈浮数がみられる。

23 □ ○

24 風熱、風寒ともに治療方針は散風去邪で、瀉法する。

24 □ ○

25 痰湿によるものは脾の運化機能が悪くなることで生じた痰湿が肺に影響しておこる。

25 □ ○：肺の粛降機能に影響する。

26 痰湿による咳音は低く濁り、痰は黄色く多量である。

26 □ ×：黄色 → 白

27 痰湿によるものの随伴症状には大便溏薄などもある。

27 □ ○

28 痰湿によるものは舌苔白膩、脈洪滑である。

28 □ ×：洪滑 → 滑

29 肝火によるものは、その火が胃に影響することによりおこる。

29 □○：所見は異なるが、西洋医学的に逆流性食道炎では咳嗽がみられる。

30 肝火によるものの痰は多く粘い。

30 □×：少なく粘い。

31 肝火によるものは舌質淡紅、舌苔薄、脈弦である。

31 □×：舌質紅、舌苔黄、脈弦数

32 肝火によるものは主として手太陰、足厥陰を取穴する。

32 □○：瀉法を施す。

33 肺腎陰虚によるものは疲労や房事過多などでおこる。

33 □○：先天の精不足も考えられる。

34 肺腎陰虚による咳は乾いていて、血が混ざったりする。

34 □○：喀血もすることがある。

35 肺腎陰虚では潮熱、自汗、五心煩熱などがみられる。

35 □×：自汗 → 盗汗

36 肺腎陰虚にようるものは舌質紅、舌苔少、脈細数で、治療は主に手太陰と足少陰経穴に補法する。

36 □○

喘息

1 喘鳴は気道の狭窄や不完全閉塞でおこる。

1 □○

2 喘息とは喘鳴を伴う発作性呼吸困難のことである

2 □○

3 注意を要する喘息は機能的なものである。

3 □×：器質的狭窄が生じたもの。

4 心臓喘息には起坐呼吸はみられない。

4 □×：みられる。

5 肺気腫は息切れや喀痰を主訴とする。

5 □○

6 咽頭腫瘍は呼気時に呼吸困難がみられる。

6 □×：吸気時にみられる。

7 重症喘息ではチアノーゼがみられる。

7 □○

8 気管支喘息は急性の気道炎症でおこる。

8 □×：慢性の気道炎症である。

9 気管支喘息は不可逆性の気道狭窄を呈する。

9 □×：可逆性である。

10 気管支喘息は閉塞性換気障害をきたす。

10 □○：重度の場合は適応しない。

11	アトピー型の気管支喘息はIV型のアレルギーである。	11 □ ×：I型である。
12	非アトピー型の気管支喘息は小児に多い。	12 □ ×：中年期以降の成人に多い。
13	気管支喘息の発作は日中や明け方に多い。	13 □ ×：日中 → 寝入りばな
14	気管支喘息は聴診で湿性ラ音が聴取される。	14 □ ×：乾性ラ音が聴取される。
15	気管支喘息の治療では発作時には雀啄などの強刺激の手技を行う。	15 □ ×：行わない。
16	喘息は東洋医学では哮喘と呼ばれる。	16 □ ○
17	哮証には呼吸困難は含まれない。	17 □ ×：含まれる。
18	ゼーゼーという呼吸雑音は喘証の症状である。	18 □ ×：哮証の症状である。
19	哮喘の原因は体内における痰飲の潜伏である。	19 □ ○
20	哮喘の痰飲は懸飲ともいわれる。	20 □ ×：伏飲である。
21	関係の深い臓腑としては肝が挙げられる。	21 □ ×：脾・肺・腎
22	哮喘は虚証・実証ともに存在するが、原因は異なる。	22 □ ×：ともに気機の失調である。
23	風寒による哮喘は痰飲の影響を受けない。	23 □ ×：伏飲や寒飲の影響を受ける。
24	風寒による哮喘の痰は白色で粘い。	24 □ ×：粘い → 稀薄
25	風寒による哮喘の脈状は浮緊である。	25 □ ○
26	風寒の哮喘は大椎や肺兪、風門などに補法を行う。	26 □ ×：実証なので瀉法する。
27	痰熱による哮喘には呼吸促拍がみられる。	27 □ ○
28	痰熱による哮喘時、舌苔は黄膩、脈は洪数である。	28 □ ×：滑数である。
29	痰熱による哮喘の治療は主として手足の陽明経や足の少陰経を用いて行う。	29 □ ×：足の少陰経 → 手の太陰経
30	肺気虚による哮喘は動くと増強する。	30 □ ○
31	肺気虚による哮喘の舌質は淡で、舌苔は少である。	31 □ ×：少 → 薄白である。

32 肺気虚による哮喘の治療には手足陽明経を用いる。　32 □○：手太陰肺経も補う。

33 脾気虚による哮喘では体内に痰湿の停滞がみられる。　33 □○

34 脾気虚による哮喘の時、白く稀薄な痰がみられる。　34 □○

35 脾気虚による哮喘の脈は濡弱である。　35 □○

36 肺は気の根、腎は気の主といわれる。　36 □×：肺は気の主、腎は気の根

37 腎気虚によるものは、肺気の長期の失調があれば腎気虚につながる。　37 □○

38 腎気虚によるものは吸多呼少がみられる。　38 □×：呼多吸少

39 腎気虚によるものの舌質は淡、脈は細数である。　39 □×：細数 → 沈細

40 実喘は急に発症し、脈が有力で、病気の経過は長いもののことをいう。　40 □×：長い → 短い

41 風寒や陽虚による哮喘では、痰は稀薄で白い。　41 □○

42 痰熱による哮喘では、痰は黄色く粘る。　42 □○

胸痛と腹痛

1 胸骨裏面の絞扼感や左上肢への放散痛があると虚血性心疾患の可能性がある。　1 □○

2 受傷起点が明らかな肋間神経痛を特発性肋間神経痛という。　2 □×：原因が明らかでないものを特発性という。

3 特発性肋間神経痛の好発部位は右第1から第3である。　3 □×：右第1から第3 → 左第9から第12

4 特発性肋間神経痛は神経の走行と関係なく痛みが生じる。　4 □×：神経の経路にそって痛む。

5 肋間神経痛は咳やくしゃみや会話で増悪する。　5 □○

6 飲食不節や飲酒が痰濁の原因となる。　6 □○

7 痰濁によるものの舌苔は膩である。　7 □○

8 瘀血に対しては補法を施す。

8 □ ×：瀉法。瘀血や気滞は実証。

9 陽虚による胸痛は寒邪の凝滞性により悪化する。

9 □ ○：陽虚は冷え虚寒証と考える。

10 狭心症の患者に鍼灸をしてはならない。

10 □ ×：医療機関との連携のもとで発作の誘因となるストレス緩和などを目的に鍼灸を行うことは可能である。

11 内臓痛は痛みの局在が明瞭である。

11 □ ×：明瞭 → 不明瞭

12 体性痛は内臓痛に比べ痛みの局在が明瞭である。

12 □ ○

13 グル音増強や蠕動不穏を伴うものは鍼灸の適応である。

13 □ ×：感染症や閉塞が考えられる。

14 筋性防御や反動痛がある場合は鍼灸治療は適する。

14 □ ×：腹膜炎が考えられる。

15 膈兪、脾兪、腎兪は胃の六つ灸である。

15 □ ×：膈兪、肝兪、脾兪

16 寒邪によるものの舌苔は紅である。

16 □ ×：白である。

17 寒邪によるものは冷たいものを好んで飲む。

17 □ ×：熱飲を好む。

18 陽虚によるものは冷やすと軽減する。

18 □ ×：増悪する。虚寒証である。

19 肝鬱によるものは虚証である。

19 □ ×：虚証 → 実証

20 肝鬱によるものは滑脈を呈する。

20 □ ×：滑脈 → 弦脈

21 気滞によるものは隠痛を呈する。

21 □ ×：隠痛 → 脹痛。隠痛は虚寒に多い。

22 疲労時に起こりやすい腹痛は虚証である。

22 □ ○

23 空腹時の腹痛は実証である。

23 □ ×：実証 → 虚証。食後増悪は実証。

24 実証による腹痛は拒按である。

24 □ ○

25 血瘀による痛みは遊走性である。

25 □ ×：遊走性 → 固定性

26 木克土のよっておこるものは、肺虚である。

26 □ ×：肝鬱などの肝の実証

27 胸悶や心悸があると心痛を疑う。

27 □ ○

28 肝鬱によっておこりやすい腹痛部位は大腹である。

28 □ ×：大腹 → 胸脇

㉙ 過敏性腸症候群では腸に器質的病変は認められない。

㉙ □○

㉚ 脾陽虚では気虚の症状を呈さない。

㉚ □×：呈する。気虚が進行し陽虚と考える。

㉛ 食滞による腹痛は実証である。

㉛ □○

悪心と嘔吐・便秘と下痢

1 嘔気なき嘔吐は鍼灸の適応となる。

1 □×：脳圧亢進が考えられる。

2 ストレスは嘔吐の原因とならない。

2 □×：嘔吐中枢は大脳皮質とも関連がある。

3 東洋医学的に考えて、嘔吐は胃気の「降」の作用が悪くなっている。

3 □○：胃気の降を悪くする原因として外邪や食滞や肝鬱や痰飲などがある。

4 胃陰虚では遅脈を呈する。

4 □×：陰虚証は虚熱症であり、熱症の時は数脈がみられ、陰虚証では細数脈となる。

5 胃陰虚では細脈を呈する。

5 □○

6 胃陰虚の舌質は紅である。

6 □○：熱証だから。

7 胃陰虚の時の舌苔は膩苔である。

7 □×：陰虚の時の苔は少ない。

8 胃陰虚の時は食欲旺盛でたくさん食べる。

8 □×：食欲はあるが食べられない。

9 怒りやストレスが原因となるものとして、木克土による悪心嘔吐がある。

9 □○

10 痰飲による悪心嘔吐は津液の停滞が原因である。

10 □○

11 グル音増強がみられる場合は自律神経の調整を目的として鍼灸を行う。

11 □×：腸閉塞等が考えられ鍼灸の適応となりにくい。

12 過敏性大腸症候群では血便を伴う。

12 □×：器質的変化を伴わない。

13 習慣性便秘はストレスと関係がある。

13 □×：ストレスと関係があるのは過敏性大腸症候群。

14 過敏性腸症候群は下痢を伴わない。

14 □×：下痢のタイプや下痢と便秘が交替でおこるタイプがある。

15 東洋医学的にみて熱の便秘の舌苔は白である。

15 □×：白 → 黄

⑯ 実熱による便秘は喜按である。

⑰ 五更泄瀉の下痢は脾腎陽虚である。

⑰ □ ○

⑱ 五更泄瀉の下痢を鶏鳴性下痢ともいう。

⑱ □ ○

⑲ 湿熱の下痢は熱の作用により急迫する

⑲ □ ○

⑳ 湿熱の下痢は湿の作用で排便後すっきりしない。

⑳ □ ○

月経異常・排尿障害・勃起障害（ED）

❶ 不正性器出血、過多月経、過長月経などは子宮内膜症の可能性がある。

❶ □ ×：子宮内膜症 → 子宮の腫瘍

❷ 月経前緊張症は、精神的・身体的症状が月経とともに減退・消失する。

❷ □ ○

❸ 体内に熱が生じやすい陽盛体質の人は鬱熱による経早になりやすい。

❸ □ ×：鬱熱 → 実熱

❹ 鬱熱による経早は、肝鬱になり生じた気滞により、胸脇部に張痛がおこりやすい。

❹ □ ○

❺ 気虚による経早は、経血量が少なく、経色は淡い。

❺ □ ×：少なく → 多く

❻ 気虚による経早には、血海や脾兪穴などに補法を施す。熱による症状や所見がみられる。

❻ □ ×：みられる → みられない

❼ 虚熱による経早は、慢性疾患などで陰虚となり五心煩熱、盗汗を伴う。

❼ □ ○

❽ 脾胃虚弱で顔につやがなく、めまいを伴う経遅は、血虚であり、三陰交や膈兪などで血の不足を補う。

❽ □ ○

❾ 血虚による経遅は、病後や慢性出血でおこり、小腹部は空虚感がある。

❾ □ ○

❿ 寒邪による経遅は、経血量が少なく、鍼にて補法を施す。

❿ □ ×：補法 → 寫法

⓫ 肝鬱による経乱は、気滞による胸脇部の脹痛があり、経血量は多い。

⓫ □ ×：多い → 多くなったり少なくなったりする。

12 排尿痛や会陰部痛と共に発熱がある場合は、急性前立腺炎や尿道炎などが考えられる。

12 □ ○

13 慢性前立腺炎は、排尿困難、頻尿、排尿痛、不快感、倦怠感などの神経症様の症状を訴えることが多い。

13 □ ○

14 腎陽虚による癃閉は、腎陽を補い、三焦の通調をはかるといい。

14 □ ○

15 腎陽虚による癃閉は、腰や足の冷えは出るが、腰膝のだるさは出ない。

15 □ ×：出ない。 → 出る。

16 肺熱による癃閉は、水湿が膀胱に下輸せず、口乾が出る。

16 □ ○

17 昇降が失調し、清気が昇らず濁気が降りなくなるのは、脾気虚による癃閉である。

17 □ ○

18 勃起障害は射精に至らないことをいう。

18 □ ×：十分な勃起ができないこと

19 機能性EDとしてストレスが悪影響を及ぼす。

19 □ ○

20 精神疾患として気分障害が挙げられる。

20 □ ○

21 器質性EDのうち、神経性は自律神経も関わる。

21 □ ○

22 血管性は動脈の収縮能の低下による。

22 □ ×：収縮能 → 拡張能

23 勃起の維持は静脈と海綿体が関与する。

23 □ ○

24 内分泌性は黄体形成ホルモンが関わる。

24 □ ×：テストステロンによる性欲

25 EDとアルコール摂取は関与しない。

25 □ ×：アルコールや薬物も原因の一つ

26 勃起障害は東洋医学的に精萎という。

26 □ ×：精萎 → 陽萎

27 内傷による気滞が原因で発症する。

27 □ ×：気血の失調で発症する。

28 飲食不節による湿熱はEDを導く。

28 □ ○

29 労逸による心脾から気血両虚を招き発症する。

29 □ ○

30 内傷性の発熱の程度は軽く、悪寒があり、臓腑の病変を伴う。

30 □ ×：悪寒はない。

整形外科疾患

1 高血圧・口苦・目赤を訴える肩こりは肝血虚による。

1 ☐ ×：肝血虚 → 肝陽亢進

2 胸脇苦満・刺痛を訴える肩こりでは督脈・肝経に瀉法を行う。

2 ☐ ◯

3 アドソンテストは頸椎症を鑑別するものである。

3 ☐ ×：アドソン → ジャクソン、スパーリング、イートンテスト等

4 C6神経根障害では、上腕二頭筋反射が減弱し上腕外側に感覚障害が生じる。

4 ☐ ×：C6 → C5

5 着痺は湿邪が原因である。

5 ☐ ◯：痛痺は寒邪、行痺は風邪が原因

6 痛痺は遊走性の疼痛・関節屈伸不利を訴える。

6 ☐ ×：痛痺 → 行痺

7 頸肩腕痛で痺証が慢性的に進行し腰膝の脱力を随伴する肝腎不足型では、手足の太陽経に瀉法を行う。

7 ☐ ◯：大腸経、手足太陽経、手足少陽経に瀉法を行う。

8 腱板損傷では、トムゼンテストが陽性となる。

8 ☐ ×：トムゼン → ペインフルアークサイン、ドロップアームサイン

9 ヤーガソンテストは外側上顆炎の鑑別法である。

9 ☐ ×：外側上顆 → 上腕二頭筋長頭腱

10 上腕二頭筋長頭腱炎では烏口突起や臑会に施術する。

10 ☐ ×：烏口突起は短頭起始部。施術は走行部の結節間溝部、天府・俠白。

11 経絡型の腱板損傷は活動制限・筋萎縮を呈す。

11 ☐ ×：経絡型では内旋外転制限・夜間痛を訴える。これは経筋型となる。

12 経絡型の肩関節痛では局所穴の他に曲池・外関を使う。

12 ☐ ◯：経筋型では条口・陽陵泉を使う。

13 ルーステストは胸郭出口症候群を鑑別する。

13 ☐ ◯：その他、モーリーテスト・アドソンテスト・ライトテスト・エデンテスト

14 斜角筋症候群ではライトテストが陽性となる。

14 ☐ ×：斜角筋症候群 → 過外転症候群

15 肋鎖症候群では天鼎・欠盆に施術する。

15 ☐ ×：肋鎖症候群 → 斜角筋症候群

16 エデンテスト陽性では気戸に施術を行う。

16 ☐ ◯：エデンテスト陽性は肋鎖症候群

17 ファレンテスト陽性は手根管部での正中神経の絞扼を疑う。

17 ☐ ◯

18 円回内筋症候群では大陵に施術する。	18 □×：大陵 → 孔最および少海。円回内筋症候群では正中神経が障害される。
19 ティアドロップサイン陽性は曲沢へ施術する。	19 □○：前骨間神経絞扼を示唆する。
20 フローマン徴候陽性では消礫へ施術する。	20 □×：消礫 → 小海。尺骨神経障害を疑う。
21 橈骨神経障害では鷲手を呈し支正へ施術する。	21 □×：鷲手 → 下垂手。支正は尺骨神経支配であり、消礫等が正しい。
22 アイヒホッフテスト陽性の際は合谷へ施術する。	22 □×：合谷 → 陽渓・偏歴
23 ケンプ徴候陽性では腰椎椎間関節部へ施術する。	23 □○
24 坐骨神経障害ではパトリックテスト陽性となる。	24 □×：パトリック → SLR・ブラガード
25 FNS陽性の際に障害されるのは坐骨神経である。	25 □×：坐骨 → 大腿。胃経が施術対象。
26 梨状筋症候群ではK.ボンネットテストが陽性となる。	26 □○：梨状筋症候群および坐骨神経障害
27 膝蓋腱反射減弱・下腿内側感覚異常はL5神経根障害を示唆する。	27 □×：L5 → L4
28 アキレス腱反射減弱・下腿外側感覚異常はS1神経障害を示唆する。	28 □×：S1障害の感覚異常は第5趾背側・足底に表れる。下腿外側はL5障害。
29 急性症状で著明な圧痛点・筋緊張がある腰下肢痛は腎虚による。	29 □×：腎虚 → 気血阻滞
30 気血阻滞での腰下肢痛は肝経と阿是穴に瀉法を行う。	30 □×：肝経 → 膀胱経
31 鈍痛・無力感・疲労で増悪する腰下肢痛は寒湿による。	31 □×：寒湿 → 腎虚。寒湿では重怠さや冷えでの症状増悪を訴える。
32 変形性膝関節症は中年女性に好発しO脚変形が多い。	32 □○：大腿四頭筋の萎縮になる。
33 脛骨神経麻痺での感覚障害は下腿外側・足背である。	33 □×：下腿外側・足背 → 下腿後面・足底
34 外反鉤足を呈す際の処方穴は承筋・承山である。	34 □○：脛骨神経麻痺で底屈内転障害
35 足根管症候群の際には丘虚・申脈に施術する。	35 □×：大鐘・水泉・照海

㊱ 総腓骨神経麻痺では下腿内側・足背の感覚障害が見られ（尖足）背屈障害となる。

㊱ □ ×：下腿外側と第5趾以外の足背の感覚障害がみられる。

高血圧症・低血圧症

1 高血圧は160/95以上のものをいう。

1 □ ×：1999年のWHOの基準は140/90mmHg以上である。

2 原因不明の高血圧を本態性高血圧という。

2 □ ○

3 本態性高血圧には高血圧性肝疾患がある。

3 □ ×：本態性高血圧症とは、原因となる疾患のない高血圧症である。

4 症候性高血圧は鍼灸治療の適応である。

4 □ ×：症候性高血圧は注意を要する。

5 高血圧症患者の生活指導は、安静である。

5 □ ×：軽度の運動が推奨される。

6 本態性高血圧では血圧測定による高血圧所見以外に自覚症状はみられない。

6 □ ×：自覚症状がないものから種々の自覚症状がみられるものがいる。

7 高血圧の病態は「本虚標実」を呈する。

7 □ ○

8 情志の失調が肝鬱となり、化火すると陰虚陽亢を引き起こして高血圧となる。

8 □ ×：肝火炎上を引き起こす。

9 肝火炎上で眩暈、頭痛、耳鳴りがみられる。

9 □ ○

10 痰濁により胸悶、食欲不振などみられ、化火した結果、肝風から頭重やめまいがみられる。

10 □ ○

11 舌診により舌苔厚膩、脈診により脈滑濡を呈した場合、肝火炎上の実証である。

11 □ ×：痰濁の実証である。

12 老化や房事過多により肝陽が亢進して低血圧となる。

12 □ ×：低血圧 → 高血圧

13 腎陰の不足により眩暈や頭重がみられ、肝陽が上亢し、実証の高血圧となる。

13 □ ×：実証 → 虚実挟雑証

14 陰虚陽亢の治療は虚証なので補法を行うだけでよい。

14 □ ×：陽が亢進しているので、同時に瀉法を行う必要がある。

15 持続的に120/80mmHg以下の血圧を示すものが低血圧症といわれる。

15 □ ×：持続的に110~100/70~60mmHg以下のもの。

16 原因が不明で多彩な愁訴を呈する低血圧症を本態性低血圧症という。

16 ☐ ○

17 症候性低血圧症は原因が不明で多愁訴である。

17 ☐ ×：本態性低血圧症は原因が不明。

18 低血圧症は気虚との関連があり、眩暈がみられる。

18 ☐ ○

19 息切れ、眩暈、無力感は陰虚証にみられる。

19 ☐ ×：陰虚証 → 気虚証

20 気虚の舌は淡、舌苔は薄白、脈は弱である。

20 ☐ ○

21 気虚の治療は足少陰を補う。

21 ☐ ×：足少陰 → 足太陰

22 気陰両虚では、陰虚から虚熱となり五心煩熱がみられる。

22 ☐ ○

23 気陰両虚による低血圧症の治療は、脾胃と腎を補う。

23 ☐ ○

24 気虚による低血圧症の治療は、脾胃の機能を向上させるため脾兪、足三里、関元を用いる。

24 ☐ ○

食欲不振

1 食欲不振の要因は器質的だけでなく精神・心理的因子の影響もある。

1 ☐ ○

2 食欲不振のもので、発熱があっても鍼灸単独で治療はできる。

2 ☐ ×：注意を要する。

3 食欲不振だけでなく、急激な体重減少は鍼灸治療の注意を要する。

3 ☐ ○

4 短期間における急激な体重減少は注意を要する。

4 ☐ ○

5 体重減少に加え、頻脈、手指振戦、発汗多過、眼球突出などの症状はアジソン病の疑いがあるので注意を要する。

5 ☐ ×：アジソン病 → バセドウ病

6 急性・慢性胃炎のものは炎症があるので鍼灸治療が不適である。

6 ☐ ×：不適 → 適応

7 胃神経症の食欲不振は心身症の一種であり、慢性胃炎の治療に準じ、精神を鎮静も目的に行う。

7 ☐ ○

8 食欲不振は肝と腎との関わりが深い。

8 □ ×：肝と腎 → 脾と胃

9 腎胃不和により食欲不振となる。

9 □ ×：腎胃不和 → 肝胃不和

10 暴飲暴食によって気滞となり、食欲不振となる。

10 □ ×：気滞 → 食滞

11 食滞は実証である。

11 □ ○

12 湿熱の邪が舌の乾燥、乾嘔、便秘を引き起こす。

12 □ ×：厭食、悪心、嘔吐

13 脾胃湿熱では、舌質紅、舌苔少、脈は細数である。

13 □ ×：舌質紅、舌苔黄膩、脈は濡数または滑数

14 脾胃湿熱の治療は瀉法のみならず、足太陰への補法も行う。

14 □ ○

15 外感による熱邪によって胃陰虚となり、空腹感がみられる。

15 □ ×：食欲不振となる。

16 胃陰虚では口乾を伴うことが多く、唇や舌の乾燥、乾嘔※、便秘がみられる。
※からえずき。声だけで吐瀉物はない。

16 □ ○

17 脾胃虚弱では気虚となり、虚証となる。

17 □ ○

肥満

1 体内の脂肪組織が過剰に増加した状態を肥満という。

1 □ ○：BMIが25%以上をいう。

2 クッシング症候群や甲状腺機能低下症などによる肥満は鍼灸の適応である。

2 □ ×：原因疾患のあるものは鍼灸の適応となりにくい。

3 肥満の治療は鍼灸のみで可能である。

3 □ ×：食事療法と運動療法が必要。

4 肥満には気虚と痰湿の症状がみられ、脾胃が関与する。

4 □ ○

5 脾の運化が失調すれば、痰湿が生じて肥満となる。

5 □ ○

6 湿熱による肥満では、口渇、口臭、痰が多く、暑がりで便秘がちである。

6 □ ○

7 湿熱による肥満では肌肉が弛んでいる。

7 □ ×：肌肉は張りがある。

⑧ 痰湿の肥満の治療は脾胃の機能向上に手足の陽明の補法を行う。

⑧ □×：去痰・去湿を目的に瀉法を行う。

⑨ 気虚による肥満は脾虚となり、気滞が生じたもの。

⑨ □×：気滞 → 痰湿

⑩ 脾気虚では汗をかきやすい。

⑩ □○

⑪ 気虚による肥満では舌質胖、舌苔厚膩、脈は弦数・滑数。

⑪ □×：舌質淡、舌苔薄白、脈細弱

⑫ 気虚による肥満は足太陰の補法を行う。

⑫ □○

⑬ 肥満は虚実挟雑であることが多い。

⑬ □○

発熱のぼせと冷え

① 体温調節中枢に異常があり、体温が37℃以上のものを発熱という。

① □○

② 扁桃炎は鍼灸の適応ではない。

② □×：悪化したものでなければ可能。

③ 風邪症候群や慢性扁桃炎による発熱は、高熱でなければ鍼灸治療の適応である。

③ □○

④ 慢性扁桃炎の治療は扁桃周辺の殺菌を目的にする。

④ □×：鍼治療で殺菌はできない。

⑤ 発熱は外邪と正気の闘争と、飲食不節、労倦、七情の異常による臓腑機能の失調によっておこる。

⑤ □○

⑥ 外感性発熱の発症は急で、経過が短く、進行が早く、変化が少ない。

⑥ □×：変化が複雑。

⑦ 外感性発熱の程度は重く、悪寒があり、臓腑の病変を伴う。

⑦ □×：臓腑病変は伴わない。

⑧ 風寒による外感性発熱は、虚証を呈し、風寒の邪が表から裏に至り熱化する。

⑧ □×：実証を呈する。

⑨ 風熱による外感性発熱は、実証を呈する。悪風、悪寒、熱発は強い。

⑨ □×：悪風と悪寒は軽い。

⑩ 湿熱による外感性発熱は、湿邪が湿熱と化して熱発する。

⑩ □○

⑪ 寒湿による外感性発熱は、寒湿邪が陽気を閉じ込めて身体を冷やすので熱が出ない。

⑪ □×：陽気を閉じ込めるので、発熱する。

12 暑湿の邪は、体内にこもり、湿熱となり、体表に及ぼす。

12 □○

13 内傷性発熱は、発症が緩慢で、経過が長く、進行が早く、変化に乏しい。

13 □×：進行は遅い。

14 内傷性の発熱の程度は軽く、悪寒があり、臓腑の病変を伴う。

14 □×：悪寒はない。

15 陰虚による内傷性発熱は陽気が亢進する実証である。

15 □×：陰虚による虚証である。

16 陰虚による内傷性発熱は、陽気のために潮熱がみられ、舌質紅あるいは裂紋があり、無苔もしくは少苔である。

16 □○

17 陰虚による内傷性発熱では、心煩や不眠がみられ、治療には手足少陰を用いる。

17 □○

18 気虚による内傷性発熱では、脾胃の機能を高める治療を行う。

18 □○：脾胃の運化機能を高める。

19 血虚による内傷性発熱は、血の不足を補うように足太陰や手少陰に治療を行う。

19 □○

20 肝火による内傷性発熱は、肝の疏泄を促し、清熱をはかる。

20 □○

21 瘀血による内傷性発熱は気血の滞りにより生ずるので虚証である。

21 □×：虚証 → 実証

22 瘀血による内傷性発熱は遊走性の痛みがみられる。

22 □×：固定性の刺痛

23 瘀血による内傷性発熱の舌苔は青紫を呈し、脈は濇。

23 □×：舌質が青紫あるいは紫斑

24 瘀血による内傷性発熱の際には固定痛、鮫肌、腫塊がみられ、口が渇くために水を欲する。

24 □×：口渇はみられるが飲まない。

25 瘀血による内傷性発熱の治療は、血行を促し、駆瘀血をはかるために手足厥陰経に補法を行う。

25 □×：瀉法を行う。

26 のぼせの原因疾患は、多血症、カルチノイド症候群などがある。

26 □○：その他、上大静脈症候群などがある。

27 冷えの症状は自覚症状のみである。

27 □×：他覚的に触知できるものもある。

28 女性の更年期障害では閉経に伴い、自律神経の乱れから冷えとのぼせの両方の症状がみられる。

28 ☐ ○

29 のぼせを訴えるもので、動悸や息切れ、ピンク色の痰の排出、乏尿を伴うものは注意を要する。

29 ☐ ○：多血症が疑われる。

30 のぼせを訴えるもので、腹痛や下痢、喘息様の症状を訴えるものは、鍼灸の適応である。

30 ☐ ×：カルチノイド症候群の疑いがあるので鍼灸不適である。

31 のぼせを訴えるもので、胸部・上肢に静脈怒張のものは、上大静脈症候群の疑いがあるので鍼灸不適である。

31 ☐ ○：その他、むくみ・顔面浮腫をきたすこともある。

32 冷えを訴えるもので、動悸、息切れ、眼瞼結膜の貧血症状がみられるものは、鍼治療の適応である。

32 ☐ ×：適応 → 不適

33 冷えを訴えるもので、四肢血管障害のレイノー病やバージャー病は注意を要する。

33 ☐ ×：軽症のものは適応である。

34 更年期障害は閉経による内分泌異常で、自律神経の機能異常によってのぼせや冷えがみられる。

34 ☐ ○

35 心と腎が、陰陽・水火のバランスを崩した心腎不交になり、これを表熱裏寒という。

35 ☐ ×：表熱裏寒 → 上熱下寒

36 心腎不交によるのぼせと冷えでは、舌質紅または舌尖紅、舌苔少、脈細弱。治療は足少陰を用いて、強刺激を行う。

36 ☐ ×：弱刺激を行う。

37 冷えの原因である陽虚により温煦作用が弱まり、また推動作用が弱まることで冷えを助長することになる。

37 ☐ ○：寒湿が入ると、収引と粘滞性により瘀血が生じ、更に血行不良となる。

38 寒湿により引き起こされる冷え症は腰・腹部、上下肢などにみられ、その他同部位の痒みなどを伴う。

38 ☐ ×：冷えと同部位に痛みを伴う。

39 寒湿により引き起こされた冷え症で、舌質は紅、舌苔少、脈細弱。

39 ☐ ×：舌質淡泊、舌苔白で滑、脈遅もしくは緊。

不眠・疲労と倦怠

1 機会性不眠に対する鍼灸治療は適応とされる。

1 ☐ ○

2 一過性の精神的緊張が引き起こす機会性不眠は固着傾向になることがある。

2 ☐ ○

3 精神的興奮を沈静化させる治療を機会性不眠に対して行うが、入眠障害を伴う神経性不眠とは異なる。

3 □ ×：同じ治療方針である。

4 痰熱による不眠は、痰湿による熱が心神に影響を与えることによる。

4 □ ○

5 痰熱が下焦にあると熟睡ができずに、また胃のつかえや胸苦しさ、噯気が出る。

5 □ ×：痰熱が中焦にあることにより不眠となる。

6 痰熱による不眠では、舌質紅、舌苔少、脈細数。治療は足陽明、足太陰を用いて瀉法を行う。

6 □ ×：舌質紅、舌苔黄膩、脈滑数

7 肝火による不眠は、抑鬱や激怒により情志を損ない、肝の条達が悪化し気鬱となり化火し、心神に影響を及ぼす。

7 □ ○

8 肝火による不眠では、舌質紅、舌苔黄、脈弦数を呈する。足厥陰、足少陽を用いて瀉法を行う。

8 □ ○

9 心脾両虚による不眠は、過度の思慮、心労や労倦にて心脾を損ない、陰血を損耗し、気血の生成が不足し、心神不安となり引き起こされる。

9 □ ○

10 心脾両虚による不眠では、舌質紅、脈細微を呈する。

10 □ ×：舌質淡、脈細弱を呈する。

11 心腎不交による不眠は腎陰を損傷し、心火が亢進して神明に影響を与えることで引き起こされる。

11 □ ○

12 心腎不交による不眠では、心火亢進と腎陰不足がみられる虚証である。

12 □ ×：虚実夾雑証である。

13 心腎不交による不眠では、舌質紅、舌苔少、脈細数。治療は心火を降ろし、腎陰を補うように手足の少陰、厥陰を取る。

13 □ ○

14 疲労や倦怠感は、原因疾患のみでおこる。

14 □ ×：生理的反射でもおこり、あらゆる疾患が原因となりえる。

15 疲労や倦怠感があるものはすべて鍼灸の適応である。

15 □ ×：発熱や感染症、緊急性のものなど注意を要する。

16 疲労や倦怠の病態は精神的な影響はなく、原因疾患があれば鍼灸治療は不適である。

16 □ ×：精神的な影響もあり、原因疾患があっても注意すべき事項が無ければ、鍼灸治療の適応である。

17 疲労や倦怠は気虚がベースにある。

17 □ ○：どの臓腑の気虚かを鑑別する必要がある。

18 疲労や倦怠は気血が不足している者や精気を損傷している者、元気を損傷している者、痰湿がある者、神気を損傷している者にみられる。

18 □ ○：その他先天の気の不足、腎気虚、気虚タイプの肥満にみられる。

19 脾気虚は四肢無力や食後のだるさ、食欲不振がみられ、腎気虚ならば腰のだるさ、無力感、耳鳴り、眩暈、記憶力減退があり、神気を損傷した者は情緒低迷、抑鬱、精神疲弊、脱力感、不眠が見受けられる。

19 □ ○：どの臓腑の気虚か、特徴をおさえておくこと。

20 脾気虚では気血が不足、運化機能が低下することで引き起こされる虚証なので、脾胃の機能を高め気血の生成を促すように足の厥陰を補う。

20 □ ×：足の太陰を補い、および任脈を取る。

21 脾気虚では、舌質は淡、または歯痕がみられ、舌苔は薄白、脈は弱。

21 □ ○：歯痕は運化機能低下により余分な水があることを意味する。

22 痰湿による倦怠は、脾気虚や脾陽虚に痰湿が伴った虚証である。

22 □ ×：虚実夾雑証である。

23 痰湿による症状は無力感や息切れ、痩せて寒がり、顔色黄色く、下肢の浮腫がみられる。

23 □ ×：肥満で顔色は白い。

24 痰湿による倦怠でみられる舌質淡胖、滑。

24 □ ○

25 痰湿による倦怠の治療方針は脾胃の機能向上と痰湿除去で，足の陽明の瀉法を行う。

25 □ ×：瀉法のみならず補法も行う。

発疹

1 発疹で鍼灸適応と考えられるのは蕁麻疹と帯状疱疹であり、皮膚疾患である。

1 □ ×：内科疾患も考えられる。

2 発疹の鍼灸治療では、紫斑や水泡、色素沈着を伴うものや、発熱や関節に痛みを伴うものなどは注意を要する。

2 □ ○：その他、なかなか消退しない発疹や他の部位に慢性の炎症をもつものも注意を要する。

3 アレルギー性蕁麻疹は鍼灸治療の適応であり、アレルギー反応によって皮下の血管の透過性が低下して生じ、刺激を受けた部位に限局的に生ずる。

3 □ ×：血管の透過性が高まって生じ、局所のみでなく、身体各部に生ずる。

4 発疹は肝や衛気と密接な関係がある。

4 □ ×：肝 → 肺。肺は皮毛に合している。

5 発疹は、風、寒、温、熱の邪が皮毛に侵襲することによりおこるとされる。

5 □○

6 風熱による発疹は、風熱の邪が皮毛を侵襲し、鬱して営衛不和となりおこる虚証である。舌質白。

6 □×：実証であり、舌質紅。

7 風寒による発疹は、風寒の邪により毛孔が閉塞して鬱しておこる実証である。舌質淡白色。

7 □○：寒邪であり、実証である。

8 胃の湿熱による発疹は、飲食の不節により胃に湿熱が生じて皮毛に鬱することによる虚証である。

8 □×：実証である。

9 胃の湿熱による発疹では、発疹や舌は白く、緩慢な発疹である。

9 □×：急な発疹で舌と共に赤い。

10 胃の湿熱による発疹では、舌質は紅、舌苔黄膩、脈滑数。治療は湿熱を取るよう手足の陽明と太陰を瀉する。

10 □○

11 気血両虚による発疹では、気血が不足し、栄養ができずに風邪が腠理に鬱することにより生ずる虚証である。

11 □○

12 気血両虚による発疹では、発疹や舌は淡紅色で、繰り返し発症してなかなか治らない。顔色悪く、不眠、心悸、気虚により倦怠感や無力感、食欲減退、息切れなどみられる。

12 □○

13 気血両虚による発疹では、舌質淡胖、脈細弱。治療は脾気を補い、気血の生成を促し、衛気の機能回復をはかるために足の太陰と陽明を補う。

13 □○

小児の症状

1 小児の症状で鍼灸の適応になるものに小児神経症、小児夜尿症、小児喘息などがある。

1 □○：成長過程でバランスを失いやすいので、治療は適宜行う。

2 小児神経症は、夜驚、チック、遺尿などがみられる。

2 □○：その他睡眠障害などもみられる。

3 小児神経症では、前額の皮動脈が顕著になり、眼球結膜が紅潮となる。

3 □×：皮静脈であり、眼球結膜は蒼白になる。

4 小児夜尿症は4歳になっても続く夜間の遺尿である。

4 □×：5歳以上で1か月に1回以上の頻度で3か月以上続くもの。

5 小児夜尿症では、随意的に排尿ができるようになってもおこるものを二次性夜尿症といい、精神的なものが関与する。

5 □○

6 小児の治療は刺激量を強く、置鍼を用いる。また大椎への「ちりげの灸」が用いられる。

6 □× ：刺激量は弱く、鍼は鍉鍼のように刺さない。ちりげの灸は身柱。

7 夜尿症は肝の疏泄機能の失調による実証のみである。

7 □× ：気虚による虚証もある。

8 腎気虚による夜尿症は、尿が少ない。

8 □× ：固摂機能の低下で尿量が多い。

9 腎気虚による夜尿症では、夜間に頻度が多く、舌質は淡、舌苔薄白、脈沈弱。

9 □○

10 腎気虚による夜尿症の治療は肝気を補い、疏泄機能を向上させる。

10 □× ：腎気を補い、固摂機能を高める。

11 脾肺気虚による夜尿症は、夜尿の回数は多いが、量は少ない。

11 □○

12 脾肺気虚による夜尿症の治療は、脾と肺を補うために、任脈、手足太陰、足陽明に補法を行う。

12 □○

MEMO

3 ▶治療各論（スポーツ医学における鍼灸療法）

スポーツ障害・外傷の定義と分類

☐ スポーツ外傷（injury）は1回の強い外力が加わって発生する外傷で（骨折）、（脱臼）、（打撲）、（捻挫）、自家筋力による（肉離れ）や腱断裂、（裂離）骨折などがある。

☐ スポーツ障害（disorder）は小さな外力が（繰り返し）かかり発生するもので（オーバーユース症候群）や（疲労）骨折などがある。例）野球肩、テニス肘、ランナー膝など。

☐ スポーツ外傷とスポーツ障害はまとめてスポーツ（傷害）と呼ばれる。

☐ スポーツ障害・外傷に対する応急処置としてRest（安静） Icing（冷却） Elevation（挙上） Compression（圧迫）を基本に行う。

☐ スポーツ障害のうち最も多いのは、（オーバーユース＝使い過ぎ）によるものである。

☐ オーバーユース症候群は（使い過ぎ）症候群で（疲労）骨折などがおこる。

☐ 障害部位に対しては障害組織の（二次的拡大）防止や（炎症）反応を最小化することが大切である。

☐ 軽度の止血に対しては創部の洗浄と（圧迫止血）法を行う。

スポーツ障害・外傷

☐ スポーツ障害は発生（予防）が何より大切である。そのためには、筋（疲労）と筋肉痛の除去、筋（緊張）の緩解と筋（柔軟）性の獲得 、筋力の増強、（心身）の調整などが必要である。

☐ スポーツ前後の処置として、運動前の（ウォーミングアップ）と運動後の（クールダウン）やアイシングなどを実施する。

☐ 鍼灸治療の対象はスポーツ（障害）であるが、程度によりスポーツ（外傷）に対しても用いられる。

野球肩

☐ 野球肩は（水泳）肩とも呼ばれる。

☐ 投球動作はワインドアップ期→（コックアップ）期→（加速）期→フォロースルー期に分類される。野球肩では（加速）期での障害が最も多い。

☐ コックアップ期から加速期までは肩（前方）にストレスがかかり、（棘上筋）腱板、（上腕二頭筋長頭）腱の障害がみられる。

☐ 加速期からフォロースルー期には、肩（後方）にストレスがかかり（小円）筋や（上腕三頭）筋の損傷がおきやすい。また（棘下筋腱板）にも障害がおこる。

□ 肩前方の障害：上肢を挙上するスポーツでは、（使い過ぎ）症候群としてみられ、（野球）肩の多くがこれにあたる。（肩峰下・三角筋下）滑液包炎、（上腕二頭筋長頭）腱炎、（棘上筋）腱板損傷がある。

□ 肩後方の障害：腱板の中で後方にある（棘下）筋と（小円）筋、後方関節包、上腕三頭筋長頭などにも障害が生じる。

□ インピンジメント症候群※：腱板や滑液包が（大結節）と肩峰や（烏口肩峰）靭帯の間でストレスを受け炎症を生ずる。
※インピンジメント症候群：組織同士の摩擦や衝突によっておこる疼痛や運動障害である。

□ 上腕二頭筋腱の障害が野球肩の中で最も多く（外転外旋）痛、（結節間溝）部に圧痛がみられる。

□ 野球肩のテスト法

棘上筋腱板損傷のテスト法	
ペインフルアークサイン	上肢の他動的に外転させ、（60°〜120°）で疼痛出現すれば陽性
ドロップアームサイン	患側肩関節を他動的に90°（外転）させこれを保持するよう指示。保持困難であれば陽性

滑液包炎のテスト法	
肩峰下プッシュボタン徴候	（肩峰下）部を押し、痛みがあれば陽性、肩峰下滑液包
ダウバーン徴候 ＝ドーバーン徴候	肩峰下部の圧痛を確認し、他動的に肩関節を（90°外転）させる。痛みが消失したら（陽）性、肩峰下滑液包、三角筋下滑液包

上腕二頭筋腱長頭の腱鞘炎のテスト法（結節間溝に痛みが出れば陽性）	
ヤーガソンテスト	患側の肘関節90°屈曲位、前腕（回内）位を保持させ、術者は（回外）方向へ抵抗を加える。
スピードテスト	患側は肩関節90°屈曲、肘関節（伸展）位、前腕は回外位で保持、術者はこれに抵抗を加える。

□ 野球肩の治療穴
腱板損傷、ペインフルアークサイン：（肩髃）、（肩髎）
棘上筋：（曲垣）、（秉風）、（巨骨）　　　　棘下筋：（天宗）
上腕二頭筋、結節間溝：（天府）、（侠白）　三角筋：（臑会）、（臑兪）、（肩貞）、（臂臑）
僧帽筋：（肩井）、（肩外兪）　　　　　　　広背筋：（腎兪）、（志室）
小円筋：（肩貞）

テニス肘

- [ ] バックハンドテニス肘（外側上顆炎）は（伸筋腱）付着部へのストレスによりおこり、痛みや圧痛は（外側上顆）から前腕伸筋腱に及ぶ。

- [ ] バックハンドテニス肘（外側上顆炎）はテニス肘では最も（多）く、（初心者）や中高年に多くみられる。

- [ ] バックハンドテニス肘（外側上顆炎）では（橈骨頭）や（外側関節裂隙）には圧痛がないことが多く、（X線）でも異常が認められない。

- [ ] フォアハンドテニス肘（内側上顆炎）は（上級者）にみられ、前腕回内屈筋群や内側上顆に圧痛、運動痛のため肘（伸展）障害がみられる。

- [ ] 外側上顆炎のテスト法

トムゼンテスト（手関節背屈テスト）	患者は肘伸展位、前腕回内、手関節伸展位を保持させ、術者は手関節に抵抗力を加える。
コーゼンテスト（手関節背屈テスト）	患者は肘関節90°屈曲、前腕回内、手関節伸展位を保持させ、術者は手関節に抵抗力を加える。
ミルテスト（ドアノブテスト）	患者は肘関節伸展、前腕回位でこれを保持する。術者は回外方向へ力を加える。
中指伸展テスト（短橈側手根伸筋テスト）	患者は肘、手関節伸展位、中指伸展位でこれを保持する。術者は中指に屈曲方向へ力を加える。
チェアテスト（手関節背屈テスト）	患者は肘伸展位、手関節伸展位で椅子を把持しこれを保持する。外側上顆に痛みが出たら陽性。
逆トムゼンテスト（手関節掌屈テスト）	患者は肘伸展位、手関節屈曲位でこれを保持する。術者は手関節に伸展方向へ力を加える。

- [ ] 治療穴
  バックハンドテニス肘：（曲池）、（肘髎）　前腕伸筋群：（手三里）、（陽池）、（四瀆）、（外関）
  フォアハンドテニス肘：（小海）、（少海）　前腕屈筋群：（支正）、（大陵）、（郄門）、（内関）
  肘頭：（天井）　　　　　　　　　　　　　肘窩：（尺沢）、（曲沢）

野球肘

- [ ] 内側の痛み：（内側上顆）炎、（裂離）骨折、変形性関節症、（骨端線離開）

- [ ] 外側の痛み：（離断性骨軟骨）炎、変形性関節症

- [ ] 後方の痛み：（上腕三頭）筋腱損傷、裂離骨折

運動性腰痛

☐ 分離症は繰り返しや強い外力により、（椎弓間）部で骨折がおこったものをいう。

☐ 前後に入った骨折線は（テリアの首輪）と呼ばれ、大部分が（第5）腰椎の両側でおこる。
L4−L5の棘突起間に（階段状）変形を認める。この場合治療穴に（大腸兪）を用いる。

☐ すべり症は脊椎分離症に（椎間板）の変性が加わることで、上位椎体部が（前方）にすべる。

椎間板ヘルニア

☐ 椎間板の脱水化が要因となり脱出した椎間板の（髄核）が神経を圧迫する。（下部）腰椎に
頻発する。

ジャンパー膝（＝膝蓋靭帯炎）

☐ ジャンプやランニングによる（使い過ぎ）障害であり、膝蓋骨の膝蓋靭帯付着部に自発痛、
圧痛、腫脹、握雪音をおこす。誘因は膝蓋骨の過移動性、オスグッド病、外反膝、脛骨の外捻、
O脚、X脚などである。

オスグッド病

☐ 膝蓋靭帯の脛骨付着部におこる（骨端症）である。活発な（男児）に多い。

腸脛靭帯炎

☐ ランナーに多いため、（ランナー膝）とも呼ばれる。

☐ （グラスピング）テスト：大腿骨外側顆3cm近位に圧迫を加え、膝を伸展させ疼痛が出現
すれば陽性。

☐ 治療穴
膝蓋靭帯：（犢鼻）、（内、外膝眼）　　　　大腿四頭筋：（血海）、（梁丘）
脛骨外側：（足三里）、（陽陵泉）　　　　　脛骨内側（鵞足部）：（陰陵泉）
腸脛靭帯炎：（足（膝）陽関）、（風市）、（中瀆）

シンスプリント

☐ シンスプリントは（脛骨下1/3）の疼痛を主訴とする、脛骨骨膜や（後脛骨）筋の炎症で
ある。

コンパートメント症候群

☐ コンパートメント症候群は（隔室）の内圧上昇による（循環）障害であるが、動脈本幹は
閉塞されないため、（足背）動脈は触知可能である。

☐ 急性のものは外傷の続発症として発症し、（不可逆）性で緊急の処置が必要となる。

☐ 慢性のものは（筋肥大）に由来し、運動で増悪するが、（可逆）性であり数分の安静で軽快

する。

- [ ] 症状は（激痛）の他、知覚障害、（自動運動）障害、（他動運動）痛、夜間痛が出現する。

- [ ] 前方コンパートメント障害：（深腓骨）神経、長拇趾伸筋、前脛骨筋の障害。足の（陽明胃経）

- [ ] 側方コンパートメント障害：（浅、深腓骨）神経、長短腓骨筋の障害。足の（少陽胆経）

- [ ] 浅後方コンパートメント障害：ヒラメ筋　腓腹筋の障害。足の（太陰脾経）、（三陰交）

- [ ] 深後方コンパートメント障害：（脛骨）神経、長拇趾屈筋（後脛骨）筋の障害　足の（太陽膀胱経）

アキレス腱炎

- [ ] 腱の変性、（使い過ぎ）による柔軟性の低下に、急な伸展力が働いて発生する。

- [ ] 初期には運動時のみ疼痛出現するが、進行すると（初動作痛）、さらに歩行時の常時痛が出現する

- [ ] 腫脹、圧痛、瘢痕化、（距骨）付着部の圧痛、腱周囲に（握雪）音が出現する。

- [ ] （アキレス腱炎）では足部の背屈による疼痛部位の移動はないが、部分、不全断裂では移動がある。

- [ ] （トンプソンサイン）：患側の下腿三頭筋を把握した際に、底屈が起きなければ腱断裂を示唆する。

- [ ] 腓腹筋：（承筋）、（承山）　ヒラメ筋：（飛陽）、（築賓）　アキレス腱：（崑崙）、（太渓）

MEMO

Question

1 棘上筋腱損傷の局所治療穴には天宗を用いる。

2 水泳クロール時の肩痛、ペインフルアークサイン陽性を示す患者への局所治療穴は肩髃を用いる。

3 水泳肩への局所治療穴は天容を用いる。

4 インピンジメントテストは、肩峰下滑液包炎や腱板炎で陽性となる。

5 肩インピンジメント症候群に対する局所治療穴では肩髃を用いる。

6 小円筋は肩関節の外旋・伸展・内転に関与するため、フォロースルー期の肩後方痛の原因となる。

7 フォロースルー期に肩後面に痛みがみられる場合、局所治療穴として天府を用いる。

8 投球動作の肩関節外転外旋で運動痛、ヤーガソンテスト陽性となるのは上腕三頭筋長頭の障害である。

9 ペインフルアークサイン陰性、スピードテスト陽性の場合の圧痛部位は結節間溝部である。

10 野球肩において肩屈曲位で痛みがある場合、結節間溝部が治療部位となる。

11 結節間溝の痛みに対しては局所治療穴として天井を用いる。

12 バックハンドテニス肘は前腕屈筋群の障害である。

13 短橈側手根伸筋の障害では、バックハンドストローク時の疼痛、トムゼンテスト陽性となる。

14 バックハンドストローク時に肘の痛み、トムゼンテスト陽性の患者へ局所治療穴は曲池を用いる。

Answer

1 □ ×：肩髃、曲垣、秉風、巨骨など

2 □ ○

3 □ ×：棘上筋（肩髃、曲垣、秉風）棘下筋（天宗）

4 □ ○

5 □ ○

6 □ ○

7 □ ×：天府 → 天宗、肩貞

8 □ ×：上腕三頭筋長頭 → 上腕二頭筋

9 □ ○

10 □ ○

11 □ ×：天井 → 天府

12 □ ×：前腕屈筋群 → 前腕伸筋群

13 □ ○

14 □ ○

15 上腕骨外側上顆炎の局所治療穴として用いるのは曲沢である。

15 □ ×：曲沢 → 曲池

16 バックハンドストロークで肘に痛みを訴える場合に用いるテスト法はファレンテストである。

16 □ ×：トムゼンテスト、中指伸展テスト、チェアテストなどである。

17 バックハンドストロークの際に肘に痛みを自覚する場合、局所治療穴は手三里を用いる。

17 □ ○

18 チェアテストは、バックハンドテニス肘（上腕骨外側上顆炎）で陽性となる。

18 □ ○

19 フォアハンドテニス肘の局所治療穴には曲沢を用いる。

19 □ ×：曲沢 → 小海、少海

20 大学バスケット部学生、1年前から腰痛がある。下肢症状はないが、L4－L5の棘突起間に階段状変形を認める。この場合腰椎ヘルニアが疑われる。

20 □ ×：腰椎ヘルニア → 腰椎分離すべり症

21 分離すべり症と診断され、母趾の背屈力が弱い場合考えられる損傷レベルはL5－S1間である。

21 □ ○

22 外側大腿皮神経は第2・第3腰神経から起こり大腰筋と腸骨筋の間を斜め外側下方に走る。

22 □ ○

23 坐骨神経は第4・第5腰神経および第1・第2・第3仙骨神経から起こり、梨状筋下孔を通過する。

23 □ ○

24 変形性膝関節症に対する、はり灸施術の目的は変形の改善である。

24 □ ×：拘縮予防など機能改善

25 ジャンパー膝への鍼通電療法の対象として最も適切な筋は大腿二頭筋である。

25 □ ×：大腿二頭筋 → 大腿四頭筋

26 ジャンパー膝の局所治療穴には承筋を用いる。

26 □ ×：承筋 → 犢鼻

27 オスグッド病の罹患局所に対する施術部位として側副靭帯部がある。

27 □ ×：脛骨粗面部、膝蓋靭帯部、大腿四頭筋部などである。

28 ランナーに多く、グラスピングテスト陽性となるのは腸脛靭帯炎である。

28 □ ○

29 ランニングのオーバーユースでグラスピングテスト陽性となる局所治療穴は陰稜泉である。

29 □ ×：陰稜泉 → 膝陽関

30 シンスプリントの罹患部に対する局所治療穴として適切なのは三陰交である。

30 □ ○

31 シンスプリントの局所治療穴には懸鐘を用いる。

31 □ ×：懸鐘 → 漏谷、三陰交

32 右脛骨の下1/3に疼痛を訴えるランナー。X線検査陰性、知覚異常なし、足の底屈内反の抵抗で運動痛出現する、この場合考えられるのはシンスプリントである。

32 □ ○

33 右脛骨の下1/3に疼痛を訴えるランナー。X線検査陰性、知覚異常なし、足の底屈内反の抵抗で運動痛出現する場合、罹患筋として前脛骨筋が考えられる。

33 □ ×：前脛骨筋 → 後脛骨筋

34 下腿慢性浅後方コンパートメント障害では局所治療穴として三陰交を用いる。

34 □ ×：浅後方 → 深後方

35 X線での異常は無く脛骨内側縁の中下1/3境界部に軽い痛みがある場合、後脛骨筋の施術を行う。

35 □ ○

36 前方コンパートメント症候群の障害神経は脛骨神経である。

36 □ ×：脛骨神経 → 深腓骨神経

37 下腿慢性外側コンパートメント症候群の治療には太陰脾経を用いる。

37 □ ×：太陰脾経 → 少陽胆経

38 アキレス腱炎は承山への刺鍼が最も有効なスポーツ外傷である。

38 □ ○

39 アキレス断裂の評価はKボンネットテストが用いられる。

39 □ ×：Kボンネットテスト
　　　→ トンプソンテスト

40 アキレス腱を伸展すると痛みがでる場合、足関節を底屈位で固定することが有効である。

40 □ ×：底屈位で固定 → 伸展ストレッチ

MEMO

☐ **加齢**とは、（普遍性）、（内在性）、（進行性）、（有害性）を有する。

☐ **老化**には（生理的）老化と（病的）老化がある。**病的老化**は、疾患が**生理的老化**に影響を及ぼし、老化現象を促すものである。

☐ **老年期の身体的特性は、腎臓、肺臓、心臓、全身的基礎代謝**は80歳で30歳代のほぼ（半分）となる。機能低下により、疾患や外的ストレスに対する抵抗力が弱まり重篤に陥りやすい。

☐ **老年期の神経系の老化は脳神経細胞の減少で、大脳皮質や小脳皮質**は90歳でほぼ（半分）となる。特に（中脳黒質）や**橋**の（青斑核）では**高度に減少**する。

☐ **神経系の老化**で、脳神経細胞の減少により**知的機能の低下**がみられ、（記銘学習能力）の低下、（情報処理スピード）の低下、長・短期の（情報記憶処理の低下）がみられる。

☐ その他**神経系の老化**により、**加齢**により気持ちを抑えられなくなるなどの（感情面）の老化、生理的・社会的な欲求の低下がみられる（欲動面）の老化、性格の円熟化あるいは一方で先鋭化する（性格面）の変化がみられるが、程度には個人差がある。

☐ **認知症**の病因は、**器質的**な**多発性梗塞**による（脳血管障害）と（アルツハイマー型）が約8割から9割を占める。

☐ **認知症**の病因である（脳血管障害）の原因は明らかで**急に発症**しするが、（アルツハイマー型）は病識が無く**徐々に進行**していく。

☐ 老年者の疾患では（多臓器病変）があり、症状も**非定型的**なために疾患の病態把握が**困難である。**

☐ 老年者の疾患では（精神症状）をきたすこともあり、各種検査における結果は個人差がある。

☐ 老年者は**脱水**など（電解質の異常）をきたすこともあり、施術前後は飲水やトイレに行かせるなど配慮が必要である。

☐ 老年者は薬剤など、**外的刺激**に対する反応が（若年者）と異なるので、配慮が必要である。

☐ 老年者の予後は（医学生物的）あるいは（社会的環境）により左右される。

☐ **過度の安静**や**長期の臥床**により（ADL）の低下が認識されている。

☐ 老年者に対しての鍼灸療法は、（予防）の観点から慢性化を防ぎ、（QOL）の**維持**と**向上**を目的に行われる。

☐ 老年者の施術において、**施術前後**の（バイタル）の確認、（ドーゼ）、老年者に**特徴的な疾患**について**合理的配慮**を要する。

4 ▶高齢者に対する鍼灸施術 Q&A

Question	Answer
1 老人福祉法により老年とは60歳以上をいう。	**1** □×：60歳以上 → 65歳以上
2 加齢とは特殊性で、外因性で、可逆性で、有益である。	**2** □×：普遍的、内在性、進行性、有害性である。
3 病的老化は疾患が生理的老化に影響を及ぼし老化を促進させる。	**3** □○
4 老年期の身体的特性として、腎臓、肺臓、心臓、全身的基礎代謝は80歳で30歳代のほぼ1/2となる。	**4** □○
5 老年期の神経系の老化で、大脳皮質や小脳皮質は90歳でほぼ1/3となる。	**5** □×：ほぼ1/3 → ほぼ半分
6 脳神経細胞が減少しても、知的機能の低下はない。	**6** □×：脳神経細胞の減少と共に低下する。
7 加齢により感情面の老化、欲動面の老化、性格面の変化がみられるが、程度には個人差がある。	**7** □○：欲動面では個々人の価値観により衰えがみられないものもある。
8 認知症の病因は、脳血管障害とアルツハイマー型の2つの発生頻度が多い。	**8** □○
9 認知症の病因である脳血管障害は緩慢に発症するが、アルツハイマー型は急激に進行していく。	**9** □×：脳血管型は階段状に、アルツハイマー型は緩慢に
10 老年者の疾患は典型的である。	**10** □×：非定型的である。
11 老年者の疾患では精神症状をきたすこともある。	**11** □○
12 老年者は電解質の異常をきたすことがある。	**12** □○
13 老年者は薬剤などに対する反応が一般的でない。	**13** □○
14 老年者の予後は若年者と変わらない。	**14** □×：若年者とは異なる。
15 過保護的生活はADLの低下を助長する。	**15** □○
16 老年者に対して積極的に手術は行われない。	**16** □×：医学の進歩に伴い、行うこともある。
17 老年者に対しての鍼灸療法はQOLの維持と向上を目的に行われる。	**17** □○：QOLの維持・向上でADLも維持・向上ができる。

鍼灸国試
でる ポ とでる 問
PART 3　経絡経穴概論

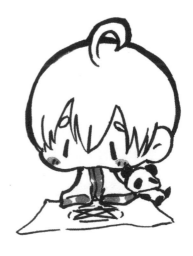

1 ▶経脈の意義

☐ 経絡は（全身）に分布し、（気血）を運び循環させ、身体を養い、（生命活動）を主っている。

☐ 経絡により（臓腑）の気も全身を循環し、（臓腑の状態）が経絡に現れる。

☐ 経は経脈のことであり、（縦）方向に走行する。

☐ 絡は絡脈のことであり、（経脈）と（経脈）を連ねている。

☐ 経脈には（正経十二経脈）と（奇経八脈）がある。

☐ 正経十二経脈と奇経の（督）脈・（任）脈は固有の経穴を持ち、あわせて（十四経脈）と呼ぶ。

☐ 正経十二経脈は3つの陰経と3つの陽経からなり、三陰は（太陰・少陰・厥陰）、 三陽は（陽明・太陽・少陽）となる。

☐ 3つの陰経と3つの陽経は手と足それぞれにあり、（手の三陰、手の三陽、足の三陰、足の三陽）となる。

正経十二経脈			
手の三陰	手の（太　陰　肺）経 手の（少　陰　心）経 手の（厥陰心包）経	足の三陰	足の（太陰脾）経 足の（少陰腎）経 足の（厥陰肝）経
手の三陽	手の（陽明大腸）経 手の（太陽小腸）経 手の（少陽三焦）経	足の三陽	足の（陽　明　胃）経 足の（太陽膀胱）経 足の（少　陽　胆）経

☐ 正経十二経脈は各々（臓腑）に属すが、奇経は属さない。

☐ 正経十二経脈の陰経は（臓）に属し（腑）と絡す。

☐ 正経十二経脈の陽経は（腑）に属し（臓）と絡す。

☐ 正経十二経脈は一方向性の流れで（流注）という。

☐ 正経十二経脈の流注は（中焦）に起こり（中焦）に戻る。

☐ 手の三陰経の流注は（胸）部から（手）部に流れる。

☐ 手の三陽経の流注は（手）部から（顔面）部・（頭）部に流れる。

☐ 足の三陽経の流注は（顔面）部・（頭）部から（足）部に流れる。

- [ ] 足の三陰経の流注は（足）部から（胸腹）部に流れる。

- [ ] 陰経の流注は（上行）性で、陽経の流注は（下行）性である。

- [ ] 手の太陰肺経と手の陽明大腸経の接続部は（手示指端）である。

- [ ] 手の陽明大腸経と足の陽明胃経の接続部は（鼻翼外方）である。

- [ ] 足の陽明胃経と足の太陰脾経の接続部は（足第1指内側端）である。

- [ ] 足の太陰脾経と手の少陰心経の接続部は（心中）である。

- [ ] 手の少陰心経と手の太陽小腸経の接続部は（手小指端）である。

- [ ] 手の太陽小腸経と足の太陽膀胱経の接続部は（内眼角）である。

正経十二経脈と臓腑の属絡関係				
経脈		属		経絡
陰経	手の太陰	臓	（肺）	腑	（大腸）
	手の少陰		（心）		（小腸）
	手の厥陰		（心包）		（三焦）
	足の太陰		（脾）		（胃）
	足の少陰		（腎）		（膀胱）
	足の厥陰		（肝）		（胆）
陽経	手の陽明	腑	（大腸）	臓	（肺）
	手の太陽		（小腸）		（心）
	手の少陽		（三焦）		（心包）
	足の陽明		（胃）		（脾）
	足の太陽		（膀胱）		（腎）
	足の少陽		（胆）		（肝）

- [ ] 足の太陽膀胱経と足の少陰腎経の接続部は（足第5指端）である。

- [ ] 足の少陰腎経と手の厥陰心包経の接続部は（胸中）である。

- [ ] 手の厥陰心包経と手の少陽三焦経の接続部は（手薬指端）である。

- [ ] 手の少陽三焦経と足の少陽胆経の接続部は（外眼角）である。

- [ ] 足の少陽胆経と足の厥陰肝経の接続部は（足第1指外側端）である。

- [ ] 足の厥陰肝経と手の太陰肺経の接続部は（中焦）である。

- [ ] 奇経八脈には（督）脈、（任）脈、（衝）脈、（帯）脈、（陽蹻）脈、（陰蹻）脈、（陽維）脈、（陰維）脈がある。

- [ ] 奇経八脈は正経十二経脈から気血があふれると（流入［貯蔵］）し、不足すると（流出［補充］）する調整作用をもつ。

- [ ] 奇経八脈のうち（督）脈・（任）脈を除いた六脈は固有の経穴を持たず、正経十二経脈の2つ以上の経脈の経穴を連ねている。

- [ ] 奇経八脈の流注は（帯）脈を除いて（上行）性である。

奇経八脈	（督 ）脈
	（任 ）脈
	（衝 ）脈
	（帯 ）脈
	（陽蹻）脈
	（陰蹻）脈
	（陽維）脈
	（陰維）脈

表 3-1：奇経八脈

☐ 奇経にはそれぞれ主治穴があり、これを（八脈交会）穴、あるいは（八総）穴と呼ぶ。

☐ 十二経別は正経から分かれ胸腹部や頭部を循行する（6対の経脈）である。

☐ 絡脈は正経から分かれ出た支脈であり、大きなものを（大絡）と呼び、絡脈からさらに細かく分かれた支脈は（孫絡）と呼ばれる。

☐ 十五絡脈は（正経十二経）脈、（任）脈、（督）脈、（脾の大絡）から分かれ出た大きな絡脈であり、大絡や十五大絡と呼ばれる。

☐ 十二経筋は正経の流注上の（筋）や（関節）などの運動器に分布し、（運動機能）に関わっている。

☐ 十二皮部は正経の流注上の（体表面）における（皮膚）領域である。

MEMO

1 ▶経脈の意義 Q&A

Question	Answer
1 心包経は心包に属し大腸を絡う。	**1** □ ×：大腸 → 三焦
2 心経は小腸を絡う。	**2** □ ○
3 腎経は胆を絡う。	**3** □ ×：胆 → 膀胱
4 小腸経は心を絡う。	**4** □ ○
5 手の三陰経の流注は胸部から手部に流れる。	**5** □ ○
6 足の三陽経の流注は足部から胸腹部に流れる。	**6** □ ×：足部から胸腹部 → 顔面部・頭部から足部
7 肺経の流注は上焦に始まる。	**7** □ ×：上焦 → 中焦
8 大腸経の流注は手母指端に始まる。	**8** □ ×：手母指端 → 手示指端
9 胃経の流注は鼻翼外方に始まる。	**9** □ ○
10 脾経の流注は足第1指外側端に始まる。	**10** □ ×：外側端 → 内側端
11 小腸経の流注は手中指端に始まる。	**11** □ ×：手中指端 → 手小指端
12 腎経の流注は足第1指端に始まる。	**12** □ ×：足第1指端 → 足第5指端
13 心包経の流注は胸中に始まる。	**13** □ ○
14 胆経の流注は内眼角に始まる。	**14** □ ×：内眼角 → 外眼角
15 肺経と大腸経の流注は手母指端で接続する。	**15** □ ×：手母指端 → 手示指端
16 脾経と心経の流注は胸中で接続する。	**16** □ ×：胸中 → 心中
17 心経は小指末節骨尺側に終わる。	**17** □ ×：尺側 → 橈側
18 小腸経と膀胱経の流注は外眼角で接続する。	**18** □ ×：外眼角 → 内眼角
19 胆経と肝経の流注は足第1指外側端で接続する。	**19** □ ○
20 心包経は薬指末節骨橈側に終わる。	**20** □ ×：薬指末節骨橈側 → 中指先端中央
21 膀胱経は足底に終わる。	**21** □ ×：足底 → 足の第5指末節骨外側

22 肝経と肺経の流注は中焦で接続する。

22 □○

23 三焦経と胆経の流注は外眼角で接続する。

23 □○

24 肺経は示指末節骨橈側に終わる。

24 □× : 示指 → 母指

25 胃経は足の第2指末節骨内側に終わる。

25 □× : 足の第2指末節骨内側 → 足の第2指末節骨外側

26 小腸経は小指末節骨橈側に始まる。

26 □× : 橈側 → 尺側

27 心経と小腸経の流注は手小指端で接続する。

27 □○

28 三焦経は薬指末節骨尺側に始まる。

28 □○

29 胆経は足の第4指末節骨内側に終わる。

29 □× : 内側 → 外側

30 大腸経は上腕前外側、前腕前外側を走行する。

30 □× : 大腸経 → 肺経

31 小腸経は前腕後外側、上腕後外側を上行する。

31 □× : 小腸経 → 大腸経

32 胃経は大腿前外側、下腿前面を下行する。

32 □○

33 三焦経は前腕後内側、上腕後内側を上行する。

33 □× : 三焦経 → 小腸経

34 肝経は下腿後内側、大腿後内側を上行する。

34 □× : 肝経 → 腎経

35 心経は上腕前面、前腕前面を走行する。

35 □× : 心経 → 心包経

36 膀胱経は大腿外側、腓骨の前を下行する。

36 □× : 膀胱経 → 胆経

37 胆経は下腿前内側、大腿内側を上行する。

37 □× : 胆経 → 肝経

38 心包経は前腕前面では肺経と心経の間を走行する。

38 □○

39 三焦経は頸部では胃経と小腸経の間を走行する。

39 □× : 三焦経 → 大腸経

40 胃経は腹部では脾経と肝経の間を走行する。

40 □× : 肝経 → 腎経

41 肝経は下腿内側では脾経と腎経の間を走行する。

41 □× : 肝経 → 脾経、脾経 → 肝経

42 胆経は頭頂部では督脈の外方1寸5分を走行する。

42 □× : 胆経 → 膀胱経

43 胃経は腹部では前正中線外方5分を、胸部では前正中線外方2寸を上行する。

43 □× : 胃経 → 腎経

☐ 腧穴には十四経脈上にあり名称、部位が定まっている（経穴［正穴］）と、十四経脈に所属
しないが名称、部位、主治症が定まっている（奇穴）、名称、部位は定められていないが治
療点となる（阿是穴）などが含まれる。

部 位	長 さ
頭部、顔面部	
①前髪際中点～後髪際中点	（1尺2寸）
②眉間～前髪際中点	（ 3寸 ）
③両額角髪際間 （頭維）～（頭維）	（ 9寸 ）
④両乳様突起間	（ 9寸 ）
胸部、腹部、季肋部	
⑤頸切痕～胸骨体下端	（ 9寸 ）
⑥胸骨体下端～臍中央 （中庭）～（神闕）	（ 8寸 ）
⑦臍中央～恥骨結合上縁 （神闕）～（曲骨）	（ 5寸 ）
⑧両乳頭間	（ 8寸 ）
上背部	
⑨左右の肩甲棘内端縁間 （附分）～（附分）	（ 6寸 ）
上肢	
⑩中指尖～手関節横紋	（8寸5分）
⑪腋窩横紋前端または後端～肘窩 （腋窩横紋前端）～（尺沢） （極泉）～（少海） （腋窩横紋前端）～（曲沢）	（ 9寸 ）
⑫肘窩～手関節横紋 （尺沢）～（太淵） （曲池）～（陽渓） （少海）～（神門） （小海）～（陽谷） （曲沢）～（大陵） （肘頭）～（陽池）	（1尺2寸）

部 位	長 さ
下肢	
⑬恥骨結合上縁～膝蓋骨上縁	（1尺8寸）
⑭膝蓋骨尖～内果尖	（1尺5寸）
⑮脛骨内側顆下縁～内果尖	（1尺3寸）
⑯脛骨内側顆下縁～膝蓋骨尖	（ 2寸 ）
⑰大転子頂点～膝窩	（1尺9寸）
⑱殿溝～膝窩 （承扶）～（委中）	（1尺4寸）
⑲膝窩～外果尖 （委中）～（外果尖）	（1尺6寸）
⑳内果尖～足底	（ 3寸 ）
㉑足指尖～踵（足底）	（1尺2寸）
その他	
肩関節を90度外転したとき 肘頭～肩峰角	便宜上 （ 1尺 ）
犢鼻～解渓	便宜上 （1尺6寸）
委中～承山	（ 8寸 ）
内果尖～膝窩横紋	（1尺5寸）
外果尖～膝窩横紋外端	（1尺6寸）

表 3-2：骨度法

□ 経穴とは十四経脈に所属する名称を持ち部位が定まっている腧穴のことで、その数は（361）穴である。

□ 経穴には（臓腑）の気が現れ、（経脈）の気が良く出る。

□ 経穴は疾病の（反応）点であり、（診断）点であり、（治療）点である。

□ 個人差のある身体の経穴の位置を決めるため、骨格を基準として個人の各部位の寸度を定めたものを（骨度）という。

□ 骨度を用いて身体の経穴の位置を決める方法を（骨度法）と呼ぶ。

□ 骨度法では身体の各部位を一定の長さや幅に定めて等分し、等分された1等分を（1寸＝10分）、10等分を（1尺＝10寸）として組み合わせて決定する。

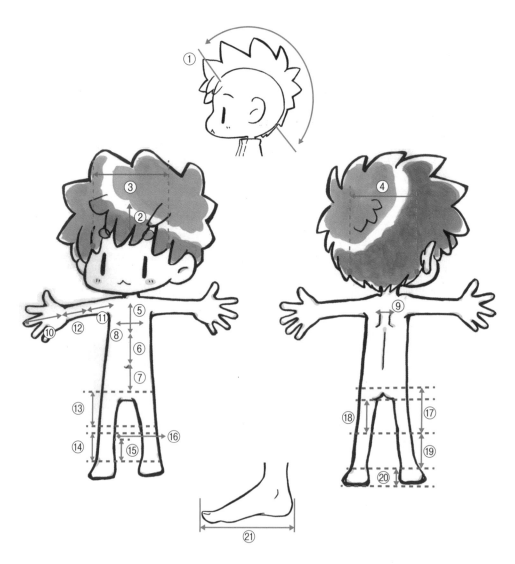

図 3-1：骨度法（表 骨度法との対応）

□ 患者の手指の長さや幅を尺度の基準として用いる簡便法を（同身寸法）といい、男は（左）手、女は（右）手を用いる。

□ 同身寸法では母指第1節の横幅を（1寸）とする。

□ 同身寸法では示指・中指・薬指の第1節の合計幅を（2寸）とする。

□ 同身寸法では示指・中指・薬指・小指の中節の合計幅を（3寸）とする。

□ 同身寸法では母指と中指の指頭をあわせて環をつくり、中指の指節間関節の橈側にできる横紋の端を結ぶ間を（1寸）とする。

□ 同身寸法では中指末節骨の指幅を（1横指）とする。

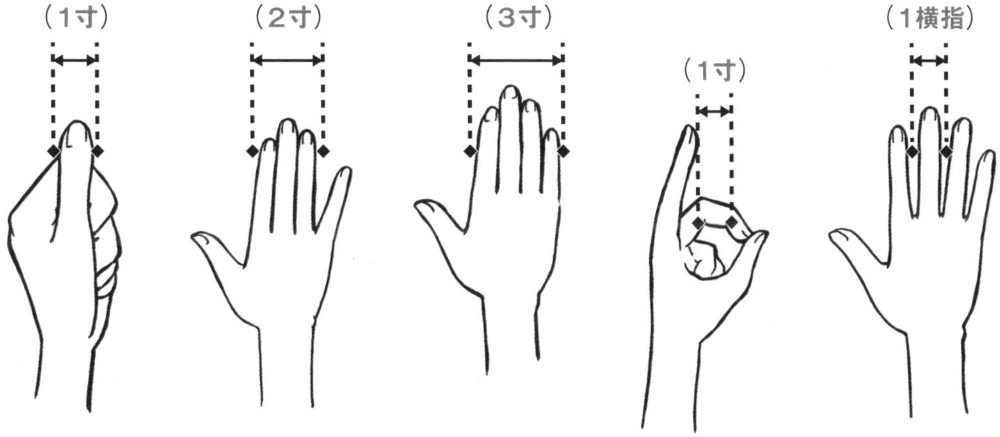

（1寸）　　　（2寸）　　　（3寸）　　　　　　　　　（1寸）　　　（1横指）

図 3-2：同身寸法

MEMO

141

Question	Answer
1 前髪際中点から後髪際中点の長さは1尺2寸である。	**1** □○
2 眉間から前髪際中点までの長さは2寸である。	**2** □× : 2寸 → 3寸
3 両額角髪際間の長さは8寸である。	**3** □× : 8寸 → 9寸
4 両乳様突起間の長さは8寸である。	**4** □× : 8寸 → 9寸
5 頸切痕から胸骨体下端までの長さは1尺3寸である。	**5** □× : 1尺3寸 → 9寸
6 胸骨体下端から臍中央までの長さは9寸である。	**6** □× : 9寸 → 8寸
7 臍中央から恥骨結合上縁までの長さは5寸である。	**7** □○
8 胸骨体下端から恥骨結合上縁までの長さは1尺4寸である。	**8** □× : 1尺4寸 → 1尺3寸
9 両乳頭間の長さは9寸である。	**9** □× : 9寸 → 8寸
10 左右の肩甲棘内端縁間の長さは6寸である。	**10** □○
11 中指尖から手関節横紋までの長さは1尺2寸である。	**11** □× : 1尺2寸 → 8寸5分
12 腋窩横紋前端から肘窩までの長さは9寸である。	**12** □○
13 肘窩から手関節横紋までの長さは1尺である。	**13** □× : 1尺 → 1尺2寸
14 恥骨結合上縁から膝蓋骨上縁までの長さは1尺6寸である。	**14** □× : 1尺6寸 → 1尺8寸
15 膝蓋骨尖から内果尖までの長さは1尺3寸である。	**15** □× : 1尺3寸 → 1尺5寸
16 脛骨内側顆下縁から内果尖の長さは1尺5寸である。	**16** □× : 1尺5寸 → 1尺3寸
17 脛骨内側顆下縁から膝蓋骨尖の長さは2寸である。	**17** □○
18 大転子頂点から膝窩までの長さは1尺4寸である。	**18** □× : 1尺4寸 → 1尺9寸

19 殿溝から膝窩までの長さは１尺８寸である。 　**19** □ ×：１尺８寸 → １尺４寸

20 委中から外果尖までの長さは１尺４寸である。 　**20** □ ×：１尺４寸 → １尺６寸

21 内果尖から足底までの長さは３寸である。 　**21** □ ○

22 足指尖から踵（足底）までの長さは８寸５分である。 　**22** □ ×：８寸５分 → １尺２寸

23 委中から承山までの長さは７寸である。 　**23** □ ×：７寸 → ８寸

24 内果尖から膝窩横紋までの長さは１尺３寸である。 　**24** □ ×：１尺３寸 → １尺５寸

25 外果尖から膝窩横紋外端の長さは１尺５寸である。 　**25** □ ×：１尺５寸 → １尺６寸

26 同身寸法では母指第１節の長さを１寸とする。 　**26** □ ×：長さ → 横幅

27 同身寸法では示指から薬指の第１節の横幅を３寸とする。 　**27** □ ×：３寸 → ２寸

28 極泉から少海までの長さは９寸である。 　**28** □ ○

29 足三里から解渓までの長さは１尺６寸である。 　**29** □ ×：１尺６寸 → １尺３寸

30 光明から外果尖までの長さは３寸である。 　**30** □ ×：３寸 → ５寸

31 小腸の下合穴から条口までの長さは２寸である。 　**31** □ ×：２寸 → １寸

32 腋窩横紋後端から肘窩までの長さは１尺である。 　**32** □ ×：１尺 → ９寸

33 脾経の郄穴から三陰交までの長さは７寸である。 　**33** □ ○

34 大腸経の合土穴から手三里までの長さは３寸である。 　**34** □ ×：３寸 → ２寸

35 小腸の募穴から水分までの長さは５寸である。 　**35** □ ×：５寸 → ４寸

36 神厥から曲骨までの長さは５寸である。 　**36** □ ○

37 少海から神門までの長さは１尺２寸である。 　**37** □ ○

38 胆経の郄穴から懸鍾までの長さは２寸である。 　**38** □ ×：２寸 → ４寸

39 心包経の郄穴から合水穴までの長さは９寸である。 　**39** □ ×：９寸 → ７寸

40 陰維脈の郄穴から陰谷までの長さは１尺である。　　　**40** □ ○

41 陰蹻脈の郄穴から内果尖までの長さは５寸である。　　**41** □ × : ５寸 → ２寸

42 豊隆から外果尖までの長さは９寸である。　　　　　　**42** □ × : ９寸 → ８寸

43 前髪際から目窓までの長さは２寸５分である。　　　　**43** □ × : ２寸５分 → １寸５分

MEMO

□ 督脈は、（胞中（小骨盤腔））に起こり⇒会陰部⇒後正中線上を尾骨先端から⇒背部⇒後頸部⇒外後頭隆起直下⇒（脳）に入る。
さらに正中⇒頭頂部⇒顔面部正中⇒上歯齦⇒上唇小帯の接合部に終わる。（陽脈の海）と呼ぶ。

□ **1 長 強（督脈の絡穴）**：（尾骨端）と肛門の中央。

□ **2 腰 兪**：（仙骨裂孔）。

□ **3 腰陽関**：第（4腰）椎棘突起下方の陥凹部。

□ **4 命 門**：第（2腰）椎棘突起下方の陥凹部。

□ **5 懸 枢**：第（1腰）椎棘突起下方の陥凹部。

□ **6 脊 中**：第（11胸）椎棘突起下方の陥凹部。

□ **7 中 枢**：第（10胸）椎棘突起下方の陥凹部。

□ **8 筋 縮**：第（9胸）椎棘突起下方の陥凹部。

□ **9 至 陽**：第（7胸）椎棘突起下方の陥凹部。

□ **10 霊 台**：第（6胸）椎棘突起下方の陥凹部。

□ **11 神 道**：第（5胸）椎棘突起下方の陥凹部。

□ **12 身 柱**：第（3胸）椎棘突起下方の陥凹部。

□ **13 陶 道**：第（1胸）椎棘突起下方の陥凹部。

□ **14 大 椎**：第（7頸）椎棘突起下方の陥凹部。

□ **15 瘂 門**：第（2頸）椎棘突起上方の陥凹部。

□ **16 風 府**：（外後頭隆起の直下）、左右の僧帽筋間の陥凹部。

□ **17 脳 戸**：（外後頭隆起上方）の陥凹部。

□ **18 強 間**：後正中線上、後髪際の（上方4）寸。※小児では（小泉門部）にあたる。

□ **19 後 頂**：後正中線上、後髪際の（上方5寸5分）。

□ **20 百 会**：前正中線上、前髪際の（後方5）寸。

□ **21 前頂**（ぜんちょう）：前正中線上、前髪際の（後方3寸5分）。

□ **22 顖会**（しんえ）：前正中線上、前髪際の（後方2）寸。※小児では（大泉門部）にあたる。

□ **23 上星**（じょうせい）：前正中線上、前髪際の（後方1）寸。

□ **24 神庭**（しんてい）：前正中線上、前髪際の（後方5分）。

□ **25 素髎**（そりょう）：（鼻）の尖端。

□ **26 水溝**（すいこう）：（人中溝）の中点。

□ **27 兌端**（だたん）：（上唇結節上縁）の中点。

□ **28 齦交**（ぎんこう）：上歯齦、（上唇小帯）の接合部。

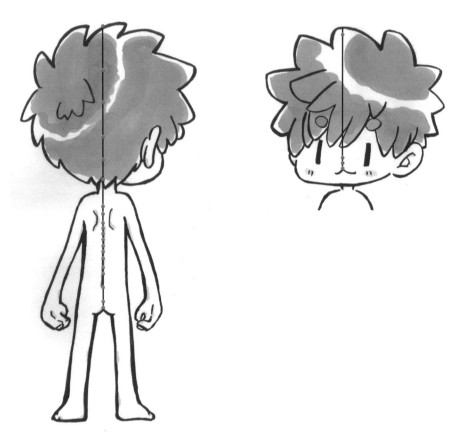

図 3-3：督脈

3 ▶督脈 〈Governor Vessel〈GV〉〉 28穴 Q&A

Question	Answer
1 第7胸椎棘突起下方の陥凹部は大椎。	**1** □ ×：大椎 → 至陽
2 尾骨の下方、尾骨端と肛門の中央は会陰。	**2** □ ×：会陰 → 長強
3 第10胸椎棘突起下方の陥凹部は中枢。	**3** □ ○
4 鼻の尖端は兌端。	**4** □ ×：兌端 → 素髎
5 前正中線上、前髪際の後方5分は百会。	**5** □ ×：百会 → 神庭
6 後正中線上、仙骨裂孔は腰陽関。	**6** □ ×：腰陽関 → 腰兪
7 人中溝の中点は水溝。	**7** □ ○
8 前正中線上、前髪際の後方2寸は顖会。	**8** □ ○
9 外後頭隆起上方の陥凹部は風府。	**9** □ ×：風府 → 脳戸
10 第6胸椎棘突起下方の陥凹部は霊台。	**10** □ ○
11 第2頸椎棘突起下方陥凹部は瘂門。	**11** □ ×：下方 → 上方
12 第11胸椎棘突起下方の陥凹部は脊中。	**12** □ ○
13 第2腰椎棘突起下方の陥凹部は命門。	**13** □ ○
14 後正中線上、後髪際の上方5寸5分は後頂。	**14** □ ○
15 後正中線上、第1胸椎棘突起下方の陥凹部は陶道。	**15** □ ○
16 後正中線上、ヤコビー線の下方の陥凹部は腰陽関。	**16** □ ○
17 督脈の絡穴は身柱である。	**17** □ ×：身柱 → 長強
18 強間は小泉門部にあたる。	**18** □ ○

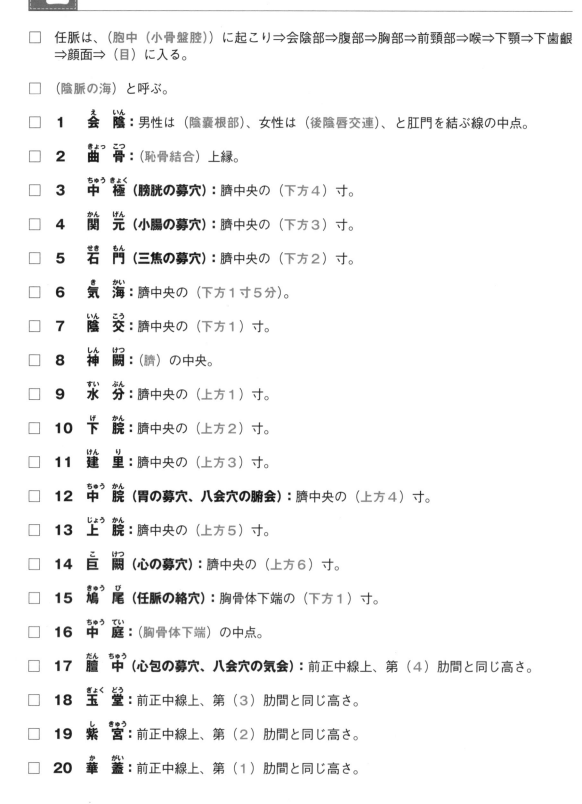

4 ▶任脈 （Conception Vessel〈CV〉） 24穴

- □ 任脈は、（胞中（小骨盤腔））に起こり⇒会陰部⇒腹部⇒胸部⇒前頸部⇒喉⇒下顎⇒下歯齦⇒顔面⇒（目）に入る。

- □ （陰脈の海）と呼ぶ。

- □ **1 会　陰**：男性は（陰嚢根部）、女性は（後陰唇交連）、と肛門を結ぶ線の中点。

- □ **2 曲　骨**：（恥骨結合）上縁。

- □ **3 中　極（膀胱の募穴）**：臍中央の（下方4）寸。

- □ **4 関　元（小腸の募穴）**：臍中央の（下方3）寸。

- □ **5 石　門（三焦の募穴）**：臍中央の（下方2）寸。

- □ **6 気　海**：臍中央の（下方1寸5分）。

- □ **7 陰　交**：臍中央の（下方1）寸。

- □ **8 神　闕**：（臍）の中央。

- □ **9 水　分**：臍中央の（上方1）寸。

- □ **10 下　脘**：臍中央の（上方2）寸。

- □ **11 建　里**：臍中央の（上方3）寸。

- □ **12 中　脘（胃の募穴、八会穴の腑会）**：臍中央の（上方4）寸。

- □ **13 上　脘**：臍中央の（上方5）寸。

- □ **14 巨　闕（心の募穴）**：臍中央の（上方6）寸。

- □ **15 鳩　尾（任脈の絡穴）**：胸骨体下端の（下方1）寸。

- □ **16 中　庭**：（胸骨体下端）の中点。

- □ **17 膻　中（心包の募穴、八会穴の気会）**：前正中線上、第（4）肋間と同じ高さ。

- □ **18 玉　堂**：前正中線上、第（3）肋間と同じ高さ。

- □ **19 紫　宮**：前正中線上、第（2）肋間と同じ高さ。

- □ **20 華　蓋**：前正中線上、第（1）肋間と同じ高さ。

□ **21 璇璣**（せん き）：前正中線上、頸窩の（下方1）寸。

□ **22 天突**（てん とつ）：前正中線上、（頸窩）の中央。

□ **23 廉泉**（れん せん）：前正中線上、喉頭隆起上方、（舌骨の上方）陥凹部。

□ **24 承漿**（しょう しょう）：（オトガイ唇溝）中央の陥凹部。

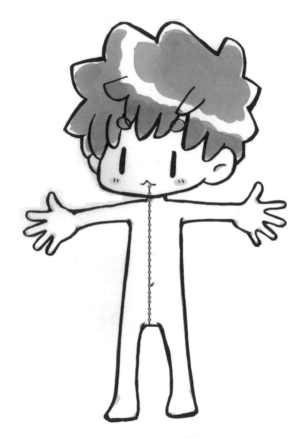

図 3-4：任脈

Question	Answer
1 女性は後陰唇交連と肛門を結ぶ線の中点は会陰。	**1** □ ○
2 前正中線上、恥骨結合上縁は曲骨。	**2** □ ○
3 臍中央の下方３寸は中極。	**3** □ ×：中極 → 関元
4 臍中央の下方１寸は気海。	**4** □ ×：気海 → 陰交
5 臍中央の上方１寸は水分。	**5** □ ○
6 臍中央の上方４寸は上脘。	**6** □ ×：上脘 → 中脘
7 臍中央の上方６寸は巨闕。	**7** □ ○
8 胸骨体下端の中点は中庭。	**8** □ ○
9 前正中線上、第４肋間と同じ高さは膻中。	**9** □ ○
10 前正中線上、頸窩（胸骨上窩）の中央は璇璣。	**10** □ ×：璇璣 → 天突
11 前正中線上、舌骨の上方陥凹部は廉泉。	**11** □ ○
12 オトガイ唇溝中央の陥凹部は水溝。	**12** □ ×：水溝 → 承漿
13 膀胱の募穴は中極。	**13** □ ○
14 小腸の募穴は石門。	**14** □ ×：石門 → 関元
15 胃の募穴は中脘。	**15** □ ○
16 心の募穴は膻中。	**16** □ ×：膻中 → 巨闕
17 八会穴の気会は膻中。	**17** □ ○
18 八会穴の腑会は中脘。	**18** □ ○

手の太陰肺経 （Lung Meridian〈LU〉） 11穴

☐ 手の太陰肺経は、（中焦）に起こり⇒下って大腸を絡い⇒噴門部⇒横隔膜⇒肺に属する。肺⇒気管⇒喉頭⇒腋下⇒上腕前外側⇒肘窩⇒前腕前外側⇒手関節前面横紋の橈骨動脈拍動部⇒母指球外側⇒（母指外側端）に終わる。前腕下部より分かれた支脈⇒示指外側端⇒手の陽明大腸経につながる。

☐ **1 中 府（肺の募穴）：** 第（1）肋間と同じ高さ、鎖骨下窩の外側、前正中線の（外方6）寸。

☐ **2 雲 門：**（鎖骨下窩）の陥凹部、烏口突起の（内方）、前正中線の（外方6）寸。
※腋窩動脈が深部を通る。

☐ **3 天 府：** 上腕二頭筋（外側縁）、腋窩横紋前端の（下方3）寸。

☐ **4 俠 白：** 上腕二頭筋（外側縁）、腋窩横紋前端の（下方4）寸。

☐ **5 尺 沢（肺経の合水穴）：** 肘窩横紋上、上腕二頭筋腱（外方）の陥凹部。

☐ **6 孔 最（肺経の郄穴）：** 尺沢と太淵を結ぶ線上、手関節掌側横紋の（上方7）寸。

☐ **7 列 欠（肺経の絡穴、四総穴、八脈交会穴）：**（長母指外転筋腱）と（短母指伸筋腱）の間、手関節掌側横紋の（上方1寸5分）。

☐ **8 経 渠（肺経の経金穴）：** 橈骨下端の橈側で外側に最も突出した部位と橈骨動脈の間、手関節掌側横紋の（上方1）寸。

☐ **9 太 淵（肺の原穴、肺経の兪土穴、八会穴の脈会）：**（橈骨茎状突起）と（舟状骨）の間、（長母指外転筋腱）の尺側陥凹部。

☐ **10 魚 際（肺経の滎火穴）：** 手掌、第（1中手骨）中点の橈側、赤白肉際。

☐ **11 少 商（肺経の井木穴）：**（母指）、末節骨（橈側）、爪甲角の近位（外方1分）（指寸）。

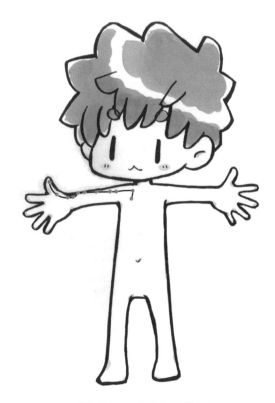

図 3-5：手の太陰肺経

手の陽明大腸経 〈Large Intestine Meridian〈LI〉〉 20穴

☐ 手の陽明大腸経は、手の太陰肺経の脈気を受けて（示指外側端）に起こり⇒示指外縁⇒第1・第2中手骨間の手背側⇒長・短母指伸筋腱の間に入る。（長橈側手根伸筋と短橈側手根伸筋との間）を上り⇒肘窩横紋外端⇒上腕後外側⇒肩を⇒[大椎]に出る。[大椎]⇒大鎖骨上窩⇒肺を絡い⇒横隔膜を貫いて大腸に属する。
大鎖骨上窩で分かれた支脈⇒頸部⇒頬⇒（下歯）⇒口⇒（人中）で（左右交差）⇒鼻孔⇒鼻翼外方⇒足の陽明胃経につながる。

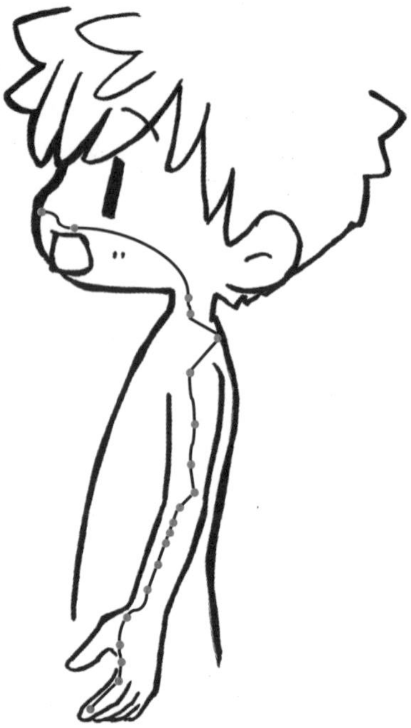

☐ **1 商 陽（大腸経の井金穴）**：（示指）、末節骨橈側、爪甲角の近位（外方1分）。

☐ **2 二 間（大腸経の滎水穴）**：示指、第（2中手指節関節橈側）の（遠位）陥凹部、赤白肉際。

☐ **3 三 間（大腸経の兪木穴）**：手背、第（2中手指節関節橈側）の（近位）陥凹部。

☐ **4 合 谷（大腸の原穴、四総穴）**：手背、第（2中手骨）中点の橈側。

図 3-6：手の陽明大腸経

☐ **5 陽 渓（大腸経の経火穴）**：手関節背側横紋橈側、（橈骨茎状突起）の遠位、（タバコ窩（橈骨小窩））の陥凹部。

☐ **6 偏 歴（大腸経の絡穴）**：陽渓と曲池を結ぶ線上、手関節背側横紋の（上方3）寸。

☐ **7 温 溜（大腸経の郄穴）**：陽渓と曲池を結ぶ線上、手関節背側横紋の（上方5）寸。

☐ **8 下 廉**：陽渓と曲池を結ぶ線上、肘窩横紋の（下方4）寸。

☐ **9 上 廉**：陽渓と曲池を結ぶ線上、肘窩横紋の（下方3）寸。

☐ **10 手三里**：陽渓と曲池を結ぶ線上、肘窩横紋の（下方2）寸。

☐ **11 曲 池（大腸経の合土穴）**：肘外側、（尺沢）と（上腕骨外側上顆）を結ぶ線上の中点。
＊肩関節を90度外転したときの曲池から肩髃までの長さを便宜上1尺とする。

☐ **12 肘 髎**：肘後外側、上腕骨外側上顆の上縁、（外側顆上稜）の前縁。

☐ **13 手五里**：曲池と肩髃を結ぶ線上、肘窩横紋の（上方3）寸。
※深部に（橈骨神経幹）が通る。

☐ **14 臂 臑**：三角筋前縁、曲池の（上方7）寸。

□ 15 肩　髃（けん ぐう）：（肩峰外縁の前端）と（上腕骨大結節）の間の陥凹部。

□ 16 巨　骨（こ こつ）：（鎖骨の肩峰端）と（肩甲棘）の間の陥凹部。

□ 17 天　鼎（てん てい）：（輪状軟骨）と同じ高さ、胸鎖乳突筋の（後縁）。

□ 18 扶　突（ふ とつ）：（甲状軟骨上縁）と同じ高さ、胸鎖乳突筋の（前縁と後縁の間）。

□ 19 禾　髎（か りょう）：（人中溝中点）と同じ高さ、（鼻孔外縁）の下方。

□ 20 迎　香（げい こう）：（鼻唇溝中）、（鼻翼外縁中点）と同じ高さ。

足の陽明胃経　（Stomach Meridian〈ST〉）　45穴

□ 足の陽明胃経は、手の陽明大腸経の脈気を受けて（鼻翼外方）に起こり⇒鼻根部で足の太陽膀胱経と交わり⇒鼻の外側⇒（上歯）⇒口⇒唇⇒オトガイで交わる。
戻って、顔面動脈拍動部［大迎］⇒下顎角⇒耳前から髪際⇒額中央に至る。
［大迎］から分かれた支脈⇒総頸動脈拍動部［人迎］⇒気管⇒大鎖骨上窩⇒横隔膜⇒胃に属し、脾を絡う。
本経は、大鎖骨上窩⇒胸部では前正中線（外方4）寸、腹部では前正中線（外方2）寸を下り⇒幽門部に起こり腹部を下る支脈と、鼠径部の大腿動脈拍動部［気衝］で合流⇒大腿前外側⇒膝蓋骨⇒下腿前面⇒足背⇒足の（第2指外側端）に終わる。
膝下3寸から分かれた支脈⇒下腿前面⇒足の第3指外側端に出る。
足背で分かれた支脈⇒足の第1指内側端に至り⇒足の太陰脾経につながる。

□ 1 承　泣（しょう きゅう）：顔面部、（眼球）と（眼窩下縁）の間、瞳孔線上。

□ 2 四　白（し はく）：顔面部、（眼窩下孔）部。

□ 3 巨　髎（こ りょう）：顔面部、（瞳孔線）上、（鼻翼下縁）と同じ高さ。

□ 4 地　倉（ち そう）：顔面部、口角の（外方4分）（指寸）。

□ 5 大　迎（だい げい）：顔面部、（下顎角）の前方、咬筋付着部の前方陥凹部、（顔面）動脈上。

□ 6 頰　車（きょう しゃ）：顔面部、（下顎角）の前上方1横指（中指）。

□ 7 下　関（げ かん）：顔面部、（頬骨弓の下縁中点）と（下顎切痕）の間の陥凹部。

□ 8 頭　維（ず い）：額角髪際の直上（5分）、前正中線の（外方4寸5分）。

□ 9 人　迎（じん げい）：前頸部、（甲状軟骨上縁）と同じ高さ、胸鎖乳突筋の（前縁）、（総頸）動脈上。

□ 10 水　突（すい とつ）：前頸部、（輪状軟骨）と同じ高さ、胸鎖乳突筋の（前縁）。

□ 11 気　舎（き しゃ）：前頸部、小鎖骨上窩で鎖骨胸骨端の上方、胸鎖乳突筋の（胸骨頭）と（鎖骨頭）の間の陥凹部。

□ 12 欠　盆（けつ ぼん）：前頸部、大鎖骨上窩、前正中線の（外方4）寸、（鎖骨上方）の陥凹部。

□ **13 気戸**：鎖骨下縁、前正中線の（外方4）寸。

□ **14 庫房**：第（1）肋間、前正中線の（外方4）寸。

□ **15 屋翳**：第（2）肋間、前正中線の（外方4）寸。

□ **16 膺窓**：第（3）肋間、前正中線の（外方4）寸。

□ **17 乳中**：（乳頭）中央。

□ **18 乳根**：第（5）肋間、前正中線の（外方4）寸。

□ **19 不容**：臍中央の（上方6）寸、前正中線の（外方2）寸。

□ **20 承満**：臍中央の（上方5）寸、前正中線の（外方2）寸。

□ **21 梁門**：臍中央の（上方4）寸、前正中線の（外方2）寸。

□ **22 関門**：臍中央の（上方3）寸、前正中線の（外方2）寸。

□ **23 太乙**：臍中央の（上方2）寸、前正中線の（外方2）寸。

□ **24 滑肉門**：臍中央の（上方1）寸、前正中線の（外方2）寸。

□ **25 天枢（大腸の募穴）**：臍中央の（外方2）寸。

□ **26 外陵**：臍中央の（下方1）寸、前正中線の（外方2）寸。

□ **27 大巨**：臍中央の（下方2）寸、前正中線の（外方2）寸。

□ **28 水道**：臍中央の（下方3）寸、前正中線の（外方2）寸。

□ **29 帰来**：臍中央の（下方4）寸、前正中線の（外方2）寸。

□ **30 気衝**：鼡径部、（恥骨結合上縁）と同じ高さで、前正中線の（外方2）寸、（大腿）動脈拍動部。

□ **31 髀関**：大腿前面、（大腿直筋）と（縫工筋）と（大腿筋膜張筋）の近位部の間の陥凹部。
　　　　※上前腸骨棘と膝蓋骨底外端とを結ぶ線上で、（大転子頂点）の高さに取る。

□ **32 伏兎**：大腿前外側、膝蓋骨底外端と上前腸骨棘を結ぶ線上、膝蓋骨底の（上方6）寸。

□ **33 陰市**：大腿前外側、大腿直筋腱の外側で膝蓋骨底の（上方3）寸。

□ **34 梁丘（胃経の郄穴）**：大腿前外側、外側広筋と大腿直筋腱外縁の間、膝蓋骨底の（上方2）寸。

□ **35 犢鼻**：膝前面、（膝蓋靭帯外方）の陥凹部。※犢鼻から解渓までの長さを便宜上1尺6寸とする。

□ 36 足三里（胃経の合土穴、四総穴、胃の下合穴）：下腿前面、犢鼻と解渓を結ぶ線上、
犢鼻の（下方3）寸。

□ 37 上巨虚（大腸の下合穴）：下腿前面、犢鼻と解渓を結ぶ線上、犢鼻の（下方6）寸。

□ 38 条口：下腿前面、犢鼻と解渓を結ぶ線上、犢鼻の（下方8）寸。

□ 39 下巨虚（小腸の下合穴）：下腿前面、犢鼻と解渓を結ぶ線上、犢鼻の（下方9）寸。

□ 40 豊隆（胃経の絡穴）：下腿前外側、（前脛骨筋）の外縁、外果尖の（上方8）寸。

□ 41 解渓（胃経の経火穴）：足関節前面、足関節前面中央の陥凹部、（長母指伸筋腱）と（長
指伸筋腱）の間。
※内果尖と外果尖との中点にあたる。

□ 42 衝陽（胃の原穴）：足背、第（2中足骨底部）と（中間楔状骨）の間、（足背）動
脈拍動部。

□ 43 陥谷（胃経の兪木穴）：足背、第（2・第3中足骨）間、第（2中足指節関節）の（近
位）陥凹部。

□ 44 内庭（胃経の滎水穴）：足背、（第2・3足指間）、みずかきの（後縁）、赤白肉際。

□ 45 厲兌（胃経の井金穴）：足の第（2）指、末節骨（外側）、爪甲角の近位（外方1分）
（指寸）。

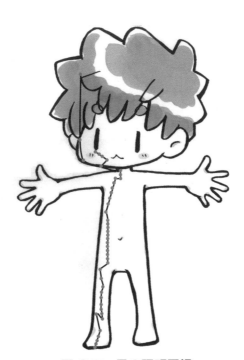

図 3-7：足の陽明胃経

足の太陰脾経　（Spleen Meridian〈SP〉）　21穴

□　足の太陰脾経は、足の陽明胃経の脈気を受けて（足の第1指内側端）に起こり⇒表裏の境目に沿って内果の前⇒脛骨の後に沿って⇒下腿内側⇒足の厥陰肝経と交わって前に出て⇒膝⇒大腿前内側を上る。

腹部では前正中線（外方4）寸を上りながら⇒任脈、胆経、肝経に交わった後⇒脾に属し、胃を絡う。

さらに、横隔膜を貫き、胸部では前正中線（外方6）寸を上り⇒外に曲がって（側胸部中央）[大包]に至る。

さらに、上に向かい[中府]を通り⇒食道⇒（舌根）⇒（舌下）に広がる。

また、より分かれた支脈⇒横隔膜⇒心中で手の少陰心経につながる。

□　**1　隠　白（脾経の井木穴）**：足の第（1）指、末節骨（内側）、爪甲角の近位（内方1分）（指寸）。

□　**2　大　都（脾経の榮火穴）**：足の第（1）指、第（1中足指節関節）の（遠位）陥凹部、赤白肉際。

□　**3　太　白（脾の原穴、脾経の兪土穴）**：足内側、第（1中足指節関節）の（近位）陥凹部、赤白肉際。

□　**4　公　孫（脾経の絡穴、八脈交会穴）**：足内側、第（1中足骨底の前下方）、赤白肉際。

□　**5　商　丘（脾経の経金穴）**：足内側、（内果の前下方）、（舟状骨粗面）と（内果尖）の中央陥凹部。

□　**6　三陰交**：下腿内側、（脛骨内縁の後際）、内果尖の（上方3）寸。

□　**7　漏　谷**：下腿内側、（脛骨内縁の後際）、内果尖の（上方6）寸。

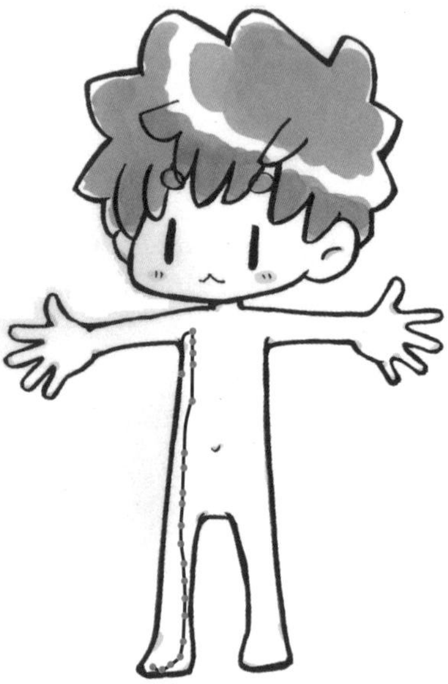

図 3-8：足の太陰脾経

□　**8　地　機（脾経の郄穴）**：下腿内側、（脛骨内縁の後際）、陰陵泉の（下方3）寸。

□　**9　陰陵泉（脾経の合水穴）**：下腿内側、（脛骨内側顆下縁）と（脛骨内縁）が接する陥凹部。

□　**10　血　海**：大腿前内側、（内側広筋）隆起部、膝蓋骨底内端の（上方2）寸。

□　**11　箕　門**：大腿内側、膝蓋骨底内端と衝門を結ぶ線上、（衝門）から3分の1、（縫工筋）と（長内転筋）の間、（大腿）動脈拍動部。

□　**12　衝　門**：鼡径部、鼡径溝、（大腿）動脈拍動部の（外方）。

□　**13　府　舎**：臍中央の（下方4寸3分）、前正中線の（外方4）寸。

□　**14　腹　結**：臍中央の（下方1寸3分）、前正中線の（外方4）寸。

□　**15　大　横**：臍中央の（外方4）寸。

□ 16 **腹哀**（ふくあい）：臍中央の（上方３）寸、前正中線の（外方４）寸。

□ 17 **食竇**（しょくとく）：第（５）肋間、前正中線の（外方６）寸。

□ 18 **天渓**（てんけい）：第（４）肋間、前正中線の（外方６）寸。

□ 19 **胸郷**（きょうきょう）：第（３）肋間、前正中線の（外方６）寸。

□ 20 **周栄**（しゅうえい）：第（２）肋間、前正中線の（外方６）寸。

□ 21 **大包（脾の大絡の絡穴）**（だいほう）：第（６）肋間、（中腋窩線上）。

手の少陰心経　(Heart Meridian〈HT〉)　9穴

□ 手の少陰心経は、足の太陰脾経の脈気を受けて（心中）に起こり⇒心系（心臓大動脈など）に属し⇒横隔膜⇒小腸を絡う。
心系より分かれた支脈⇒上って咽喉をはさみ⇒（目）につながる。
本経は、心系⇒肺を⇒腋下［極泉］⇒上腕前内側⇒肘窩横紋の内端⇒前腕前内側⇒手掌⇒小指外側端⇒手の太陽小腸経につながる。

□ 1 **極泉**（きょくせん）：腋窩、（腋窩）中央、（腋窩）動脈拍動部。

□ 2 **青霊**（せいれい）：上腕内側面、上腕二頭筋の（内側縁）、肘窩横紋の（上方３）寸。

□ 3 **少海（心経の合水穴）**（しょうかい）：肘前内側、（上腕骨内側上顆の前縁）、肘窩横紋と同じ高さ。

□ 4 **霊道（心経の経金穴）**（れいどう）：前腕前内側、（尺側手根屈筋腱の橈側縁）、手関節掌側横紋の（上方１寸５分）。

□ 5 **通里（心経の絡穴）**（つうり）：前腕前内側、尺側手根屈筋腱の橈側縁、手関節掌側横紋の（上方１）寸。

□ 6 **陰郄（心経の郄穴）**（いんげき）：前腕前内側、尺側手根屈筋腱の橈側縁、手関節掌側横紋の（上方５分）。

□ 7 **神門（心の原穴、心経の兪土穴）**（しんもん）：手関節前内側、尺側手根屈筋腱の橈側縁、手関節掌側横紋上。

□ 8 **少府（心経の滎火穴）**（しょうふ）：手掌、第（５中手指節関節）の（近位端）と同じ高さ、（第４・第５中手骨）の間。

□ 9 **少衝（心経の井木穴）**（しょうしょう）：（小指）、末節骨（橈側）、爪甲角の近位（外方１分）（指寸）。

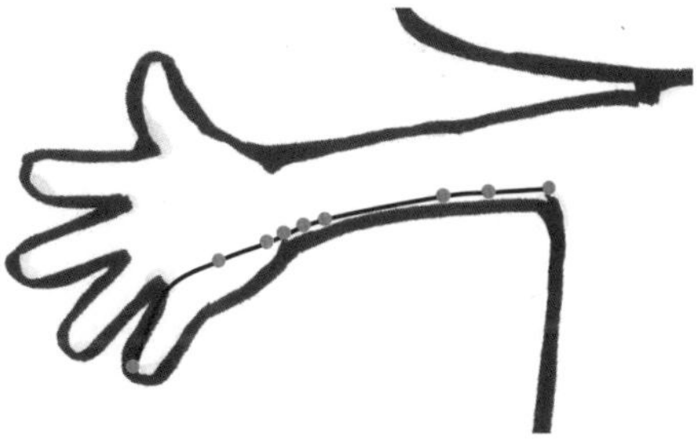

図 3-9：手の少陰心経

手の太陽小腸経 〈Small Intestine Meridian〈SI〉〉 19穴

□ 手の太陽小腸経は、手の少陰心経の脈気を受けて（小指内側端）に起こり⇒手の内側⇒前腕後内側⇒尺骨神経溝［小海］⇒
上腕後内側⇒肩関節⇒肩甲骨⇒肩上⇒大鎖骨上窩⇒下って心を絡う。
咽喉をめぐり、横隔膜を貫いて胃に至り、小腸に属する。
大鎖骨上窩で分かれた支脈⇒頸⇒頬⇒外眼角⇒（耳）の中に入る。
頬から分かれた支脈⇒鼻⇒内眼角⇒足の太陽膀胱経につながる。

□ **1 少沢（小腸経の井金穴）**：（小指）、末節骨（尺側）、爪甲角の近位（内方1分）（指寸）。

□ **2 前谷（小腸経の滎水穴）**：小指、第（5中手指節関節尺側）の（遠位）陥凹部、赤白肉際。

□ **3 後渓（小腸経の兪木穴、八脈交会穴）**：手背、第（5中手指節関節尺側）の（近位）陥凹部、赤白肉際。

□ **4 腕骨（小腸の原穴）**：手関節後内側、第（5中手骨底部）と（三角骨）の間の陥凹部、赤白肉際。

□ **5 陽谷（小腸経の経火穴）**：手関節後内側、（三角骨）と（尺骨茎状突起）の間の陥凹部。

□ **6 養老（小腸経の郄穴）**：前腕後内側、（尺骨頭橈側）の陥凹部、手関節背側横紋の（上方1）寸。

□ **7 支正（小腸経の絡穴）**：前腕後内側、（尺骨内縁）と（尺側手根屈筋）の間、手関節背側横紋の（上方5）寸。

□ **8 小海（小腸経の合土穴）**：肘後内側、（肘頭）と（上腕骨内側上顆）の間の陥凹部。

□ **9 肩貞**：肩関節の後下方、腋窩横紋後端の（上方1）寸。

□ **10 臑兪**：腋窩横紋後端の（上方）、（肩甲棘の下方）陥凹部。

□ **11 天宗**：肩甲棘の中点と肩甲骨下角を結んだ線上、（肩甲棘）から3分の1にある陥凹部。

□ **12 秉風**：棘上窩、（肩甲棘中点の上方）。

□ **13 曲垣**：（肩甲棘内端の上方）陥凹部。

□ **14 肩外兪**：第（1胸）椎棘突起下縁と同じ高さ、後正中線の（外方3）寸。

□ **15 肩中兪**：第（7頸）椎棘突起下縁と同じ高さ、後正中線の（外方2）寸。

□ **16 天窓**：胸鎖乳突筋の（後縁）、（甲状軟骨上縁）と同じ高さ。

□ **17 天容**：（下顎角）の後方、胸鎖乳突筋の（前方）陥凹部。

□ **18 顴 髎**（けん りょう）：（外眼角）の直下、（頬骨下方）の陥凹部。※下関（胃経）の前方にあたる。

□ **19 聴 宮**（ちょう きゅう）：（耳珠中央の前縁）と下顎骨関節突起の間の陥凹部。

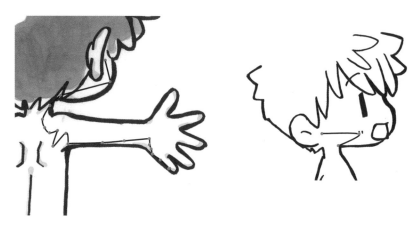

図 3-10：手の太陽小腸経

足の太陽膀胱経　（Bladder Meridian〈BL〉）　67穴

□ 足の太陽膀胱経は、手の太陽小腸経の脈気を受けて（内眼角）に起こり⇒前を上り⇒頭頂部 ［百会］で左右が交わる。
頭頂部 ［百会］で分かれる支脈⇒耳の上に行き側に広がる。
本経は頭頂部⇒脳⇒項⇒肩甲骨の内側⇒脊柱の両側⇒後正中線（外方１寸５分）⇒脊柱起立筋⇒腎を絡い、膀胱に属する。
本経は、腰から下って⇒殿部⇒大腿部後面⇒膝窩に入る。
後頸部で分かれたもう一本の支脈⇒脊柱の両側⇒後正中線外方３寸⇒殿部⇒大腿後外側⇒膝窩中央 ［委中］で本経と合流する。
さらに下腿後面（腓腹筋）⇒下腿後外側⇒外果後方⇒（足の第５指外側端）に至り、足の少陰腎経につながる。

□ **1 睛 明**（せい めい）：顔面部、（内眼角の内上方）と（眼窩内側壁）の間の陥凹部。

□ **2 攢 竹**（さん ちく）：（眉毛内端）の陥凹部。

□ **3 眉 衝**（び しょう）：（前頭切痕）の上方、前髪際の（後方５分）。

□ **4 曲 差**（きょく さ）：前髪際の（後方５分）、前正中線の（外方１寸５分）。

□ **5 五 処**（ご しょ）：前髪際の（後方１）寸、前正中線の外方１寸５分。

□ **6 承 光**（しょう こう）：前髪際の（後方２寸５分）、前正中線の外方１寸５分。

□ **7 通 天**（つう てん）：前髪際の（後方４寸）、前正中線の外方１寸５分。

□ **8 絡 却**（らっ きゃく）：前髪際の（後方５寸５分）、後正中線の外方１寸５分。

□ **9 玉 枕**（ぎょく ちん）：（外後頭隆起上縁）と同じ高さ、後正中線の（外方１寸３分）。

□ **10 天柱**（てんちゅう）：後頸部、第（2頸）椎棘突起上縁と同じ高さ、（僧帽筋外縁）の陥凹部。
※瘂門（督脈）の外方、（頭半棘筋）膨隆部の外縁に取る。

□ **11 大杼**（だいじょ）**（八会穴の骨会）**：第（1胸）椎棘突起下縁と同じ高さ、後正中線の（外方1寸5分）。

□ **12 風門**（ふうもん）：第（2胸）椎棘突起下縁と同じ高さ、後正中線の外方1寸5分。

□ **13 肺兪**（はいゆ）**（肺の背部兪穴）**：第（3胸）椎棘突起下縁と同じ高さ、後正中線の外方1寸5分。

□ **14 厥陰兪**（けついんゆ）**（心包の背部兪穴）**：第（4胸）椎棘突起下縁と同じ高さ、後正中線の外方1寸5分。

□ **15 心兪**（しんゆ）**（心の背部兪穴）**：第（5胸）椎棘突起下縁と同じ高さ、後正中線の外方1寸5分。

□ **16 督兪**（とくゆ）：第（6胸）椎棘突起下縁と同じ高さ、後正中線の外方1寸5分。

□ **17 膈兪**（かくゆ）**（八会穴の血会）**：第（7胸）椎棘突起下縁と同じ高さ、後正中線の外方1寸5分。

□ **18 肝兪**（かんゆ）**（肝の背部兪穴）**：第（9胸）椎棘突起下縁と同じ高さ、後正中線の外方1寸5分。

□ **19 胆兪**（たんゆ）**（胆の背部兪穴）**：第（10胸）椎棘突起下縁と同じ高さ、後正中線の外方1寸5分。

□ **20 脾兪**（ひゆ）**（脾の背部兪穴）**：第（11胸）椎棘突起下縁と同じ高さ、後正中線の外方1寸5分。

□ **21 胃兪**（いゆ）**（胃の背部兪穴）**：第（12胸）椎棘突起下縁と同じ高さ、後正中線の外方1寸5分。

□ **22 三焦兪**（さんしょうゆ）**（三焦の背部兪穴）**：第（1腰）椎棘突起下縁と同じ高さ、後正中線の外方1寸5分。

□ **23 腎兪**（じんゆ）**（腎の背部兪穴）**：第（2腰）椎棘突起下縁と同じ高さ、後正中線の外方1寸5分。

□ **24 気海兪**（きかいゆ）：第（3腰）椎棘突起下縁と同じ高さ、後正中線の外方1寸5分。

□ **25 大腸兪**（だいちょうゆ）**（大腸の背部兪穴）**：第（4腰）椎棘突起下縁と同じ高さ、後正中線の外方1寸5分。

□ **26 関元兪**（かんげんゆ）：第（5腰）椎棘突起下縁と同じ高さ、後正中線の外方1寸5分。

□ **27 小腸兪**（しょうちょうゆ）**（小腸の背部兪穴）**：第（1後仙骨孔）と同じ高さ、正中仙骨稜の外方1寸5分。

□ **28 膀胱兪**（ぼうこうゆ）**（膀胱の背部兪穴）**：第（2後仙骨孔）と同じ高さ、正中仙骨稜の外方1寸5分。

□ **29 中膂兪**（ちゅうりょゆ）：第（3後仙骨孔）と同じ高さ、正中仙骨稜の外方1寸5分。

□ **30 白環兪**（はっかんゆ）：第（4後仙骨孔）と同じ高さ、正中仙骨稜の外方1寸5分。

□ **31 上髎**（じょうりょう）：第（1後仙骨孔）。※（上後腸骨棘）の頂点の高さにあたる。

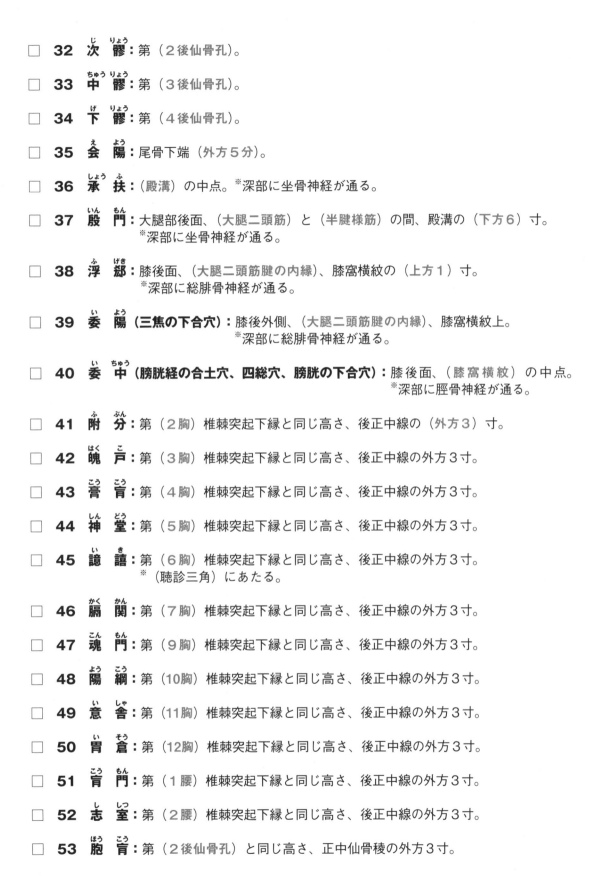

□ **32** 次 髎：第（2後仙骨孔）。

□ **33** 中 髎：第（3後仙骨孔）。

□ **34** 下 髎：第（4後仙骨孔）。

□ **35** 会 陽：尾骨下端（外方5分）。

□ **36** 承 扶：（殿溝）の中点。※深部に坐骨神経が通る。

□ **37** 殷 門：大腿部後面、（大腿二頭筋）と（半腱様筋）の間、殿溝の（下方6）寸。
　　　　　　※深部に坐骨神経が通る。

□ **38** 浮 郄：膝後面、（大腿二頭筋腱の内縁）、膝窩横紋の（上方1）寸。
　　　　　　※深部に総腓骨神経が通る。

□ **39** 委 陽（三焦の下合穴）：膝後外側、（大腿二頭筋腱の内縁）、膝窩横紋上。
　　　　　　※深部に総腓骨神経が通る。

□ **40** 委 中（膀胱経の合土穴、四総穴、膀胱の下合穴）：膝後面、（膝窩横紋）の中点。
　　　　　　※深部に脛骨神経が通る。

□ **41** 附 分：第（2胸）椎棘突起下縁と同じ高さ、後正中線の（外方3）寸。

□ **42** 魄 戸：第（3胸）椎棘突起下縁と同じ高さ、後正中線の外方3寸。

□ **43** 膏 肓：第（4胸）椎棘突起下縁と同じ高さ、後正中線の外方3寸。

□ **44** 神 堂：第（5胸）椎棘突起下縁と同じ高さ、後正中線の外方3寸。

□ **45** 譩 譆：第（6胸）椎棘突起下縁と同じ高さ、後正中線の外方3寸。
　　　　　　※（聴診三角）にあたる。

□ **46** 膈 関：第（7胸）椎棘突起下縁と同じ高さ、後正中線の外方3寸。

□ **47** 魂 門：第（9胸）椎棘突起下縁と同じ高さ、後正中線の外方3寸。

□ **48** 陽 綱：第（10胸）椎棘突起下縁と同じ高さ、後正中線の外方3寸。

□ **49** 意 舎：第（11胸）椎棘突起下縁と同じ高さ、後正中線の外方3寸。

□ **50** 胃 倉：第（12胸）椎棘突起下縁と同じ高さ、後正中線の外方3寸。

□ **51** 肓 門：第（1腰）椎棘突起下縁と同じ高さ、後正中線の外方3寸。

□ **52** 志 室：第（2腰）椎棘突起下縁と同じ高さ、後正中線の外方3寸。

□ **53** 胞 肓：第（2後仙骨孔）と同じ高さ、正中仙骨稜の外方3寸。

☐ **54 秩 辺**：第（4後仙骨孔）と同じ高さ、正中仙骨稜の外方3寸。

☐ **55 合 陽**：（腓腹筋外側頭と内側頭）の間、膝窩横紋の（下方2）寸。

☐ **56 承 筋**：（腓腹筋の両筋腹）の間、膝窩横紋の（下方5）寸。

☐ **57 承 山**：（腓腹筋筋腹）と（アキレス腱）の移行部、膝窩横紋の（下方8）寸

☐ **58 飛 揚（膀胱経の絡穴）**：（腓腹筋外側頭下縁）と（アキレス腱）の間、崑崙の（上方7）寸。

☐ **59 跗 陽（陽蹻脈の郄穴）**：（腓骨）と（アキレス腱）の間、崑崙の（上方3）寸。

☐ **60 崑 崙（膀胱経の経火穴）**：（外果尖）と（アキレス腱）の間の陥凹部。

☐ **61 僕 参**：崑崙の（下方）、（踵骨外側）、赤白肉際。

☐ **62 申 脈（八脈交会穴）**：（外果尖の直下）、（外果下縁）と（踵骨）の間の陥凹部。

☐ **63 金 門（膀胱経郄穴）**：足背、（外果前縁の遠位）、第（5中足骨粗面の後方）、（立方骨）下方の陥凹部。

☐ **64 京 骨（膀胱の原穴）**：足外側、第（5中足骨粗面の遠位）、赤白肉際。

☐ **65 束 骨（膀胱経の兪木穴）**：足外側、第（5中足指節関節）の（近位）陥凹部、赤白肉際。

☐ **66 足通谷（膀胱経の滎水穴）**：足の第（5）指、第（5中足指節関節）の（遠位外側）陥凹部、赤白肉際。

☐ **67 至 陰（膀胱経の井金穴）**：足の第（5）指、末節骨（外側）、爪甲角の近位（外方1分）（指寸）。

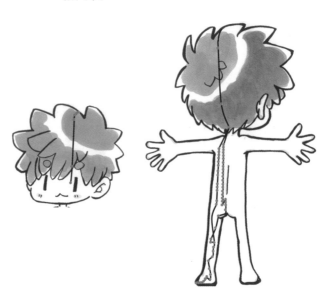

図 3-11：足の太陽膀胱経

足の少陰腎経　〈Kidney Meridian〈KI〉〉　27穴

☐ 　足の少陰腎経は、足の太陽膀胱経の脈気を受けて（足の第5指）の下に起こり⇒斜めに足底中央［湧泉］⇒舟状骨粗面の下⇒内果の後［太渓］⇒分かれて踵に入る。
下腿後内側⇒膝窩内側⇒大腿後内側⇒体幹では腹部の前正中線（外方5分）、胸部では前正中線（外方2寸）を上り、本経と合流する。
大腿後内側で分かれた本経⇒脊柱⇒腎に属し、膀胱を絡う。
さらに、腎より上って⇒肝⇒横隔膜⇒肺⇒気管⇒（舌根）をはさんで終わる。
胸部で分かれた支脈⇒心⇒胸中⇒手の厥陰心包経につながる。

☐ **1　湧　泉（腎経の井木穴）：** 足底、足指屈曲時、（足底）の最陥凹部。

☐ **2　然　谷（腎経の滎火穴）：** 足内側、（舟状骨粗面の下方）、赤白肉際。

☐ **3　太　渓（腎の原穴、腎経の兪土穴）：** 足関節後内側、（内果尖）と（アキレス腱）の間の陥凹部。

☐ **4　大　鍾（腎経の絡穴）：** 足内側、（内果後下方）、踵骨上方、（アキレス腱付着部内側前方）の陥凹部。

☐ **5　水　泉（腎経の郄穴）：** 足内側、太渓の（下方1）寸、（踵骨隆起前方）の陥凹部。

☐ **6　照　海（八脈交会穴）：** 足内側、内果尖の（下方1）寸、（内果下方）の陥凹部。

☐ **7　復　溜（腎経の経金穴）：** 下腿後内側、（アキレス腱の前縁）、内果尖の（上方2）寸。

☐ **8　交　信（陰蹻脈の郄穴）：** 下腿内側、（脛骨内縁の後方）の陥凹部、内果尖の（上方2）寸。

☐ **9　築　賓（陰維脈の郄穴）：** 下腿後内側、（ヒラメ筋）と（アキレス腱）の間、内果尖の（上方5）寸。

☐ **10　陰　谷（腎経の合水穴）：** 膝後内側、（半腱様筋腱の外縁）、膝窩横紋上。

☐ **11　横　骨：** 臍中央の（下方5）寸、前正中線の（外方5分）。

☐ **12　大　赫：** 臍中央の（下方4）寸、前正中線の外方5分。

☐ **13　気　穴：** 臍中央の（下方3）寸、前正中線の外方5分。

☐ **14　四　満：** 臍中央の（下方2）寸、前正中線の外方5分。

☐ **15　中　注：** 臍中央の（下方1）寸、前正中線の外方5分。

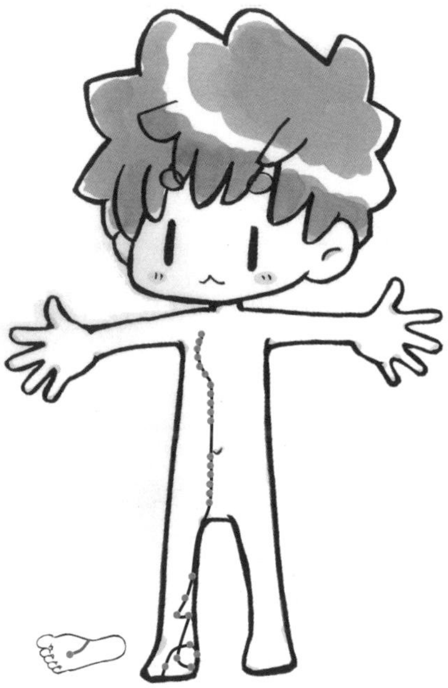

図3-12：足の少陰腎経

☐ **16 肓兪**（こう ゆ）：臍中央の（外方5分）。

☐ **17 商曲**（しょう きょく）：臍中央の（上方2）寸、前正中線の外方5分。

☐ **18 石関**（せき かん）：臍中央の（上方3）寸、前正中線の外方5分。

☐ **19 陰都**（いん と）：臍中央の（上方4）寸、前正中線の外方5分。

☐ **20 腹通谷**（はらつうこく）：臍中央の（上方5）寸、前正中線の外方5分。

☐ **21 幽門**（ゆう もん）：臍中央の（上方6）寸、前正中線の外方5分。

☐ **22 歩廊**（ほ ろう）：第（5）肋間、前正中線の（外方2）寸。

☐ **23 神封**（しん ぽう）：第（4）肋間、前正中線の外方2寸。

☐ **24 霊墟**（れい きょ）：第（3）肋間、前正中線の外方2寸。

☐ **25 神蔵**（しん ぞう）：第（2）肋間、前正中線の外方2寸。

☐ **26 彧中**（いく ちゅう）：第（1）肋間、前正中線の外方2寸。

☐ **27 兪府**（ゆ ふ）：（鎖骨下縁）、前正中線の外方2寸。

手の厥陰心包経 （Pericardium Meridian〈PC〉） 9穴

☐ 手の厥陰心包経は、足の少陰腎経の脈気を受けて（胸中）に起こり⇒心包に属し、横隔膜⇒三焦（上・中・下焦）を絡う。
その支脈は⇒胸⇒腋窩⇒上腕前面⇒肘窩⇒前腕前面（長掌筋（腱）と橈側手根屈筋（腱）との間）⇒手掌⇒（中指先端中央）［中衝］に終わる。
手掌の中央で分かれた支脈⇒薬指内側端⇒手の少陽三焦経につながる。

☐ **1 天池**（てん ち）：第（4）肋間、前正中線の（外方5）寸。

☐ **2 天泉**（てん せん）：上腕二頭筋（長頭と短頭）の間、腋窩横紋前端の（下方2）寸。

☐ **3 曲沢**（きょく たく）**（心包経の合水穴）**：肘窩横紋上、上腕二頭筋腱（内方）の陥凹部。

☐ **4 郄門**（げき もん）**（心包経の郄穴）**：（長掌筋腱と橈側手根屈筋腱）の間、手関節掌側横紋の（上方5）寸。

☐ **5 間使**（かん し）**（心包経の経金穴）**：長掌筋腱と橈側手根屈筋腱の間、手関節掌側横紋の（上方3）寸。

☐ **6 内関**（ない かん）**（心包経の絡穴、八脈交会穴）**：長掌筋腱と橈側手根屈筋腱の間、手関節掌側横紋の（上方2）寸。

☐ **7 大陵**（だい りょう）**（心包の原穴、心包経の兪土穴）**：長掌筋腱と橈側手根屈筋腱の間、手関節掌側横紋上。

□　**8**　**労　宮（心包経の滎火穴）**：手掌、（第2・第3中手骨）間、（中手指節関節の近位）陥凹部。

□　**9**　**中　衝（心包経の井木穴）**：（中指）、（中指先端中央）。

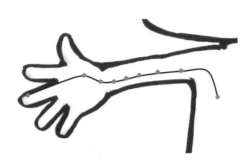

図 3-13：手の厥陰心包経

手の少陽三焦経　（Triple Energizer Meridian〈TE〉）　23穴

□　手の少陽三焦経は、手の厥陰心包経の脈気を受けて（薬指内側端）に起こり⇒手背⇒肘頭⇒上腕後面⇒肩⇒胆経と交わり⇒大鎖骨上窩⇒胸中⇒心包を絡い、横隔膜を貫いて三焦に属する。
　胸中より分かれる支脈⇒大鎖骨上窩⇒項部⇒耳の後部、上部⇒側頭窩を過ぎ⇒目の下方に至る。
　耳の下で分かれた支脈⇒耳の後から中に入り⇒前に出て⇒外眼角⇒足の少陽胆経につながる。

□　**1**　**関　衝（三焦経の井金穴）**：（薬指）、末節骨（尺側）、爪甲角から近位（内方1分）（指寸）。

□　**2**　**液　門（三焦経の滎水穴）**：手背、（薬指）と（小指）の間、みずかきの（近位）陥凹部、赤白肉際。

□　**3**　**中　渚（三焦経の兪木穴）**：手背、（第4・第5中手骨）間、第（4中手指節関節近位）の陥凹部。

□　**4**　**陽　池（三焦の原穴）**：手関節後面、（総指伸筋腱の尺側）陥凹部、手関節背側横紋上。

□　**5**　**外　関（三焦経の絡穴、八脈交会穴）**：（橈骨と尺骨の骨間）の中点、手関節背側横紋の（上方2）寸。

□　**6**　**支　溝（三焦経の経火穴）**：橈骨と尺骨の骨間の中点、手関節背側横紋の（上方3）寸。

□　**7**　**会　宗（三焦経の郄穴）**：（尺骨の橈側縁）、手関節背側横紋の（上方3）寸。

□　**8**　**三陽絡**：橈骨と尺骨の骨間の中点、手関節背側横紋の（上方4）寸。

□　**9**　**四　瀆**：橈骨と尺骨の骨間の中点、肘頭の（下方5）寸。

□　**10**　**天　井（三焦経の合土穴）**：肘頭の（上方1）寸、陥凹部。

※肩関節を90度外転したときの肘頭から肩峰角までの長さを便宜上1尺とする。

□ **11 清冷淵**：（肘頭）と（肩峰角）を結ぶ線上、肘頭の（上方2）寸。

□ **12 消 濼**：肘頭と肩峰角を結ぶ線上、肘頭の（上方5）寸。

□ **13 臑 会**：（三角筋）の後下縁、肩峰角の（下方3）寸。

□ **14 肩 髎**：（肩峰角）と（上腕骨大結節）の間の陥凹部。

□ **15 天 髎**：（肩甲骨上角）の上方陥凹部。

□ **16 天 牖**：（下顎角）と同じ高さ、胸鎖乳突筋（後方）の陥凹部。

□ **17 翳 風**：耳垂後方、（乳様突起下端前方）の陥凹部。

□ **18 瘈 脈**：乳様突起の中央、（翳風）と（角孫）を結ぶ（耳の輪郭に沿った）曲線上、翳風から（3分の1）。

□ **19 顱 息**：翳風と角孫を結ぶ（耳の輪郭に沿った）曲線上で、翳風から（3分の2）。

□ **20 角 孫**：（耳尖）のあたるところ。

□ **21 耳 門**：（耳珠上の切痕）と下顎骨の関節突起の間、陥凹部。

□ **22 和 髎**：もみあげの後方、耳介の付け根の前方、（浅側頭）動脈の（後方）。

□ **23 糸竹空**：（眉毛外端）の陥凹部。

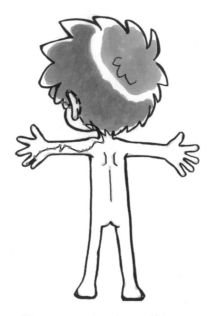

図 3-14：手の少陽三焦経

足の少陽胆経 （GallBLadder Meridian〈GB〉）　44穴

- □ 足の少陽胆経は、手の少陽三焦経の脈気を受けて（外眼角）に起こり⇒額角⇒耳の後⇒頸⇒三焦経に交わり、大鎖骨上窩に入る。
  耳の後より分かれた支脈⇒耳の中に入り⇒前に出て⇒外眼角に至る。
  外眼角より分かれた支脈⇒[大迎]へ下り⇒三焦経に合し⇒目の下⇒頸を下り⇒大鎖骨上窩で合流⇒胸中⇒横隔膜⇒肝を絡い、胆に属する。
  さらに、側腹⇒鼡径部⇒陰毛をめぐる。また、支脈は⇒大鎖骨上窩⇒腋窩⇒季肋部を下る支脈と、股関節で合流する。
  そこから大腿外側⇒膝外側⇒腓骨の前⇒腓骨下端⇒外果の前［丘墟］⇒足背⇒（足の第4指外側端）に終わる。
  足背で分かれた支脈⇒足の第1指端⇒足の厥陰肝経につながる。

- □ **1　瞳子髎**（どうしりょう）：（外眼角）の（外方5分）、陥凹部。

- □ **2　聴会**（ちょうえ）：顔面部、（珠間切痕）と下顎骨関節突起の間、陥凹部。

- □ **3　上関（別名：客主人）**（じょうかん）：（頬骨弓中央の上際）陥凹部。

- □ **4　頷厭**（がんえん）：（頭維）と（曲鬢）を結ぶ（側頭の髪際に沿った）曲線上、頭維から（4分の1）。

- □ **5　懸顱**（けんろ）：頭維と曲鬢を結ぶ（側頭の髪際に沿った）曲線上の（中点）。

- □ **6　懸釐**（けんり）：頭維と曲鬢を結ぶ（側頭の髪際に沿った）曲線上、頭維から（4分の3）。

- □ **7　曲鬢**（きょくびん）：（もみあげ後縁の垂線）と（耳尖の水平線）の交点。

- □ **8　率谷**（そっこく）：耳尖の直上髪際の（上方1寸5分）。

- □ **9　天衝**（てんしょう）：耳介の付け根の後縁の直上、髪際の（上方2）寸。

- □ **10　浮白**（ふはく）：乳様突起の後上方、（天衝）と（完骨）を結ぶ（耳の輪郭に沿った）曲線上、天衝から（3分の1）。

- □ **11　頭竅陰**（あたまきょういん）：乳様突起の後上方、天衝と完骨を結ぶ（耳の輪郭に沿った）曲線上、天衝から（3分の2）。

- □ **12　完骨**（かんこつ）：乳様突起の（後下方）、陥凹部。

- □ **13　本神**（ほんじん）：前髪際の（後方5分）、正中線の（外方3）寸。

- □ **14　陽白**（ようはく）：眉の（上方1）寸、瞳孔線上。

- □ **15　頭臨泣**（あたまりんきゅう）：前髪際から入ること（5分）、瞳孔線上。

- □ **16　目窓**（もくそう）：前髪際から入ること（1寸5分）、瞳孔線上。

- □ **17　正営**（しょうえい）：前髪際から入ること（2寸5分）、瞳孔線上。

□ **18 承　霊**：前髪際から入ること（4寸）、瞳孔線上。

□ **19 脳　空**：（外後頭隆起上縁）と同じ高さ、（風池）の直上。

□ **20 風　池**：（後頭骨）の下方、（胸鎖乳突筋）と（僧帽筋）の起始部の間、陥凹部。※深部に椎骨動脈が通る。

□ **21 肩　井**：第（7頸）椎棘突起と（肩峰外縁）を結ぶ線上の中点。※天髎（三焦経）の上方にあたる。

□ **22 淵　腋**：第（4）肋間、中腋窩線上。

□ **23 輒　筋**：第（4）肋間、中腋窩線の（前方1）寸。

□ **24 日　月（胆の募穴）**：第（7）肋間、前正中線の（外方4）寸。

□ **25 京　門（腎の募穴）**：第（12）肋骨端下縁。

□ **26 帯　脈**：第（11）肋骨端（下方）、（臍中央）と同じ高さ。

□ **27 五　枢**：臍中央の（下方3）寸、（上前腸骨棘の内方）。

□ **28 維　道**：上前腸骨棘の（内下方5分）。

□ **29 居　髎**：（上前腸骨棘）と（大転子頂点）の中点。

□ **30 環　跳**：（大転子頂点）と（仙骨裂孔）を結ぶ線上、大転子頂点から（3分の1）。

□ **31 風　市**：直立して腕を下垂し、手掌を大腿部に付けたとき、（中指）の先端があたる（腸脛靭帯の後方）陥凹部。

□ **32 中　瀆**：（腸脛靭帯の後方）で、膝窩横紋の（上方7）寸。

□ **33 膝陽関**：（大腿二頭筋腱）と（腸脛靭帯）の間の陥凹部、（大腿骨外側上顆の後上縁）。

□ **34 陽陵泉（胆経の合土穴、八会穴の筋会、胆の下合穴）**：（腓骨頭前下方）の陥凹部。

□ **35 陽　交（陽維脈の郄穴）**：腓骨の（後方）、外果尖の（上方7）寸。

□ **36 外　丘（胆経の郄穴）**：腓骨の（前方）、外果尖の（上方7）寸。

□ **37 光　明（胆経の絡穴）**：腓骨の前方、外果尖の（上方5）寸。

□ **38 陽　輔（胆経の経火穴）**：腓骨の前方、外果尖の（上方4）寸。

□ **39 懸　鍾（八会穴の髄会）**：腓骨の前方、外果尖の（上方3）寸。

□ **40 丘　墟（胆の原穴）**：（長指伸筋腱外側）の陥凹部、（外果尖の前下方）。

□ **41　足臨泣**（胆経の兪木穴、八脈交会穴）：足背、第（4・第5中足骨底）接合部の（遠位）、第（5指の長指伸筋腱外側）の陥凹部。

□ **42　地五会**：足背、第（4・第5中足骨）間、第（4中足指節関節近位）の陥凹部。

□ **43　俠　渓**（胆経の滎水穴）：足背、第（4・第5指）間、みずかきの（近位）、赤白肉際。

□ **44　足竅陰**（胆経の井金穴）：（足の第4指）、末節骨（外側）、爪甲角の近位（外方1分）（指寸）。

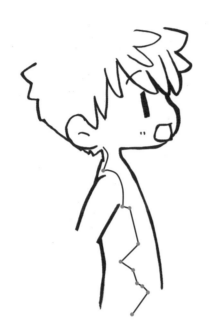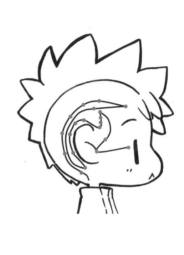

図 3-15：足の少陽胆経

足の厥陰肝経　（Liver Meridian〈LR〉）　14穴

□　足の厥陰肝経は、足の少陽胆経の脈気を受けて（足の第1指外側端）に起こり⇒足背⇒内果の前⇒下腿前内側⇒脾経と交わり⇒膝窩内側⇒大腿内側⇒陰毛の中⇒（生殖器）⇒下腹⇒側腹部⇒胃をはさんで⇒肝に属し、胆を絡う。
　さらに、横隔膜⇒季肋⇒食道・気管⇒喉頭⇒目系（眼球、視神経）⇒額⇒頭頂部［百会］で督脈と交わる。
　目系から分かれた支脈⇒頬の裏⇒唇の内側をめぐる。
　肝から分かれた支脈⇒横隔膜⇒肺⇒（中焦）⇒手の太陰肺経とつながる。

□ **1　大　敦**（肝経の井木穴）：（足の第1指）、末節骨（外側）、爪甲角の近位（外方1分）（指寸）。

□ **2　行　間**（肝経の滎火穴）：足背、（第1・第2指）間、みずかきの（近位）、赤白肉際。

□ **3　太　衝**（肝の原穴、肝経の兪土穴）：足背、第（1・第2中足骨）間、（中足骨底接合部遠位）の陥凹部、（足背）動脈拍動部。

169

□ **4** 中 封 **（肝経の経金穴）：**（前脛骨筋腱内側）の陥凹部、（内果尖の前方）。

□ **5** 蠡 溝 **（肝経の絡穴）：**（脛骨内側面の中央）、内果尖の（上方5）寸。

□ **6** 中 都 **（肝経の郄穴）：**脛骨内側面の中央、内果尖の（上方7）寸。

□ **7** 膝 関 **：**脛骨内側顆の下方、陰陵泉の（後方1）寸。

□ **8** 曲 泉 **（肝経の合水穴）：**（半腱・半膜様筋腱内側）の陥凹部、膝窩横紋の内側端。

□ **9** 陰 包 **：**（薄筋）と（縫工筋）の間、膝蓋骨底の（上方4）寸。

□ **10** 足五里**：**気衝の（下方3）寸、動脈拍動部。

□ **11** 陰 廉 **：**気衝の（下方2）寸。

□ **12** 急 脈 **：**（恥骨結合上縁）と同じ高さ、前正中線の（外方2寸5分）。

□ **13** 章 門 **（脾の募穴、八会穴の臓会）：**第（11）肋骨端下縁。

□ **14** 期 門 **（肝の募穴）：**第（6）肋間、前正中線の（外方4）寸。※（巨闕）（任脈）の外方4寸にあたる。

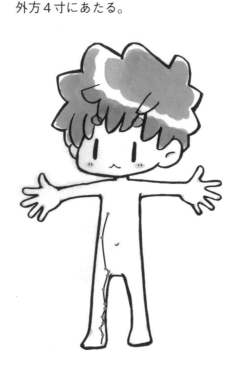

図 3-16：足の厥陰肝経

5 ▶正経十二経脈 Q&A

Question	Answer

手の太陰肺経 〈Lung Meridian〈LU〉〉 11穴

1 第1肋間と同じ高さ、前正中線の外方6寸は中府。

1 ☐ ○

2 上腕二頭筋外側縁、腋窩横紋前端の下方3寸は侠白。

2 ☐ ×：侠白 → 天府

3 肘窩横紋上、上腕二頭筋腱外方の陥凹部は尺沢。

3 ☐ ○

4 長母指外転筋腱と短母指伸筋腱の間に取穴するのは列欠。

4 ☐ ○

5 橈骨下端の橈側で外側に最も突出した部位と橈骨動脈の間、手関節掌側横紋の上方1寸は経渠。

5 ☐ ○

6 橈骨茎状突起と舟状骨の間、長母指外転筋腱の橈側陥凹部は太淵。

6 ☐ ×：橈側 → 尺側

7 手掌、第1中手骨中点の橈側、赤白肉際は魚際。

7 ☐ ○

8 母指、末節骨橈側、爪甲角の近位内方1分は少商。

8 ☐ ×：内方 → 外方

9 肺の募穴は中府。

9 ☐ ○

10 肺経の水穴は尺沢。

10 ☐ ○

11 肺経の郄穴は列欠。

11 ☐ ×：列欠 → 孔最

12 列欠は四総穴の一つで頭項の病の際に用いる。

12 ☐ ○

13 肺経の金穴は経渠。

13 ☐ ○

14 肺の原穴は太淵。

14 ☐ ○

15 肺経の土穴は魚際。

15 ☐ ×：魚際 → 太淵

16 太淵は八会穴の脈会である。

16 ☐ ○

17 肺経の火穴は魚際。

17 ☐ ○

18 肺経の木穴は少商。

18 ☐ ○

手の陽明大腸経　〈Large Intestine Meridian〈LI〉〉　20穴

1 示指、末節骨橈側、爪甲角の近位内方1分は商陽。 — **1** ☐ ×：内方 → 外方

2 第2中手指節関節橈側の近位陥凹部は二間。 — **2** ☐ ×：二間 → 三間

3 手背、第2中手骨中点の橈側は合谷。 — **3** ☐ ○

4 陽渓は長母指伸筋腱と短母指伸筋腱の間に存在する。 — **4** ☐ ○

5 陽渓と曲池を結ぶ線上、手関節背側横紋の上方5寸は偏歴。 — **5** ☐ ×：偏歴 → 温溜

6 陽渓と曲池を結ぶ線上、肘窩横紋の下方3寸は手三里。 — **6** ☐ ×：手三里 → 上廉

7 尺沢と上腕骨外側上顆を結ぶ線上の中点は曲池。 — **7** ☐ ○

8 上腕骨外側上顆の上縁、外側顆上稜の前縁は肘髎。 — **8** ☐ ○

9 曲池と肩髃を結ぶ線上、肘窩横紋の上方5寸は手五里。 — **9** ☐ ×：5寸 → 3寸

10 三角筋前縁、曲池の上方7寸は臂臑。 — **10** ☐ ○

11 肩峰外縁の前端と上腕骨大結節の間の陥凹部は肩髃。 — **11** ☐ ○

12 輪状軟骨と同じ高さ、胸鎖乳突筋の後縁は扶突。 — **12** ☐ ×：扶突 → 天鼎

13 鼻唇溝中、鼻翼外縁中点と同じ高さは迎香。 — **13** ☐ ○

14 大腸経の木穴は商陽。 — **14** ☐ ×：木穴 → 金穴

15 合谷は四総穴の一つで面口・面目の病に用いる。 — **15** ☐ ○

16 大腸経の絡穴は温溜。 — **16** ☐ ×：温溜 → 偏歴

17 大腸経の合穴は肘髎。 — **17** ☐ ×：肘髎 → 曲池

18 大腸の原穴は三間。 — **18** ☐ ×：三間 → 合谷

足の陽明胃経 （Stomach Meridian〈ST〉） 45穴

1 眼窩下孔部は承泣。

1 ☐ ×：承泣 → 四白

2 瞳孔線上、鼻翼下縁と同じ高さは巨髎。

2 ☐ ○

3 下顎角の前上方1横指は大迎。

3 ☐ ×：大迎 → 頬車

4 甲状軟骨上縁と同じ高さ、胸鎖乳突筋の前縁は水突。

4 ☐ ×：水突 → 人迎

5 胸鎖乳突筋の胸骨頭と鎖骨頭の間の陥凹部は欠盆。

5 ☐ ×：欠盆 → 気舎

6 第2肋間、前正中線の外方4寸は屋翳。

6 ☐ ○

7 臍中央の上方3寸、前正中線の外方2寸は関門。

7 ☐ ○

8 臍中央の外方2寸は天枢。

8 ☐ ○

9 恥骨結合上縁と同じ高さで、前正中線の外方2寸は気衝。

9 ☐ ○

10 膝蓋骨底外端と上前腸骨棘を結ぶ線上、膝蓋骨底の上方6寸は髀関。

10 ☐ ×：髀関 → 伏兎

11 犢鼻と解渓を結ぶ線上、犢鼻の下方6寸は条口。

11 ☐ ×：条口 → 上巨虚

12 前脛骨筋の外縁、外果尖の上方8寸は豊隆。

12 ☐ ○

13 長母指伸筋腱と前脛骨筋腱の間に取穴するのは解渓。

13 ☐ ×：前脛骨筋腱 → 長指伸筋腱

14 足の第2指、末節骨外側、爪甲角の近位内方1分は厲兌。

14 ☐ ×：内方 → 外方

15 胃経の経穴で膻中と同じ高さにあるのは乳中。

15 ☐ ○

16 大腸の募穴は天枢。

16 ☐ ○

17 胃経の郄穴は梁丘。

17 ☐ ○

18 胃経の絡穴は豊隆。

18 ☐ ○

足の太陰脾経 （Spleen Meridian〈SP〉） 21穴

1 足の第1指、末節骨内側、爪甲角の近位外方1分は隠白。

1 ☐ ×：外方 → 内方

2 第1中足指節関節の近位陥凹部は大都。

2 ☐ ×：大都 → 太白

3 第1中足骨底の前下方、赤白肉際は公孫。

3 ☐ ○

4 内果の前下方、舟状骨粗面と内果尖の中央陥凹部は商丘。

4 ☐ ○

5 脛骨内縁の後際、内果尖の上方6寸は漏谷。

5 ☐ ○

6 脛骨内縁の後際、陰陵泉の下方3寸は地機。

6 ☐ ○

7 脛骨内側顆下縁と脛骨内縁が接する陥凹部は陰陵泉。

7 ☐ ○

8 鼠径溝、大腿動脈拍動部の外方は衝門。

8 ☐ ○

9 膝蓋骨底内端と衝門を結ぶ線上、衝門から3分の1は血海。

9 ☐ ×：血海 → 箕門

10 臍中央の下方4寸3分、前正中線の外方4寸は腹結。

10 ☐ ×：腹結 → 府舎

11 臍中央の外方4寸は大横。

11 ☐ ○

12 臍中央の上方2寸、前正中線の外方4寸は腹哀。

12 ☐ ×：2寸 → 3寸

13 膻中と同じ高さ、前正中線の外方6寸は天渓。

13 ☐ ○

14 第1肋間の高さ、前正中線の外方6寸は大包。

14 ☐ ×：大包 → 中府

15 脾経の金穴は隠白。

15 ☐ ×：金穴 → 木穴

16 脾経の絡穴は地機。

16 ☐ ×：地機 → 公孫

17 脾経の水穴は陰陵泉。

17 ☐ ○

18 脾の大絡の絡穴は第5肋間に取る。

18 ☐ ×：第5肋間 → 第6肋間

手の少陰心経　（Heart Meridian〈HT〉）　9穴

1 極泉は腋窩動脈拍動部に取る。

1 □○

2 青霊は上腕二頭筋の外側縁に取る。

2 □×：外側縁 → 内側縁

3 少海は心経の合土穴である。

3 □×：合土穴 → 合水穴

4 少海は肘窩横紋と同じ高さである。

4 □○

5 霊道は心経の経金穴である。

5 □○

6 通里は心経の郄穴である。

6 □×：郄穴 → 絡穴

7 通里は手関節背側横紋の上方1寸である。

7 □×：手関節背側 → 手関節掌側

8 陰郄は心経の郄穴である。

8 □○

9 神門は心の原穴である。

9 □○

10 神門は心経の兪土穴である。

10 □○

11 神門は太淵と大陵と手関節横紋上に並ぶ。

11 □○

12 少府は心経の榮水穴である。

12 □×：榮水穴 → 榮火穴

13 少府は労宮と同じ高さである。

13 □○

14 少府は第3、第4中手骨の間。

14 □×：第3、第4 → 第4、第5

15 少沢は心経の井木穴である。

15 □×：少沢 → 少衝

16 神門から少海までは1寸である。

16 □×：1寸 → 1寸2分

17 青霊は極泉と少海を結ぶ線を3等分し少海から3分の1の場所にあたる。

17 □○

18 少衝は小指、末節骨尺側に取る。

18 □×：末節骨尺側 → 末節骨橈側

手の太陽小腸経　（Small Intestine Meridian〈SI〉）　19穴

1 手の太陽小腸経は小指外側端に起こる。

1 □×：小指外側端 → 小指内側端

2 少沢は小腸経の井木穴である。

2 □×：井木穴 → 井金穴

3 前谷は小腸経の栄水穴である。　　　　　　3 □○

4 後渓は小腸経の兪土穴である。　　　　　　4 □×：兪土穴 → 兪木穴

5 後渓は八脈交会穴である。　　　　　　　　5 □○

6 腕骨は小腸経の原穴である。　　　　　　　6 □○

7 陽谷は小腸経の経火穴である。　　　　　　7 □○

8 養老は小腸経の絡穴である。　　　　　　　8 □×：絡穴 → 郄穴

9 支正は手関節背側横紋の上方５寸に位置する。　9 □○

10 肩貞は腋窩横紋の後端の上方２寸である。　10 □×：腋窩横紋の後端の上方１寸

11 臑兪は腋窩横紋後端の上方で肩甲棘上方陥凹部である。　11 □×：肩甲棘下方陥凹分

12 天宗は小円筋部に位置する。　　　　　　　12 □×：小円筋 → 棘下筋

13 秉風は棘上窩、肩甲棘中点の上方に位置する。　13 □○

14 曲垣は肩甲棘外端の上方陥凹部である。　14 □×：肩甲棘外端 → 肩甲棘内端

15 肩外兪は第１胸椎棘突起下縁と同じ高さ、後正中線外方２寸である。　15 □×：後正中線外方２寸 → 後正中線外方３寸

16 肩中兪は第７頸椎棘突起下縁と同じ高さで、後正中線の外方２寸。　16 □○

17 天窓は前頸部で胸鎖乳突筋前縁である。　17 □×：胸鎖乳突筋後縁

18 顴髎は下関の後方にあたる。　　　　　　18 □×：下関の後方 → 下関の前方

足の太陽膀胱経 〔Bladder Meridian〈BL〉〕 67穴

1 足の太陽膀胱経は内眼角に起こる。　　　　1 □○

2 晴明は内眼角の内上方と眼窩内側壁の間の陥凹分にとる。　2 □○

3 攅竹は眉毛外端の陥凹部。　　　　　　　　3 □×：外端 → 内端

4 眉衝は前髪際の後方５分である。　　　　　4 □○

5 曲差は前髪際の後方5分で、正中線の外方1寸5分である。

5 ☐ ◯

6 五処は前髪際の後方1寸で正中線の外方1寸5分である。

6 ☐ ◯

7 大杼は八会穴の骨会である。

7 ☐ ◯

8 厥陰兪は肝の背部兪穴である。

8 ☐ ×：肝 → 心包

9 膈兪は八会穴の血会である。

9 ☐ ◯

10 委中は三焦の下合穴である。

10 ☐ ×：委中は三焦の下合穴 → 委陽は三焦の下合穴

11 委中は膀胱経の合土穴である。

11 ☐ ◯

12 委中は四総穴の1つである。

12 ☐ ◯

13 委中は膀胱の下合穴である。

13 ☐ ◯

14 魄戸は第3胸椎棘突起下縁と同じ高さで正中線外方3寸である。

14 ☐ ◯

15 膏肓は第4胸椎棘突起下縁と同じ高さで正中線外方3寸である。

15 ☐ ◯

16 胞肓は第2後仙骨孔と同じ高さ、正中仙骨稜の外方3寸。

16 ☐ ◯

17 申脈は八脈交会穴の1つである。

17 ☐ ◯

18 至陰は膀胱経の井木穴である。

18 ☐ ×：井木穴 → 井金穴

足の少陰腎経 （Kidney Meridian〈KI〉） 27穴

1 足の少陰腎経は足の5指より起こる。

1 ☐ ◯

2 湧泉は腎経の井木穴である。

2 ☐ ◯

3 然谷は腎経の滎火穴である。

3 ☐ ◯

4 太渓は腎の原穴である。

4 ☐ ◯

5 太渓は腎の兪土穴である。

5 ☐ ◯

6 太渓は外果とアキレス腱の間に取る。	**6** □ ×：内果尖とアキレス腱の間
7 大鍾は腎経の郄穴である。	**7** □ ×：腎経の絡穴
8 水泉は腎経の郄穴である。	**8** □ ○
9 照海は八会穴である。	**9** □ ×：八脈交会穴
10 復溜はアキレス腱の後縁である。	**10** □ ×：アキレス腱の前縁
11 交信は陰維脈の郄穴である。	**11** □ ×：陰蹻脈の郄穴
12 築賓は陰維脈の絡穴である。	**12** □ ×：陰維脈の郄穴
13 陰谷は腎経の合水穴である。	**13** □ ○
14 腹通谷は臍中央上方4寸、正中線外方1寸。	**14** □ ×：外方5分
15 横骨は臍中央下方5寸である。	**15** □ ○
16 肓兪は臍中央の外方5分である。	**16** □ ○
17 兪府は鎖骨上縁である。	**17** □ ×：鎖骨下縁
18 或中は第1肋間で正中線外方2寸である。	**18** □ ○

手の厥陰心包経 （Pericardium Meridian〈PC〉） 9穴

1 手掌、第3・第4中手骨間、中手指節関節の近位陥凹部は労宮。	**1** □ ×：第3・第4指 → 第2・第3指
2 長掌筋腱と橈側手根屈筋腱の間、手関節掌側横紋の上方7寸は郄門。	**2** □ ×：上方7寸 → 上方5寸
3 中指、中指先端中央は中衝。	**3** □ ○
4 第4肋間、前正中線の外方3寸は天池。	**4** □ ×：外方3寸 → 外方5寸
5 心包の原穴、心包経の兪土穴は内関。	**5** □ ×：内関 → 大陵
6 長掌筋腱と橈側手根屈筋腱の間、手関節掌側横紋の上方3寸は内関。	**6** □ ×：上方3寸 → 上方2寸
7 長掌筋腱と橈側手根屈筋腱の間、手関節掌側横紋上は大陵。	**7** □ ○

8 肘窩横紋上、上腕二頭筋腱内方の陥凹部は曲沢。

8 □○

9 長掌筋腱と橈側手根屈筋腱の間、手関節掌側横紋の上方5寸は間使。

9 □×：上方5寸 → 上方3寸

10 上腕三頭筋の長頭と短頭の間、腋窩横紋前端の下方2寸は天泉。

10 □×：上腕三頭筋 → 上腕二頭筋

手の少陽三焦経 （Triple Energizer Meridian〈TE〉） 23穴

1 関衝は、薬指、爪甲橈側縁の垂直線と爪甲基底部の水平線との交点にある。

1 □×：爪甲橈側縁 → 爪甲尺側縁

2 液門は、手背、薬指と小指の間、みずかきの近位陥凹部、赤白肉際にある。

2 □○

3 中渚は、手背、第3・第4中手骨間、第4中手指節関節近位の陥凹部にある。

3 □×：第3・第4中手骨間 → 第4・第5中手骨間

4 手の少陽三焦経は、原穴は衝陽である。

4 □×：衝陽 → 陽池
衝陽は足の陽明胃経の原穴である。

5 内関は、橈骨と尺骨の骨間の中点、手関節背側横紋の上方2寸にある。

5 □×：内関 → 外関

6 支溝は、橈骨と尺骨の骨間の中点、手関節背側横紋の上方3寸にある。

6 □○

7 四瀆は、橈骨と尺骨の骨間の中点、手関節背側横紋の上方4寸にある。

7 □×：四瀆 → 三陽絡

8 肩甲骨上角の上方陥凹部に位置するのは肩井である。

8 □×：肩井 → 天髎

9 清冷淵は、肘頭と肩峰角を結ぶ線上、肘頭の上方2寸にある。

9 □○

10 臑会は三角筋の前上縁、肩峰角の下方3寸にある。

10 □×：三角筋の前上縁 → 三角筋の後下縁

11 肩髎は、肩峰角と上腕骨小結節の間の陥凹部にある。

11 □×：上腕骨小結節 → 上腕骨大結節

12 天髎は、肩甲骨下角の上方陥凹部にある。

12 □×：肩甲骨下角 → 肩甲骨上角

⑬ 天牖は、下顎角と同じ高さ、胸鎖乳突筋上方の陥凹部にある。	⑬ □ ×：胸鎖乳突筋上方 → 胸鎖乳突筋後方
⑭ 翳風は、耳垂後方、乳様突起下端前方の陥凹部にある。	⑭ □ ○
⑮ 角孫は、耳垂にあたるところである。	⑮ □ ×：耳垂 → 耳尖
⑯ 耳門は、耳珠上の切痕と下顎骨の関節突起の間、陥凹部にある。	⑯ □ ○
⑰ 和髎は、もみあげの後方、耳介の付け根の前方、後頭動脈の後方にある。	⑰ □ ×：後頭動脈 → 浅側頭動脈
⑱ 糸竹空は、眉毛内端の陥凹部にある。	⑱ □ ×：眉毛内端 → 眉毛外端

足の少陽胆経 （GallBLadder Meridian〈GB〉） 44穴

❶ 腓骨の前方、外果尖の上方3寸は光明。	❶ □ ×：光明 → 懸鐘
❷ 後頭骨の下方、肩甲挙筋と僧帽筋の起始部間、陥凹は風池。	❷ □ ×：肩甲挙筋 → 胸鎖乳突筋
❸ 大転子頂点と仙骨裂孔を結ぶ線上、大転子頂点から3分の1は風市。	❸ □ ×：風市 → 環跳
❹ 耳介の付け根の後縁の直上、髪際の上方2寸は率谷。	❹ □ ×：率谷 → 天衝
❺ 第12肋骨端下縁は帯脈。	❺ □ ×：帯脈 → 京門
❻ 第7頸椎棘突起と肩峰外縁を結ぶ線上の中点は肩井。	❻ □ ○
❼ 前髪際から入ること5分、瞳孔線上は頭臨泣。	❼ □ ○
❽ 臍中央の下方3寸、上前腸骨棘の内方は五枢。	❽ □ ○
❾ 腓骨の前方、外果尖の上方7寸は陽交。	❾ □ ×：陽交 → 外丘
❿ 前髪際から入ること2寸5分、瞳孔線上は承霊。	❿ □ ×：承霊 → 正営
⓫ 第4肋間、中腋窩線上は淵腋。	⓫ □ ○
⓬ 頬骨弓中央の上際陥凹部は上関（客主人）。	⓬ □ ○

⓭ 足背、第4, 5中足骨間、第4中足指節関節近位の陥凹部は地五会。

⓭ □○

⓮ 上前腸骨棘の内下方5寸は維道。

⓮ □×：5寸 → 5分

⓯ 眉の上方3寸、瞳孔線上は陽白。

⓯ □×：3寸 → 1寸

⓰ 内眼角の内1分、鼻根との間は瞳子髎。

⓰ □×：瞳子髎 → 晴明

⓱ 頭維と曲鬢を結ぶ（側頭の髪際に沿った）曲線上の中点は懸釐。

⓱ □×：懸釐 → 懸顱

⓲ 乳様突起の前上方、陥凹部は完骨。

⓲ □×：前上方 → 後下方

足の厥陰肝経 〈Liver Meridian〈LR〉〉 14穴

❶ 第12肋骨端下縁は章門。

❶ □×：第11肋骨端下縁

❷ 半腱・半膜様筋腱内側の陥凹部、膝窩横紋の内側端は曲泉。

❷ □○

❸ 気衝の下方5寸、動脈拍動部は足五里。

❸ □×：下方5寸 → 下方3寸

❹ 第6肋間、前正中線の外方4寸は期門。

❹ □○

❺ 足背、第1・2指間、みずかきの近位、赤白肉際は行間。

❺ □○

❻ 足背、第1・第2中足骨間、中足骨底接合部遠位の陥凹部、脛骨動脈拍動部は太衝。

❻ □×：脛骨動脈 → 足背動脈

❼ 薄筋と大内転筋の間、膝蓋骨底の上方4寸は陰包。

❼ □×：大内転筋 → 縫工筋

❽ 脛骨内側顆の下方、陽陵泉の後方1寸は膝関。

❽ □×：陽陵泉 → 陰陵泉

❾ 足の第1指、末節骨内側、爪甲角の近位内方1分は大敦。

❾ □×：大敦 → 隠白

❿ 脛骨内側面の中央、内果尖の上方3寸は蠡溝。

❿ □×：内果尖の上方3寸 → 内果尖の上方5寸

⓫ 恥骨結合上縁と同じ高さ、前正中線の外方2寸5分は急脈。

⓫ □○

⓬ 前脛骨筋腱内側の陥凹部、内果尖の前方は中都。

⓬ □×：中都 → 中封

181

13 気衝の下方２寸は陰簾。

13 □ ○

14 足背、第１・第２指間、中足骨底接合部遠位の陥凹部、足背動脈拍動部は中封。

14 □ ×：中封 → 太衝

MEMO

6 ▶経穴の応用

☐ 経穴の中でも特別な機能を持ち、臨床上重要な作用を持つ経穴を（要穴）と呼ぶ。

☐ 要穴には（五要）穴、（五兪）穴 ［（五行）穴]、（四総）穴、（八会）穴、（八脈交会）穴 ［（八総）穴]、（下合）穴などがある。

☐ 五要穴は診断や治療に使用する頻度が高く、四肢に（原）穴・（郄）穴・（絡）穴、胸腹部に（募）穴、背腰部に（兪）穴 ［（背部兪）穴］がある。

☐ 原穴は（手・足関節）にある。（原気 ［元気]）が多く集まり、原気の状態が現れるところで、臓腑の疾病の診断・治療に用いられる。陰経の原穴は五兪穴の（兪土）穴を兼ねる。

☐ 郄穴は（肘・膝関節から末梢）にある。（急性疾患）の反応がよく現れ、診断・治療に用いる。郄穴は正経十二経脈のほか、奇経八脈の（陰蹻）脈・（陽蹻）脈・（陰維）脈・（陽維）脈にもあり、（十六郄穴）と呼ばれる。

☐ 絡穴は（手・足関節付近）にある。本経脈が（表裏）する経脈と連絡するために分かれるところであり、経脈の（虚実）が現れやすい。表裏する経脈を同時に治療する作用がある。また（慢性症状）の反応がよく現れ、診断・治療に用いる。絡穴は十四経脈のほか、（脾の大絡）にあり、（十五絡穴）と呼ばれる。

☐ 募穴の大部分は（胸腹部 ［陰の部]）の関係する（臓腑の近く）にあり、臓腑の経気が多く集まる。臓腑・経絡の疾病の診断・治療、特に陽病（六腑の病）に用いる。

☐ 兪穴（背部兪穴）はすべて（腰背部 ［陽の部]）の（足の太陽膀胱経）上にあり、関係する臓腑の気が腰背部に注ぐところで、臓腑・経絡の疾病の診断・治療、特に陰病（五臓の病）や、五臓と関係する器官・組織の疾病の治療に用いる。

☐ 五兪穴は経脈の（経気が出入り）するところで、（肘・膝関節から末梢）にある経穴のうち、（五行的性質）を考え、（五行説）に従って用いる経穴である。

☐ 経脈ごとに（井）穴・（滎）穴・（兪）穴・（経）穴・（合）穴があり、それぞれ五行の性質（木・火・土・金・水）が付され、陰経では（井木）穴・（滎火）穴・（兪土）穴・（経金）穴・（合水）穴、陽経では（井金）穴・（滎水）穴・（兪木）穴・（経火）穴・（合土）穴となる。

☐ 井穴は経気が（出る）ところで、手足の（末端穴）にあたり、主治は（心下満）である。

☐ 滎穴は経気が（溜る）ところで、手足の（末端穴から2番目）の経穴にあたり、主治は（身熱）である。

☐ 兪穴は経気が（注ぐ）ところで、手足の（末端穴から3番目）、（胆）経では（4番目）の経穴にあたり、主治は（体重節痛）である。陰経の兪土穴は五要穴の（原）穴を兼ねる。

☐ 経穴は経気が（行く）ところで、上肢では（手関節付近あるいは前腕下部）に、下肢では（足関節付近あるいは下腿下部）の経穴にあたり、主治は（喘咳寒熱）である。

- 合穴は経気が（入る）ところで、上肢では（肘関節付近）に、下肢では（膝関節付近）の経穴にあたり、主治は（逆気而泄）である。

- 四総穴は身体を4部位（腹）部［（肚腹）の病］・（腰）部と（背）部［（腰背）の病］・（頭）部と（後頸）部［（頭項）の病］・（顔面）部［（面口・面目）の病］）に分け、それぞれを主治する治療穴である。

- 八会穴は（腑・臓・筋・髄・血・骨・脈・気）それぞれの気が集まるところで、それぞれの診断・治療に用いる。

- 八脈交会穴［八総（宗）穴］は（奇経八脈）の脈気と通じる（主治）穴であり、正経十二経脈と奇経八脈が密接に関係し交わるところである。

- 交会穴は複数の（経脈）が交わるところで、局所の病証だけでなく、交わる経脈の症状や病証を同時に治療することができる。

- 下合穴はすべて（下肢）にある。（六腑）の気が出入りするところで、六腑の疾患の反応が現れやすいため治療に用いられる。

※陰経の原穴は五兪穴・五行穴の兪土穴を兼ねる

五要穴		原 穴	郄 穴	絡 穴	募 穴	背部兪穴
陰経 木	肝 経	太 衝	中 都	蠡 溝	期門（自）	肝 兪
火	心 経	神 門	陰 郄	通 里	巨闕（任）	心 兪
土	脾 経	太 白	地 機	公 孫	章門（肝）	脾 兪
金	肺 経	太 淵	孔 最	列 欠	中府（自）	肺 兪
水	腎 経	太 渓	水 泉	大 鍾	京門（胆）	腎 兪
火	心包経	大 陵	郄 門	内 関	膻中（任）	厥陰兪
陽経 木	胆 経	丘 墟	外 丘	光 明	日月（自）	胆 兪
火	小腸経	腕 骨	養 老	支 正	関元（任）	小腸兪
土	胃 経	衝 陽	梁 丘	豊 隆	中脘（任）	胃 兪
金	大腸経	合 谷	温 溜	偏 歴	天枢（胃）	大腸兪
水	膀胱経	京 骨	金 門	飛 揚	中極（任）	膀胱兪
火	三焦経	陽 池	会 宗	外 関	石門（任）	三焦兪

奇経の郄穴	陽蹻脈の郄穴	跗陽（膀）
	陰蹻脈の郄穴	交信（腎）
	陽維脈の郄穴	陽交（胆）
	陰維脈の郄穴	築賓（腎）

十五絡穴	督脈の絡穴	長 強
	任脈の絡穴	鳩 尾
	脾の大絡	大 包

表 3-3：要穴表①

五兪穴	井	栄	兪	経	合
意　味	出	溜	注	行	入
主　治	心下満 （肝経）	身熱 （心経）	体重節痛 （脾経）	喘咳寒熱 （肺経）	逆気而泄 （腎経）

五兪穴の五	井	栄	兪	経	合
陰　経	木	火	土	金	水
陽　経	金	水	木	火	土

※陰経の兪土穴は五要穴の原穴を兼ねる

五兪穴・五行穴		井木穴	栄火穴	兪土穴	経金穴	合水穴
陰経	木　肝経	大　敦	行　間	太　衝	中　封	曲　泉
	火　心経	少　衝	少　府	神　門	霊　道	少　海
	土　脾経	隠　白	大　都	太　白	商　丘	陰陵泉
	金　肺経	少　商	魚　際	太　淵	経　渠	尺　沢
	水　腎経	湧　泉	然　谷	太　渓	復　溜	陰　谷
	火　心包経	中　衝	労　宮	大　陵	間　使	曲　沢

五兪穴・五行穴		井金穴	栄水穴	兪木穴	経火穴	合土穴
陽経	木　胆経	足竅陰	侠　渓	足臨泣	陽　輔	陽陵泉
	火　小腸経	少　沢	前　谷	後　渓	陽　谷	小　海
	土　胃経	厲　兌	内　庭	陥　谷	解　渓	足三里
	金　大腸経	商　陽	二　間	三　間	陽　渓	曲　池
	水　膀胱経	至　陰	足通谷	束　骨	崑　崙	委　中
	火　三焦経	関　衝	液　門	中　渚	支　溝	天　井

四総穴		
腹　部	足三里（胃　経）	肚腹の病
腰背部	委　中（膀胱経）	腰背の病
頭頂部	列　欠（肺　経）	頭項の病
顔面部	合　谷（大腸経）	面口・面目の病

表 3-4：要穴表②

八会穴		
腑　会	中　脘（任　脈）	腑病に用いる
臓　会	章　門（肝　経）	臓病に用いる
筋　会	陽陵泉（胆　経）	筋病に用いる
髄　会	懸　鍾（胆　経）	骨髄，脳，脊髄の病に用いる
血　会	膈　兪（膀胱経）	血病に用いる
骨　会	大　杼（膀胱経）	骨病に用いる
脈　会	太　淵（肺　経）	脈の変動に用いる
気　会	膻　中（任　脈）	気病に用いる

奇経八脈		八脈公会穴 （八総穴）
陽	督　脈	後　渓（小腸経）
陰	任　脈	列　欠（肺　経）
陰	衝　脈	公　孫（脾　経）
陽	帯　脈	足臨泣（胆　経）
陽	陽蹻脈	申　脈（膀胱経）
陰	陰蹻脈	照　海（腎　経）
陽	陽維脈	外　関（三焦経）
陰	陰維脈	内　関（心包経）

八脈交会穴（八総穴）の組み合わせ				
陰	衝　脈	公　孫 ― 内　関	陰維脈	陰
陽	帯　脈	足臨泣 ― 外　関	陽維脈	陽
陽	督　脈	後　渓 ― 申　脈	陽蹻脈	陽
陰	任　脈	列　欠 ― 照　海	陰蹻脈	陰

下合穴	
胆	陽陵泉（胆　経）
小腸	下巨虚（胃　経）
胃	足三里（胃　経）
大腸	上巨虚（胃　経）
膀胱	委　中（膀胱経）
三焦	委　陽（膀胱経）

表 3-5：要穴表③

6 ▶経穴の応用 Q&A

Question	Answer
1 脾の原穴は公孫である。	**1** □ ×：公孫 → 太白
2 胆の原穴は足竅陰である。	**2** □ ×：足竅陰 → 丘墟
3 胃の原穴は豊隆である。	**3** □ ×：豊隆 → 衝陽
4 膀胱の原穴は京骨である。	**4** □ ○
5 脾経の郄穴は太白である。	**5** □ ×：太白 → 地機
6 陰維脈の郄穴は交信である。	**6** □ ×：交信 → 築賓
7 胆経の郄穴は外丘である。	**7** □ ○
8 膀胱経の郄穴は浮郄である。	**8** □ ×：浮郄 → 金門
9 心経の絡穴は少府である。	**9** □ ×：少府 → 通里
10 腎経の絡穴は水泉である。	**10** □ ×：水泉 → 大鍾
11 胆経の絡穴は光明である。	**11** □ ○
12 督脈の絡穴は鳩尾である。	**12** □ ×：鳩尾 → 長強
13 脾の募穴は中府である。	**13** □ ×：中府 → 章門
14 腎の募穴は京門である。	**14** □ ○
15 小腸の募穴は関元である。	**15** □ ○
16 募穴のうち6穴は他経上にある。	**16** □ ×：6穴 → 3穴
17 五要穴で急性症状に用いるのは絡穴である。	**17** □ ×：絡穴 → 郄穴
18 五兪穴の榮穴は経脈の行く所である。	**18** □ ×：行く → 溜る
19 五兪穴の合穴は経脈の出る所である。	**19** □ ×：出る → 入る
20 五兪穴の井穴の主治は体重節痛である。	**20** □ ×：体重節痛 → 心下満
21 五兪穴の経穴の主治は喘咳寒熱である。	**21** □ ○

22 心経の榮火穴は霊道である。	22 ☐ ×：霊道 → 少府	
23 胃経の榮水穴は解渓である。	23 ☐ ×：解渓 → 内庭	
24 肝経の兪土穴は行間である。	24 ☐ ×：行間 → 太衝	
25 胆経の兪木穴は足臨泣である。	25 ☐ ○	
26 膀胱経の兪木穴は足通谷である。	26 ☐ ×：足通谷 → 束骨	
27 三焦経の兪木穴は液門である。	27 ☐ ×：液門 → 中渚	
28 脾経の経金穴は商丘である。	28 ☐ ○	
29 小腸経の経火穴は後渓である。	29 ☐ ×：後渓 → 陽谷	
30 膀胱経の経火穴は崑崙である。	30 ☐ ○	
31 三焦経の経火穴は中渚である。	31 ☐ ×：中渚 → 支溝	
32 心経の合水穴は小海である。	32 ☐ ×：小海 → 少海	
33 胆経の合土穴は陽陵泉である。	33 ☐ ○	
34 三焦経の合土穴は支溝である。	34 ☐ ×：支溝→ 天井	
35 四総穴の委中は肚腹の主治穴である。	35 ☐ ×：肚腹 → 腰背	
36 四総穴の合谷は頭項の主治穴である。	36 ☐ ×：頭項 → 面口・面目	
37 八会穴の臓会は膻中である。	37 ☐ ×：膻中 → 章門	
38 八会穴の血会は膈兪である。	38 ☐ ○	
39 八会穴の気会は章門である。	39 ☐ ×：章門 → 膻中	
40 八脈交会穴で任脈の組合せは陰維脈である。	40 ☐ ×：陰維脈 → 陰蹻脈	
41 八脈交会穴で公孫の組合せは外関である。	41 ☐ ×：外関→ 内関	
42 帯脈の総穴は足臨泣である。	42 ☐ ○	
43 陽蹻脈の総穴は後渓である。	43 ☐ ×：後渓→ 申脈	
44 大腸の下合穴は下巨虚である。	44 ☐ ×：下巨虚 → 上巨虚	
45 膀胱の下合穴は委陽である。	45 ☐ ×：委陽 → 委中	

□ 経穴に刺鍼し刺激した際に生じる鍼響が、神経や脈管の走行とは異なり、経絡・経穴図に示されるような走行・部位に出現する帯状の現象を（経絡現象）［（循経感伝現象）］と呼ぶ。現象は鍼響に加え、発赤、丘疹、痣、色素沈着など様々な反応が出現することがある。

□ 経絡現象は（長濱善夫）・（丸山昌朗）により確認、報告された。

□ ある特定の疾患に際し、皮膚上の一定部位に電気抵抗が低く、電気が良く流れる点が出現する。これを（良導点）と呼ぶ。

□ 良導点は経絡に似たパターンを示すことから（良導絡）と名付けられた。疾患に際し、交感神経の興奮性が高まり現れるものとされている。

□ 良導点・良導絡は（中谷義雄）により提唱された。

□ 内臓疾患があるとき、内臓皮膚反射を介しこれに対応する皮膚分節の皮下に直径0.5mm程度の電気抵抗の低い点が現れる。これを（皮電点）と呼ぶ。

□ 皮電点は（石川太刀雄）により提唱された。

□ 消化器疾患などで現れる脊柱棘突起外側の圧痛と並行して現れる皮膚温低下現象を（エアポケット現象）と呼ぶ。

□ エアポケット現象は（松永藤雄）により報告された。

□ 内臓疾患の際、内臓体壁反射の皮膚における好発部位である反応点を（丘診点）と名付けた。圧痛に引き続き丘疹や色素異常、知覚過敏などが体表面に現れる。

□ 丘疹点は（藤田六郎）により発見、報告された。

□ 指頭を皮膚面に密着させ適度の圧を加えたとき、ある病的状態により体表面に現れる強く痛みが出る点を（圧診点）と呼ぶ。内臓体壁反射により現れるもので、ある疾患に際しほぼ一定の部位に現れることが多い。

□ 圧診点は（小野寺直助）により発表された。

□ 皮下組織を母指と示指でつまみ、軽く圧迫を加えて、異常な知覚が現れる点を（撮診点）と呼ぶ。内臓体壁反射の反応の1つとして現れるもので、異常があると他の部位とちがったピリピリするような感覚（知覚過敏）が、主に疾病のある臓器付近の表層の皮下組織に現れる。

□ 撮診点は（成田夬助）により発見された。

□ 索状硬結上にある圧痛閾値が特に低下した過敏点が（トリガーポイント）である。トリガーポイントは索状硬結、圧痛点をはじめとする特定の限局した部位であり、圧迫すると症状が再現し、強く圧迫すると特徴的な関連痛パターンが見られる。また局所単収縮反応、

自律神経症状（立毛・発汗）の誘発などの特徴的な徴候が現れる。

☐ 内臓に疾患があるとき、特定の皮膚領域に起こる知覚過敏帯を（ヘッド帯）と呼ぶ。病変臓器からの感覚情報と皮膚からの感覚情報が交感神経交通枝を通り、同じ脊髄分節に伝えられ、その支配領域の皮膚の知覚過敏帯として現れることがある。

☐ 顔面、頭部、頸部、体幹、手、足を12分節に分け、それぞれの分節に内臓の異常が反応として現れるという考え。関連した各反応帯に知覚過敏などの反応が現れる。この反応帯を（平田十二反応帯）と呼ぶ。

☐ 平田十二反応帯は（平田内蔵吉）により提唱された。

MEMO

7 ▶経絡・経穴の現代的研究 Q&A

Question	Answer
1 経絡現象は高木健太郎・丸山昌朗により報告された。	**1** ☐ ×：高木健太郎 → 長濱善夫
2 良導点・良導絡は石川太刀雄により提唱された。	**2** ☐ ×：石川太刀雄 → 中谷義雄
3 皮電点は中谷義雄により提唱された。	**3** ☐ ×：中谷義雄 → 石川太刀雄
4 丘疹点は小野寺直助により発見、報告された。	**4** ☐ ×：小野寺直助 → 藤田六郎
5 圧診点は松永藤雄により発表された。	**5** ☐ ×：松永藤雄 → 小野寺直助
6 撮診点は成田夬助により発見された。	**6** ☐ ○
7 良導点は索状硬結上にある圧痛閾値が特に低下した過敏点である。	**7** ☐ ×：良導点 → トリガーポイント
8 刺鍼で刺激した際に生じる鍼響が、経脈の流注上に沿って出現する帯状の現象を丘診点と呼ぶ。	**8** ☐ ×：丘診点 → 経絡現象（順経感伝現象）
9 経絡現象は交感神経を介した反応で、エアポケット現象として報告された。	**9** ☐ ×：エアポケット現象 → 良導点・良導絡
10 順経感伝現象は内臓疾患があるときに出現する、皮膚電気抵抗低下現象として報告された。	**10** ☐ ×：順経感伝現象 → 皮電点
11 エアポケット現象は皮膚温低下現象として報告された。	**11** ☐ ○
12 圧診点は内臓体壁反射の反応点として、圧痛に引き続き丘疹や色素異常、知覚過敏などが体表面に出現する。	**12** ☐ ×：圧診点 → 丘診点
13 撮診点は内臓体壁反射として現れ、指頭で皮膚面を圧迫した際に強く圧痛を示す部位である。	**13** ☐ ×：撮診点 → 圧診点
14 トリガーポイントは皮下組織を母指と示指でつまみ、知覚過敏を調べ指標とする。	**14** ☐ ×：トリガーポイント → 撮診点
15 平田十二反応帯の特徴は圧痛、索状硬結、単収縮反応、関連痛の出現である。	**15** ☐ ×：平田十二反応帯 → トリガーポイント

MEMO

鍼灸国試 でるポとでる問

PART 4 はり理論

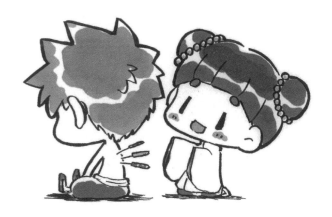

1 ▶ 鍼の基礎知識

鍼各部の名称

- [ ] **鍼柄**（軸・竜頭）は、弾入時の叩打、各種の術式や抜鍼時に術者がつまむ部分である。

- [ ] **鍼根**（鍼脚）は、鍼体が鍼柄に組み込まれている部分でハンダか電気溶接でつけてあるが、最近は（カシメ式）で熱や引きに強いものが一般的である。

- [ ] **鍼体**（穂）は、身体に刺入する部分である。

- [ ] **鍼尖**（穂先）は、（弾入時）に皮膚を切る部分であり、刺鍼方式や流派により形状が異なる。鍼を繰り返し使用する場合、刺入や操作時に磨滅や欠損が起こるため研磨する必要があったが、（ディスポーザブル鍼）の普及によりその機会は減少した。

- [ ] 鍼体長と鍼体径

鍼体長	鍼体径
1寸 ——（ 30 ）mm 1寸3分 ——（ 40 ）mm 1寸6分 ——（ 50 ）mm 2寸 ——（ 60 ）mm 3寸 ——（ 90 ）mm	1番鍼 直径（ 0.16 ）mm ——（ 16 ）号鍼 2番鍼 直径（ 0.18 ）mm ——（ 18 ）号鍼 3番鍼 直径（ 0.20 ）mm ——（ 20 ）号鍼 4番鍼 直径（ 0.22 ）mm ——（ 22 ）号鍼 5番鍼 直径（ 0.24 ）mm ——（ 24 ）号鍼

- [ ] 中国鍼は日本鍼より太く長いものが多く用いられ、（鍼管）は使用せず（撚鍼）法で刺入する。鍼の直径は号数が小さくなると（太く）なる。
  ※例）31号：0.30mm　32号：0.28mm　33号：0.26mm　34号：0.24mm

- [ ] **スリオロシ形**は（打鍼）法に用いられ、鍼体の途中より順次細くしたもので、刺入しやすいが曲がりやすく（疼痛）を与えやすい。

- [ ] **ノゲ形**は鍼尖の上部（約1.5）cmから細くしたもので、刺入しやすく曲がりにくいが（疼痛）を与えやすい。

- [ ] **卵形**は鍼尖が卵のように丸みをおび、刺入しにくいが曲がりにくい。刺入時は（鈍痛感）を与えやすい。

- [ ] **松葉形**は（管鍼）法に用いられ、刺入しやすく（疼痛）も少ない。

- [ ] **柳葉形**は（捻鍼）法に用いられ、（松葉）形より少し鋭利にしたものである。

194

☐ 鍼の材質と特徴

種類	利点	欠点
金鍼	（柔軟)性・(弾力)性に富み、人体組織へのなじみが良い。腐食しにくい。	高価で（耐久）性に劣る。
銀鍼	柔軟性・弾力性に富み、人体組織へのなじみが良い。金鍼に比べ安価である。	（酸化）し（腐食）しやすい。耐久性に劣る。
ステンレス鍼	刺入しやすく折れにくい。腐食しにくい。安価である。（高圧滅菌）や（通電）に耐える。	他に比べ（柔軟）性・（弾力）性に劣る。

☐ 鍼管の長さは、古法では使用鍼より1分5厘[約4mm]（短い）ものが良いとされている。

☐ 古代の鍼は（石[砭石]）や（竹）などが使用されていた。

☐ **古代九鍼**は3つに分類される。①（破る）鍼は鑱鍼、鋒鍼、鈹鍼 ②（刺入する）鍼は員利鍼、毫鍼、長鍼、大鍼 ③（刺入しない）鍼は円[員]鍼、鍉鍼になる。なお、現代使用されている鍼は（毫鍼）、三稜鍼は（鋒鍼）が原型となっている。

☐ **鑱鍼**は（陽気[熱]）を瀉し、**鋒鍼**は頑固な痛みやしびれ、（できもの）がある時に手足末端の経穴や局所を瀉す。**鈹鍼**は切開して（膿）を取り除くが、現在鍼灸分野では行われない。

☐ **員利鍼**は（急激）な痺[しびれや痛み]を取るのに用いられ、**毫鍼**は寒熱や（痛痺）[痛みやしびれ]を取る。**長鍼**は（深い）邪やしびれを取るのに用いられ、**大鍼**は（関節）内に水がたまり腫れているときに用いられる。

☐ **円[員]鍼**は鍼尖が卵形で（分肉）の間[浅いところ]をこすって気を瀉し、**鍉鍼**は穴所の脈を（按じて）、気を補ったり、邪を出させたりする。

MEMO

1 ▶鍼の基礎知識 Q&A

Question	Answer
1 鍼脚は鍼柄と同意である。	**1** ☐ ×：鍼根が鍼脚、鍼柄は竜頭
2 鍼根部の接合部はハンダ式が熱や引きに強い。	**2** ☐ ×：カシメ式が熱・引きに強い。
3 鍼体は弾入時に叩く部分である。	**3** ☐ ×：鍼体は身体に刺入する部分
4 鍼体径の50号鍼は5番鍼である。	**4** ☐ ×：50号鍼は0.50mm、5番は24号
5 50mm16号鍼は1寸6分1番鍼である。	**5** ☐ ○
6 打鍼法で用いられるスリオロシ形は痛みが少ない。	**6** ☐ ×：疼痛を与えやすい。
7 スリオロシ形は鍼尖の上部1.5mmから細くなる。	**7** ☐ ×：スリオロシ形は鍼体の途中から順次細くなる。
8 管鍼法に使われる形状は柳葉形である。	**8** ☐ ×：管鍼法は松葉形、柳葉形は捻鍼法
9 中国鍼は鍼管を用いて刺鍼する。	**9** ☐ ×：鍼管は用いない。
10 金鍼と銀鍼の違いは価格の違いである。	**10** ☐ ×：金鍼は酸化腐食が少ない。
11 酸化しやすい材質はステンレス鍼である。	**11** ☐ ×：銀鍼は酸化・腐食しやすい。
12 ステンレス鍼は高圧滅菌や通電に耐える。	**12** ☐ ○
13 管鍼法は杉山和一によって広まった。	**13** ☐ ○
14 鍼管は使用鍼より5分短いものが良い。	**14** ☐ ×：1分5厘短いものが良いとされる。
15 鍼は古代より金属を用いてきた。	**15** ☐ ×：石（砭石）、竹なども使用された。
16 鋒鍼は陽気を瀉すのに用いられる。	**16** ☐ ×：鋒鍼はできものの際に用いられ、三稜鍼のもととされている。
17 鈹鍼は関節の水を取り除く。	**17** ☐ ×：関節の滲出液を取るのは大鍼
18 員利鍼は現代の鍼の原型といわれている。	**18** ☐ ×：員利鍼 → 毫鍼
19 長鍼は毫鍼に似て長く、深部の遠痹を取り除く。	**19** ☐ ○
20 円鍼は円皮鍼の原型である。	**20** ☐ ×：円鍼は卵形で刺入しない鍼

2 ▶ 基本的な刺鍼方法

☐ 撚鍼法は中国で起こった最も（古い）鍼術。日本では（管鍼）法が広められるまで主流をなした。押手を皮膚に当て、その押手に沿わせて刺手に持った鍼の鍼尖を皮膚に当てる。押手で圧をかけながら刺手をひねって刺入する。鍼は（柳葉）形を用いる。

☐ 打鍼法は安土桃山時代に（御薗意斎）が創案したといわれている。主に腹証から（腹部）の治療を行う。鍼は（スリオロシ）形を用い、鍼柄の先端を小槌で数回叩打し刺入する。伝鍼法の書（鍼道秘訣集）には勝曳の鍼、火曳の鍼、散ずる鍼、止める鍼などの記載がある。

☐ 管鍼法とは（杉山和一）が創始、（鍼管）を使用し、鍼は（松葉）形を用いる。

☐ 前揉法の目的は患者の生体に刺入を（予告）し、刺鍼部位の皮膚や筋を（やわらげ）、刺激に（慣らす）ものである。

☐ 後揉法の目的は抜鍼後の鍼の（遺感覚）を除き、小血管からの（出血）防止や吸収を促すものである。

☐ 押手：刺鍼動作のときに鍼や鍼管を保持し、刺鍼中の安定を保証するもの。

① （左右圧（水平圧））	母指と示指が鍼体をつまむ圧で、鍼の進退・保持を円滑に行う。
② （上下圧（垂直圧））	母指と示指で刺鍼部位にかける圧で、部位や患者の緊張度、疾病の状態などを把握する。
③ （周囲圧（固定圧））	母指・示指以外の指腹と小指球にかけての部位全体で患者にかける圧で、刺鍼部位を固定し、適度な圧により患者に安心感を与える。

☐ 刺入法には、鍼を半回転ずつさせながら行う（旋撚）刺法と、刺手の母指・示指で送り込むように入れていく（送り込み）刺法がある。

☐ 刺鍼の角度により直角に刺入するものを（直刺）、斜めに刺入するものを（斜刺）、ほぼ平行に刺入するものを（横刺［地平刺・水平刺］）という。

MEMO

☐　刺鍼中の手技

① （単刺）術	鍼を目的の深さまで刺鍼したらすぐに抜除する。
② （雀啄）術	刺入時や一定の深度で、雀が啄むように鍼を上下に進退させる。
③ （間歇）術	目的の深さに達したら、半分抜いてしばらくそこで留め、また目的の深さまで刺入することを繰り返す。
④ （屋漏）術	目的の深さの1/3で雀啄、さらに次の1/3刺入し雀啄、目的の深さで雀啄というように3回に分けて刺激を与える。
⑤ （振せん）術	刺入した鍼の鍼柄を刺手でつまみ、鍼を振動させる。
⑥ （置鍼）術	鍼を刺入し、しばらくの間とどめた後に抜鍼する。
⑦ （旋撚）術	刺入時または抜鍼時に鍼を左右に半回転ずつ交互にひねる。
⑧ （回旋）術	左右どちらか一方向に回しながら刺入、あるいは一定の深さでこれを行う。
⑨ （乱鍼）術	一定の方式に従わず、数種の手技を併用する。
⑩ （副刺激）術	刺入した鍼の周囲の皮膚を鍼管や指頭で叩き、響きを与える。
⑪ （示指打）法	刺入した鍼に鍼管をかぶせ、弾入のように鍼管の上端を叩く。
⑫ （随鍼）術	患者の呼吸に合わせて行う。【刺鍼時】呼気時に刺入、吸気時に止める。【抜鍼時】吸気時に抜き、呼気時に止める。
⑬ （内調）術	刺入した鍼の鍼柄を鍼管で叩打し、鍼体に動揺を与える。
⑭ （細指）術	刺鍼しようとする皮膚部位に弾入だけを何回も繰り返す。
⑮ （管散）術	鍼は使用せず、施術部位に弾入の要領で鍼管の上端を叩打する方法で過敏な患者や初療者に適する。最も刺激が弱い術式となる。
⑯ （鍼尖転移）法	鍼尖を皮下に留め、押手・刺手とともに皮膚を縦横または輪状に移動させ皮下に刺激を与える。
⑰ （刺鍼転向）法	刺入した鍼の方向を変える時、一度鍼を皮下まで抜き、新たに方向を定める。

MEMO

2 ▶基本的な刺鍼方法 Q&A

Question	Answer
1 撚鍼法は鍼管を使用する。	**1** □ ×：撚鍼法 → 管鍼法
2 管鍼法は御薗意斎が創始した。	**2** □ ×：管鍼法は杉山和一、御薗意斎は打鍼法
3 前揉法は鍼の遺感覚を除く目的がある。	**3** □ ×：前揉法 → 後揉法
4 押手で母指と示指が鍼体をつまむ圧を水平圧という。	**4** □ ○
5 垂直圧に相当するものを周囲圧という。	**5** □ ×：垂直圧＝上下圧、固定圧＝周囲圧
6 旋撚術は一方向性に回す手技である。	**6** □ ×：左右に半回転ずつ交互にひねる。
7 間歇術は雀啄術を用いる。	**7** □ ×：間歇術 → 屋漏術
8 単刺術は鍼を刺入し、しばらく留めてから抜鍼する。	**8** □ ×：目的まで刺鍼したらすぐ抜鍼、文章は置鍼術
9 刺激に過敏な患者には管散術を用いる。	**9** □ ○
10 副刺激術は刺入した鍼の周囲の皮膚を鍼管などで刺激するものである。	**10** □ ○
11 内調術は患者の呼吸に合わせて行う。	**11** □ ×：内調術 → 随鍼術
12 鍼尖転移法は皮下組織に刺激を与える。	**12** □ ○
13 乱鍼術は刺入した鍼の方向を変える時に用いる。	**13** □ ×：方向を変えるのは刺鍼転向法
14 示指打法は刺手で鍼を振動させる。	**14** □ ×：示指打法 → 振せん術
15 雀啄術は刺激を上下動で調節する。	**15** □ ○
16 細指術は弾入のみを繰り返す。	**16** □ ○
17 屋漏術は数種の手技を併用する。	**17** □ ×：屋漏術 → 乱鍼術
18 雀啄術は鍼管を用いて刺激を与える。	**18** □ ×：鍼管を用いた刺激ではない。
19 置鍼術は最も刺激が弱い術式である。	**19** □ ×：最も刺激が弱いのは管散術

3 ▶特殊鍼法

☐ **小児鍼**は（体内）には刺入せず（皮膚）刺激が主体となる。経絡や経穴にこだわらず広範囲の体表部に対し刺激を行う。刺激方法により①（接触）鍼【集毛鍼、振子鍼、いちょう鍼】、②（摩擦）鍼【車鍼（ローラー）鍼、いちょう鍼、ウサギ鍼】の2種に分類される。

☐ **小児鍼**は生後2週間から小学生が対象となるが、鍼刺激に過敏な人や刺入に抵抗感をもつ（成人）も対象となる。適応は（疳の虫）、（夜泣き）、夜驚、食欲不振といった小児の症状から風邪、扁桃炎、気管支喘息など多岐にわたる。

☐ **皮内鍼**は（赤羽幸兵衛）の発案で、細く短い鍼を（筋層）へは刺入せず皮内に（水平）に刺入し（長時間）留置し持続的な刺激を与えるものである。鍼柄は（円形［リング型］）か（板状［平軸型］）で工夫されており、ピンセットを用いて刺入しテープで固定する。適応は（疼痛）性疾患などである。

☐ **円皮鍼**は短い鍼を（垂直）に刺入し、持続的な刺激を与える。中国では（撳針<ruby>きんしん</ruby>）とよばれ、（耳鍼）療法に応用される。ピンセットを用いて刺入しテープで固定するが、テープ付きのものもある。（スポーツ）競技者に用いられることが多く、筋痛・筋疲労に効果が期待される。

☐ **灸頭鍼**は鍼の（機械的）刺激と灸の（温熱）刺激を同時に与えるもので、置鍼した鍼柄に艾を球状に付け点火する。鍼柄は金属製で（カシメ）式を使用し、肩こり、腰痛、下痢、下肢の冷えに対する効果が期待される。熱の調節には水で濡らした綿花などを用いる。

☐ **鍼通電療法**は刺入した鍼に電極を取り付け、低周波通電する方法である。電流は（交流）電流を用い、鍼は（腐食）を考慮し3〜5番［20〜24号鍼］以上の（ステンレス）鍼を使用する。顔面麻痺、坐骨神経痛などに効果的で、（心臓ペースメーカー）使用者には禁忌である。

☐ **耳鍼療法**は耳介上にある特定点に刺鍼して疾患を治療するもので、フランスの（P.ノジェ）により発展した。円皮鍼や皮内鍼を用いる。

☐ **頭鍼療法**は（脳血管）障害など中枢神経障害を治療する目的で行われ、大脳皮質の機能局在が頭皮上に投影されるとする刺激区を頭皮上に想定し鍼刺激を加える方法である。

☐ **吸角療法**はガラス製、プラスチック製の球形の用具を皮膚に密着させ、火罐法や吸引器を用いて吸引する方法である。（瘀血）に対する効果が期待される。

☐ **イオン鍼**は主に（奇経）療法に使用され、金銀2種類の鍼を（八総）穴に刺鍼する。

☐ **レーザー鍼**は刺鍼のかわりに（レーザー光線）を利用して、経穴に刺激を与える。（疼痛）疾患や（星状）神経節へ用いられる。

☐ **刺絡**は（三稜鍼）を用いて皮膚や細い血管から少量の血を出すことをいう。高血圧、肩こり、腰痛に効果があるが、（感染）や事故には注意が必要となる。

3 ▶ 特殊鍼法 Q&A

Question	Answer
1 小児鍼は刺入刺激が主体である。	**1** □×：接触と摩擦で刺入はしない。
2 小児鍼は成人には用いない。	**2** □×：鍼刺激に過敏な人や刺入に抵抗感をもつ成人は対象
3 小児鍼は特定の経穴への刺激を行う。	**3** □×：広範囲の体表に行う。
4 小児鍼で接触鍼と摩擦鍼の両刺激を与えられるのはいちょう鍼である。	**4** □○
5 皮内鍼は赤羽幸兵衛によって開発された。	**5** □○：1900年代に考案された。
6 皮内鍼は皮膚に垂直に刺入する。	**6** □×：垂直 → 平行（水平）
7 皮内鍼は刺入後すぐに抜鍼する。	**7** □×：長時間の刺激に適する。
8 皮内鍼は筋への刺激に適する。	**8** □×：筋層へは刺激しない。
9 円皮鍼は皮膚に水平に刺入する。	**9** □×：水平 → 垂直
10 円皮鍼はスポーツ競技者に禁忌である。	**10** □×：スポーツ時にも用いられる。
11 灸頭鍼にはカシメ式の鍼を使用する。	**11** □○
12 灸頭鍼の熱の調節はアルコール綿花を使用する。	**12** □×：水で濡らした綿花等を用いる。
13 ペースメーカーを使用している患者には鍼通電療法が効果的である。	**13** □×：鍼通電療法は避ける。
14 鍼通電療法では直流電流を使用する。	**14** □×：直流電流 → 交流電流
15 鍼通電療法で18号の使用は折鍼の恐れがある。	**15** □○：20〜24号が推奨されている。
16 鍼通電療法は金属鍼を用いる。	**16** □×：金鍼、銀鍼は禁忌
17 イオン鍼は八合穴に刺鍼を行う。	**17** □×：八合穴 → 八総穴
18 レーザー鍼は毫鍼を使用する。	**18** □×：鍼を使用しない。
19 レーザー鍼は星状神経節に用いられる。	**19** □○
20 耳鍼療法では鋒鍼を使用する。	**20** □×：円皮鍼、皮内鍼を使用する。

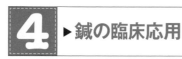

4 ▶鍼の臨床応用

☐　鍼の刺激量

条件	強刺激	弱刺激
使用鍼	（長く太い）鍼	（短く細い）鍼
運鍼速度	（急）	（緩）
刺激時間	（長い）	（短い）
手技	鍼の動揺が（大きい）手技	鍼の動揺が（小さい）手技

☐　個体の感受性

区分	鋭敏な場合	鈍感な場合
年齢	（小児）、（老年）	（青年）、（壮年）
性別	（女子）	（男子）
体質	（虚弱）、（神経質）	（頑健）
栄養状態	（不良）な者	（佳良）な者
経験	（未経験者）	（経験者）
刺激部位	（顔）、（手足）など	（腰）、（背）など

☐　鍼施術の禁忌は新生児の（大泉門）、（外生殖器）、（臍部）、（眼球）、（急性炎症）の患部、（肺）、（胸膜）、（心臓）、（腎臓）、脊髄・延髄などの（中枢神経）系、（大血管）などがある。

☐　一般的に①（安静）が必要な場合、②刺激を与えることで、有害作用を起こす場合、③免疫能が低下し（感染）の危険性が高い場合には鍼灸治療は避ける。

☐　WHOのガイドラインでは①（妊娠）［※陣痛や流産を誘発する可能性がある］、②（救急）事態や（手術）を必要とする場合［※鍼灸を救急療法として用いない］、③（悪性腫瘍）［※腫瘍への直接刺激を避ける］、④（出血）性の疾患の場合の鍼療法は避けるべきとしている。

4 ▶ 鍼の臨床応用 Q&A

Question	Answer
1 鍼は太く長い方が刺激は強い。	**1** ☐ ○
2 刺激時間が長い方が刺激は弱い。	**2** ☐ ×：時間が長いと刺激は強い。
3 緩やかに鍼を動かしたほうが急な動きより強刺激を与えることができる。	**3** ☐ ×：緩やかは弱刺激
4 女性は男性に比べると刺激に鈍感である。	**4** ☐ ×：女性の方が敏感
5 老人の刺激感受性は鈍感である。	**5** ☐ ×：鈍感 → 鋭敏
6 腰は手足に比べると刺激に敏感である。	**6** ☐ ×：腰は手足などに比べ鈍感
7 急性炎症の患部には直接施術を行うと効果的である。	**7** ☐ ×：急性炎症の患部は禁忌
8 新生児の大泉門への鍼施術は禁忌である。	**8** ☐ ○
9 外生殖器には直接鍼施術を行ったほうが良い。	**9** ☐ ×：外生殖器は禁忌
10 感染の危険性がある場合には鍼施術を行ったほうが良いとされている。	**10** ☐ ×：感染の危険性がある場合は避ける。
11 鍼灸は救急療法としても期待ができる。	**11** ☐ ×：救急療法としては用いない。
12 悪性腫瘍には直接施術を行うと良い。	**12** ☐ ×：腫瘍への直接刺激は避ける。
13 WHOのガイドラインでは出血性疾患の患者に鍼施術は効果的とされている。	**13** ☐ ×：出血性疾患の方は禁忌

MEMO

5 ▶リスク管理

☐ 気胸

原因	（前胸）部、（肩背）部、（鎖骨上窩）への深刺。 ※鍼による気胸は（女性）に多い。
症状	（胸痛）、（チアノーゼ）、（刺激性咳）、（労作性呼吸困難）など。
処置	患者に状態を説明し安静を指示する。症状が増悪する場合は（医師）に治療を依頼する。
予防	解剖的構造を理解し、刺入方向や患者の体格を考慮して、刺入深度を調節する。

☐ 折鍼：故意による（埋没）鍼は現在行われない。

原因	鍼自体の欠陥や腐蝕、（オートクレーブ滅菌）の反復使用、（直流）電流による通電、患者の不意な体動など。　※折鍼は（銀鍼）の報告が多い。
処置	鍼の断端が見える時はピンセットで抜き、断端が見えない時は（外科的手術）が必要。
予防	（ディスポ鍼）の使用、鍼体（1/4〜1/3）を残して刺入、（交流）電流を使用する。

☐ 皮膚反応：抜鍼後の皮膚の発赤、膨疹、紅斑、皮膚膨隆が出現する。

原因	組織損傷に伴う局所反応、粗暴な手技、（アレルギー）反応など。
処置	炎症反応の場合は自然消滅する。内出血の場合は軽く（圧迫）する。
予防	十分な（後揉）法、丁寧な手技、細い鍼を使用する。

☐ 出血や内出血：（出血性）素因を有する疾患の場合は注意を行う。

原因	粗暴な手技など。
処置	アルコール綿花で（圧迫）止血、止血後に（後揉）法を行う。
予防	慎重な手技、十分な（前・後揉）法、細い鍼を使用する。

☐ 抜鍼困難（渋鍼）

原因	筋攣縮、過度の（回旋）、体動時の筋収縮や鍼体の弯曲など。
処置	リラックスをさせる、一方向での回旋の場合は（逆方向）への回旋、（置鍼）、（迎え鍼）、（副刺激）術、（示指打）法を行う。

204

☐ 脳貧血（脳虚血）

原因	精神的緊張過敏や初診患者、全身状態不良者［不眠、疲労、空腹など］への刺鍼。
症状	（顔面蒼白）、（冷や汗）、（悪心嘔吐）、（血圧低下）、一過性の意識消失（失神）など。
処置	（仰臥）位にし、頭部を（低く）して安静をとらせる。（返し鍼）［合谷、足三里などの四肢末端への刺鍼］を行う。
予防	（座位）・（立位）の施術に注意する、刺激量を調節する、患者の治療への不安をなくす。

☐ 遺感覚

原因	不良鍼尖や太い鍼の使用、強刺激、鍼の弯曲、過度の刺激など。
処置	抜鍼後に痛みの部位を（圧迫）する。
予防	刺入技術の熟練、刺入器具や技術の工夫、十分な（後揉）法を行う。

☐ 手の洗浄に使用する薬剤は0.1％塩化ベンザルコニウム（逆性石鹸）、0.5％イルガサンDP300配合の薬用石鹸が用いられる。

☐ 手指の消毒

①清拭法（スワブ）法	綿花などに消毒薬を染み込ませたもので手指を拭く。
②擦式法（ラビング）法	擦式消毒薬［速乾性エタノールローション］約3mlを手指に擦り込む。

☐ 手指消毒は消毒用エタノール（70〜80）％、イソプロパノール（50〜70）％を使用する。

☐ 患者皮膚の消毒法は（スワブ）法で行い、消毒用エタノール（70〜80）％を使用する。

☐ ディスポーザブル鍼は（エチレンオキサイドガス［EOG］）滅菌が行われている。

☐ 器具の消毒には（高圧蒸気滅菌）法を用い、（紫外線）消毒器に保管する。

☐ 肝炎・エイズ感染は医療現場では（注射針）の誤刺が多い。鍼施術では（ディスポ鍼）や指サックの使用、使用後の鍼の慎重な取扱、B型肝炎（ワクチン）接種などの対策を行う。

☐ 消毒レベル

①（洗浄）	汚れを落とし絶対菌量を減らす	例：日用衣類、消毒前の（器具）、手指など
②（消毒）	病原微生物のみを死滅させる	例：便器、施術者の（手指）、施術部位など
③（滅菌）	すべての微生物を完全に死滅させる	例：内視鏡、手術器具、（鍼）、注射器など

5 ▶リスク管理 Q&A

Question	Answer
1 鍼による気胸は男性に多くみられる。	**1** ☐ ×：女性に多い。
2 気胸ではチアノーゼがみられる。	**2** ☐ ○
3 施術後の咳嗽は気胸を疑う。	**3** ☐ ○
4 鎖骨上窩の深刺は危険が少ない。	**4** ☐ ×：深刺は気胸の原因
5 気胸は安静にしておくと自然に完治するため、自宅へ戻るよう指示を行う。	**5** ☐ ×：症状が増悪する場合は医師へ
6 折鍼の予防として直流電流を使用する。	**6** ☐ ×：直流 → 交流電流
7 折鍼はディスポ鍼でよくみられる。	**7** ☐ ×：銀鍼の報告が多い。
8 オートクレーブ滅菌の反復使用と折鍼は関係がない。	**8** ☐ ×：反復使用は避ける。
9 現在も埋没鍼はよく用いられる手法である。	**9** ☐ ×：現在は行われない。
10 折鍼の処置で手術を行うことがある。	**10** ☐ ○
11 抜鍼後の皮膚反応の対策としては十分な後揉法が効果的である。	**11** ☐ ○
12 前揉法は出血や内出血には効果がない。	**12** ☐ ×：予防になる。
13 抜鍼困難を渋鍼という。	**13** ☐ ○
14 抜鍼困難時はすぐに患者を動かす。	**14** ☐ ×：リラックスさせる。
15 抜鍼困難に対して返し鍼は有効である。	**15** ☐ ×：返し鍼 → 迎え鍼
16 抜鍼困難に対して示指打法は有効である。	**16** ☐ ○
17 抜鍼困難時に置鍼は避ける。	**17** ☐ ×：置鍼は有効
18 脳貧血が起こった場合、まずは頭部を高くする。	**18** ☐ ×：頭部は低く
19 脳貧血に対して迎え鍼は有効である。	**19** ☐ ×：迎え鍼 → 返し鍼

20 脳貧血に対して下肢への刺鍼は有効である。

20 □ ○

21 脳貧血の予防として、座位での施術を積極的に取り入れる。

21 □ ×：座位は注意が必要

22 遺感覚が生じたら、まず圧迫を行う。

22 □ ○

23 清拭法に相当するものをラビング法という。

23 □ ×：ラビング法 → スワブ法

24 逆性石鹸は手指の消毒に用いられる。

24 □ ○

25 綿花に消毒薬を染み込ませたもの［酒精綿］で手指を拭くことをスワブ法という。

25 □ ○

26 手指の消毒には消毒用エタノール（100%）を使用する。

26 □ ×：100% → 70〜80%

27 患者皮膚の消毒法には擦式法を用いる。

27 □ ×：擦式法 → 清拭法（スワブ法）

28 患部の消毒には消毒用エタノール（70〜80%）を使用する。

28 □ ○

29 器具の消毒には低圧蒸気滅菌法を用いる。

29 □ ×：低圧蒸気滅菌法
　　　　→ 高圧蒸気滅菌法

30 器具は滅菌後、施術室で保管する。

30 □ ×：紫外線消毒器で保管

31 ディスポーザブル鍼はEOG滅菌が行なわれる。

31 □ ○

32 ディスポーザブル鍼の使用は肝炎の予防にはならない。

32 □ ×：予防になる。

33 施術者のB型肝炎ワクチン接種は法的に義務づけられている。

33 □ ×：法的義務ではない。

34 肝炎やエイズなどの感染は医療現場において注射針による誤刺が多い。

34 □ ○

35 洗浄は病原微生物を死滅させることをいう。

35 □ ×：病的微生物の死滅 → 消毒

36 滅菌より消毒の方が消毒レベルは強い。

36 □ ×：滅菌の方が強い。

37 施術の際、手指には必ず滅菌を行う。

37 □ ×：手指は洗浄や消毒

6 ▶鍼治効の基礎

- [ ] **痛み**は（侵害受容性）疼痛、（神経因性）疼痛、（心因性）疼痛に分けられる。

- [ ] **侵害受容性疼痛**は痛覚受容器［（侵害）受容器］が外部から刺激され生じる痛みである。侵害刺激とは組織の損傷を引き起こす刺激のことで、組織の病変や異常により引き起こされる。

- [ ] **侵害受容性疼痛**は痛覚線維［（侵害）受容線維］が関与する。痛覚線維は2種類ある。1つは（体性痛覚）線維で、体表の皮膚や粘膜で起こる（表在）痛と骨格筋や関節、靱帯、骨膜で起こる（深部）痛に関与する。もう1つは（内臓痛覚）線維で、内臓のうずくような痛み［※（内臓）痛］に関与する。

- [ ] **深部痛と内臓痛**は（自律神経）反射や（骨格）筋の反射性収縮を引き起こし、このうち内臓痛の場合は（腹壁）に起こりやすい。

- [ ] **侵害刺激**は疼痛部位付近の反射性血管攣縮、（組織虚血）、（組織破壊）、発痛物質が遊離することにより、侵害受容器が刺激され疼痛が生じることで痛みの悪循環が形成される。

- [ ] **神経因性疼痛**は侵害刺激を起こす（組織損傷）がなくても発生する。神経伝達系の障害で引き起こされ（知覚鈍麻）、痛覚過敏、（アロディニア）を伴う。臨床的には（帯状疱疹後神経痛）、（糖尿病性ニューロパチー）、（腕神経叢引き抜き損傷）、反射性交感神経性ジストロフィー、幻肢痛、視床痛などで認められる。

- [ ] **心因性疼痛**は身体疾患がなくても痛みがあり、解剖学的・神経学的に説明のつかない疼痛や心理的影響によって痛みが変わる場合に疑われる。国際疼痛学会は①（筋緊張性）の痛み、②（鬱病に伴う）痛み、③ヒステリーや転換性障害・心気症の痛み、④妄想性や幻覚性の痛みに分類している。

- [ ] 痛覚受容器　※形態は（自由神経）終末

	高閾値侵害受容器	ポリモーダル受容器
反応刺激	（機械的）侵害刺激のみ	全ての侵害刺激 ［（機械的）・（化学的）・（温熱的）］
伝導線維	（Aδ）線維［（有髄）］	（C）線維［（無髄）］
痛みの局在	（明瞭）	（不明瞭）
痛みの性質	速く鋭い［（一次痛）］	遅く鈍い［（二次痛）］
神経経路	（新脊髄視床）路	（古脊髄視床）路
発痛物質	受容（しない）	受容（する）
神経伝達物質	脊髄後角での侵害刺激の伝達物質→（サブスタンスP）	

208

☐ ポリモーダル受容器は皮膚、筋、関節、内臓など（全身）の組織に分布し、（45℃）以上の熱刺激に反応し、熱痛が生じる。

☐ **内因性発痛物質**は（ブラジキニン）、（セロトニン）、（ヒスタミン）、カリウムイオン、水素イオンなどで、（プロスタグランジン）はブラジキニンの発痛作用を増強する。

☐ **痛覚の伝導路**は（外側脊髄視床路）と（脊髄網様体路）の2つである。

☐ 痛覚の上行路は脳幹に外側と内側の伝導路がある。新脊髄視床路［外側系］は痛みの（感覚）や（識別）に関与し、古脊髄視床路［内側系］は痛みによる（情動行動）や（自律機能）、痛みの制御の調節に関わるとされている。

☐ 内臓の侵害刺激が体表に痛みを起こすことを（関連）痛という。内臓と皮膚の侵害性求心性線維が（同じ伝導路）を通るため、脳は（皮膚）の痛みとして認識してしまう。

☐ 触圧覚受容器　※神経線維は（Aβ）線維

	受容器	順応の仕方	機能
圧覚	（メルケル）盤、（ルフィニ）終末	（遅い）	（強度）検出器
触覚	（マイスナー）小体、（毛包）受容器	（速い）	（速度）検出器
振動覚	（パチニ）小体	（最速）	（加速度）検出器

☐ 触覚の伝導路は局在が明瞭な精細触圧覚は（後索－内側毛帯路）を、局在が不明瞭な粗大触圧覚は（腹側脊髄視床路）を上行する。

☐ 反射機構において**体性**は（皮膚・筋・腱）を指し、**内臓**は（内臓や血管）など自律神経が関わる場所を指す。

☐ **体性－運動反射**には（伸張）反射や（逃避）反射が含まれる。**伸張反射**は（腱）への刺激が（同名筋）を収縮させ、**逃避反射**は体性感覚への侵害刺激から逃げるために筋を収縮させる。

☐ **自律神経反射**：①（内臓－内臓）反射、②（内臓－体表）反射、③（体性－内臓）反射

①内臓―内臓反射	（求心路）と（遠心路）ともに自律神経が関与。排便排尿反射など
②内臓―体表反射	内臓病変を皮膚上で痛みと認識してしまう（関連痛）、知覚過敏となる（ヘッド帯）など。
※内臓―体性［運動］反射	（虫垂炎）などの内臓病変による（筋性防御）など。
③体性―内臓反射	（体性感覚）への刺激が内臓や血管に反応を引き起こすもので**鍼刺激**の機転はこの反射によるものが大きい。

☐ **鍼鎮痛**に関与する受容器は（ポリモーダル）受容器で神経線維は（Aδ）線維と（C）線維が考えられている。

☐ **鍼鎮痛**の発現には10〜30分の（潜伏期）があり、刺激中止後20〜30分持続する。また、モルヒネ［オピオイド］拮抗薬の（ナロキソン）投与で鍼鎮痛が発現しなくなることから、（内因性モルヒネ様）物質が関与していると考えられている。

☐ **オピオイド受容体**［麻薬様作用物質全体の受容体］は中枢神経、消化管などに存在し（エンケファリン）、（エンドルフィン）、（ダイノルフィン）に親和性を示す。

☐ 鍼鎮痛時に**抗β-エンドルフィン血清**を投与すると鍼鎮痛が消失するため（β-エンドルフィン）が関わっていることが確認されており、脊髄では**抗メチオニンエンケファリン血清**を投与すると鍼鎮痛が出現しなくなるため、脊髄内求心路に（メチオニンエンケファリン）が関わっていることが確認されている。

☐ **鍼鎮痛**には（個体差）がある。エンケファリン分解酵素の阻害剤（D-フェニルアラニン）を投与すると鍼鎮痛の個体差がなくなる。

☐ **鍼鎮痛**は低頻度（1Hz程度）で筋収縮を起こす強度の電気刺激が最も持続性がある。

☐ **鍼鎮痛**に関わる中枢経路は（求心路）と（遠心路）で区別され、求心路と遠心路の連絡には（ドーパミンニューロン）が関わる。ドーパミンニューロンは（下垂体）から分泌される（β-エンドルフィン）の調節を受けている。
※【（求心路）：経穴部位から弓状核中心部まで】・【（遠心路）：弓状核後部から下行性痛覚抑制系を経て脊髄後角での痛覚遮断まで】

☐ **鍼刺激**の求心性インパルスは（弓状核中央部）で2方向に分かれる。1つはドーパミンニューーロンを活動させる。もう1つは（正中隆起）を経由して（下垂体）に至り（β-エンドルフィン）を遊離させる。

☐ **鍼鎮痛の求心路**を刺激すると【①（鎮痛の発現）までに時間がかかる ②（刺激終了後）も持続 ③（個体差）あり ④（ナロキソン）で鎮痛が消失】の鍼鎮痛の特徴が全て出現するが、（下垂体）摘出では鍼鎮痛は出現しなくなる。**遠心路**を刺激した場合は鍼鎮痛の特徴は出現せず、（下垂体）摘出でも鎮痛が出現する。

☐ **下行性痛覚抑制系**は視床下部で2経路に分かれる。1つは縫線核系から脊髄を下行する（セロトニン）系であり、もう1つは巨大神経細胞網様核を通る（ノルアドレナリン）系である。2経路とも（脊髄後側索）を下行し、（脊髄後角）で痛覚情報を遮断する。

☐ 脊髄における鍼鎮痛機序を（ゲートコントロール）説といい、（メルザック）・（ウォール）により提唱された。

6 ▶鍼治効の基礎 Q&A

Question	Answer
1 侵害刺激とは組織の損傷を引き起こす刺激のことである。	**1** ☐○
2 神経因性疼痛は組織損傷により起こる。	**2** ☐×：組織損傷がなくても発生する。
3 深部痛は腹壁に起こりやすい。	**3** ☐×：腹壁に起こりやすいのは内臓痛
4 痛覚受容器の形態は自由神経終末である。	**4** ☐○
5 痛覚受容器は1つである。	**5** ☐×：高閾値機械受容器とポリモーダル受容器
6 高閾値機械受容器の興奮を伝えるのはC線維である。	**6** ☐×：C線維 → Aδ線維
7 ポリモーダル受容器の興奮を伝えるのはAδ線維である。	**7** ☐×：Aδ線維 → C線維
8 一次痛は局在が明瞭で速い痛みである。	**8** ☐○
9 二次痛は局在が不明瞭で鈍痛といわれる。	**9** ☐○
10 ポリモーダル受容器は45℃以上の熱刺激に反応する。	**10** ☐○
11 サブスタンスPは侵害刺激の伝達物質である。	**11** ☐○
12 ブラジキニンはプロスタグランジンの作用を増強させる。	**12** ☐×：プロスタグランジンがブラジキニンの作用を増強させる。
13 外側脊髄視床路は触覚の伝導路である。	**13** ☐×：触覚 → 痛覚
14 新脊髄視床路は痛みによる情動行動に関与する。	**14** ☐×：新脊髄視床路は痛みの感覚、識別に関与する。
15 内臓と皮膚の侵害性求心性線維は同じ伝導路を通る。	**15** ☐○
16 触圧覚神経線維はAδ線維である。	**16** ☐×：Aδ線維 → Aβ線維
17 圧受容器にはマイスナー小体がある。	**17** ☐×：圧受容器はメルケル盤、ルフィニ終末

18 触圧刺激の順応が最も速いのはパチニ小体である。　**18** ☐ ○

19 局在が明瞭な触圧覚は腹側脊髄視床路を上行する。　**19** ☐ ×：局在が明瞭な場合 → 後索路ー内側毛帯系を上行

20 筋性防御は内臓ー内臓反射である。　**20** ☐ ×：内臓ー内臓反射 → 内臓ー体性（運動）反射

21 鍼刺激後血管運動や内臓の運動が亢進するのは体性ー運動反射である。　**21** ☐ ×：体性内臓反射または体性自律反射

22 鍼鎮痛には高閾値機械受容器が関与する。　**22** ☐ ×：高閾値機械受容器 → ポリモーダル受容器

23 鍼鎮痛の発現にはナロキソンが関与する。　**23** ☐ ×：ナロキソン → 内因性モルヒネ様物質

24 オピオイド受容体とは麻薬様作用物質を受容する働きをもつ。　**24** ☐ ○

25 オピオイド受容体の親和性が高いのはエンケファリン、エンドルフィン、ダイノルフィンである。　**25** ☐ ○

26 オピオイド拮抗物質はナロキソンである。　**26** ☐ ○

27 鍼鎮痛は刺激後すぐに起こる。　**27** ☐ ×：10〜30分の潜伏期あり

28 鍼鎮痛時に抗β-エンドルフィン血清を投与しても鍼鎮痛の効果は変わらない。　**28** ☐ ×：鍼鎮痛は消失する。

29 鍼鎮痛の効果に個体差はみられない。　**29** ☐ ×：個体差あり

30 鍼鎮痛は100Hz程度の鍼通電が望ましい。　**30** ☐ ×：100Hz → 1Hz程度

31 鍼鎮痛は脳幹から分泌されるドーパミンが関わる。　**31** ☐ ×：脳下垂体から分泌される。

32 下垂体のドーパミンニューロンはナロキソンの調節作用を受ける。　**32** ☐ ×：β-エンドルフィン

33 脊髄における鍼鎮痛機序をゲートコントロール説という。　**33** ☐ ○

▶鍼療法の治効理論

☐ 鍼灸の治療的効果

① （調整）作用	組織・器官に一定の刺激を与えて、機能を調整する。
A （興奮）作用	神経機能減弱［知覚鈍麻・運動麻痺など］、内臓機能減退に対し興奮させる。
B （鎮静）作用	異常な機能の興奮［痛み・痙攣など］に対して鎮静させる。
② （誘導）作用	血管に影響を及ぼし、充血を起こし、患部の血量を調節する。
A （患部誘導）法	患部に施術し、血流を他の健康部から誘導する。
B （健部誘導）法	患部より少々隔たった部に施術し、血液をそちらに誘導し、患部の血量を調整する。
③ （鎮痛）作用	内因性モルヒネ様物質、下行性抑制系などにより鎮痛作用は発現する。
④ （防衛）作用	白血球や大食細胞などを増加させ、生体の防衛力を高める。
⑤ （免疫）作用	免疫能を高める。
⑥ （消炎）作用	白血球増加、血流改善（病的滲出物の吸収促進）により、防衛力を高める。
⑦ （転調）作用	アレルギー体質や自律神経失調症を改善し、体質を強壮にする。
⑧ （反射）作用	刺激による反射機転を介して、臓器や組織の機能を鼓舞、または抑制する。

☐ 鍼刺激により（軸索）反射が起こり、血流が増大し、痛みの解消を行う。この反射に関与する神経伝達物質は（サブスタンスP）や（CGRP）が考えられる。

☐ 軸索反射が起こると刺鍼部位やその周辺に（紅斑）が出現する。［※（フレア）現象］これは、刺激が神経を逆行性に伝導しサブスタンスPなどが遊離され（血管拡張）が起こり、広がった血管に対し血液が集まることで発赤が起こる。

☐ 鍼刺激の「ひびき」に興奮するのは（ポリモーダル）受容器であり、これは無髄の（C）線維や有髄の（Aδ）線維で支配されている。受容器が興奮するとサブスタンスPやCGRP、VIP（血管作動性腸ペプチド）を放出し血管拡張反応や血漿タンパクの漏出を起こす。

☐ 鍼刺激により血流改善が起こるが（アトロピン）投与で出現しなくなる。アトロピンは（抗コリン作動性）があり、ムスカリン性アセチルコリン受容体を阻害させる。鍼刺激は筋内のコリン作動性神経を活動させて血流改善を行う。
※鍼刺激→（ポリモーダル）受容器→（CGRP）含有第一次知覚神経終末→（軸索）反射→コリン作動性神経→アセチルコリン増大→筋血管を拡張し筋血流改善→痛みの解消、（フ

レア）現象

□ 遠隔部の筋血流に対する作用には（体性自律）反射が関与する。
　　※例）脊椎傍筋への鍼刺激→腓腹筋血流増大

□ 胃運動に及ぼす鍼刺激では、四肢刺激により胃運動の（亢進）[迷走神経胃枝の活動（亢進）]、
　腹部刺激により胃運動の（抑制）[交感神経胃枝の活動（亢進）] が起こる。これら内臓に
　対する作用には（体性自律）反射が関与している。

□ 会陰部を刺激すると膀胱運動が（抑制）され、仙骨部の骨膜への機械的鍼刺激により膀胱
　自律収縮の（抑制）が起こる。

□ 足三里穴に刺激を行うと、心拍数（減少）、血圧（低下）が起こる。

□ 仙骨部骨膜への鍼刺激は（前立腺肥大）における排尿障害に対し有効である。また、本態
　性高血圧に対する（低周波鍼通電）療法は非薬物療法として有効とされている。

□ 鍼刺激による免疫系の影響は自律神経を介した作用であり、（サイトカイン）なども関与し
　ている。

Column

単位のあれこれ

長さの単位
日本では尺貫法の一部を現在でも使っている。長さの単位として里（1里＝36町）、町
または丁（1町＝60間＝360尺）、丈（1丈＝10尺）、間（1間＝6尺）、尺（1尺＝10寸＝
30.3cm）、寸（1寸＝3.03cm）、分（1/10寸）、厘（1/100寸）、毛（1/1000寸）といっ
た長さの単位が用いられている。大工さんはこれらの単位（間、尺、寸）を駆使しないわ
けにはいかない。巻き尺、は大工道具である。一坪は1間平方で6尺×6尺で3.305m^{2}であ
る。一畳はこの半分となる。針や釘の長さを表すのに寸・分を用いる。鴨野長明の「方丈
記」とは10尺平方（約9m^2）の部屋で書かれたものであろう。一寸法師は身長がほぼ3cmで、
一寸の虫にも五分の魂とは、約3cmの虫にも1.5cm程の魂があることで、魂の大きさを表
している。鍼灸の分野では針の長さに寸・分を、人体の隣り合う関節間の距離に尺・寸を
用いている。

圧力の単位
はり師・きゅう師・あん摩マッサージ指圧師においては、はりや指によって圧力を人体に
加えることが多い。圧力は単位面積に加える力である。まず力の単位N（ニュートン）は
組立単位でkg・m/s^{2}となり、圧力の単位P（パスカル）はN/m^{2}である。したがって、P
＝ kg/（m・s^2）となる。SI単位系以外に、atm（気圧）、Hg、Torr、barなども場合により
使う。

7 ▶鍼療法の治効理論 Q&A

Question	Answer
1 神経機能減弱、内臓機能減退に対し興奮させることを防衛作用という。	**1** □ ×：防衛作用 → 興奮作用
2 白血球増加、血流改善により防衛力を高めることを興奮作用という。	**2** □ ×：興奮作用 → 消炎作用
3 アレルギー体質や自律神経失調症を改善し、体質を強壮にすることを免疫作用という。	**3** □ ×：免疫作用 → 転調作用
4 鍼刺激を行うと軸索反射が起こる。	**4** □ ○
5 軸索反射とフレア現象は関係がない。	**5** □ ×：軸索反射の結果起こる。
6 軸索反射は脊髄を介する。	**6** □ ×：神経の逆行性伝導による反応
7 「ひびき」に興奮するのは高閾値機械受容器である。	**7** □ ×：高閾値機械受容体 → ポリモーダル受容器
8 サブスタンスPおよびCGRPは軸索反射に関与する。	**8** □ ○
9 CGRPは血管収縮反応を示す。	**9** □ ×：血管収縮反応 → 血管拡張反応
10 サブスタンスPおよびCGRPは血漿タンパクの漏出を起こす。	**10** □ ○
11 鍼刺激時にアトロピンを投与すると、血流の改善効果が増大する。	**11** □ ×：効果は出現しなくなる。
12 腰に鍼を行った結果、下腿の筋回復が起こるのは体性自律反射が起こるためである。	**12** □ ○
13 四肢に鍼刺激を行うと胃運動は抑制される。	**13** □ ×：抑制される → 亢進する
14 会陰部を刺激すると膀胱運動は亢進する。	**14** □ ×：亢進 → 抑制
15 足三里穴に刺激を行うと血圧は上昇する。	**15** □ ×：上昇 → 低下
16 本態性高血圧には低周波鍼通電療法が有効である。	**16** □ ○
17 鍼刺激による免疫系への影響にはサイトカインが関与する。	**17** □ ○

8 ▶関連学説

- [ ] **サイバネティックス**は（ノーバート・ウィナー）が提唱した。内容は制御できないもの［天候など］の情報を求め、これを適合するように制御し調節する。これを（フィードバック）と呼び、**鍼刺激**においては、生体のゆがんだ（平衡状態）を調整しようとするものである。

- [ ] **内部環境の恒常性**は（クロード・ベルナール）が提唱し、生物は生存のため生体内の環境を一定に保ち維持するという考えである。

- [ ] **ホメオスターシス**は（キャノン）が言語化し、環境の変化といった刺激に対して生体が有利に応答する調節系を（交感神経－アドレナリン系の緊急反応）とし、**鍼刺激**では物理刺激を利用して、（内部環境恒常性保持機能）の失調回復に作用すると考えられている。

- [ ] **汎適応症候群（ストレス学説）**は（ハンス・セリエ）が提唱し、生体に加えられた刺激は（下垂体－副腎皮質系）を介して内分泌系に一連の反応を起こすというものある。

- [ ] 生体に対して刺激となるものを（ストレッサー）と呼び、ストレッサーが作り出す生体のゆがみ・ひずみの状態を（ストレス）という。

- [ ] **ストレスを受けた生体**は（副腎皮質の肥大）、（胸腺・リンパ系の萎縮）、（胃・十二指腸の潰瘍）といった3つの様相反応を示す。

- [ ] **ストレス**が生体に作用すると反応の時期として**第一期**（警告反応期）、**第二期**（抵抗期［交絡感作期］）、**第三期**（疲憊期）の3つの時期に分けられる。**第一期**は（ショック相）と（反ショック相［交絡抵抗期］）がある。

- [ ] 生体がストレッサーに直面した直後を（ショック相）といい、刺激抵抗性の（低下）が起こる。**ショック相の後**を（反ショック相［交絡抵抗期］）といい、生体の防衛反応を呈す時期である。ショック相と（反対）の状態へ向かい、刺激に対する抵抗性が（増加）する。

- [ ] **第二期**（交絡感作期）は、初めに加えられたストレッサーに対してのみ（抵抗）をあらわし、それ以外のストレッサーへの抵抗は（低下）している状態。**第三期**（疲憊期）は、生体への刺激が長く強いと（適応の反応）を維持しきれず（抵抗力）を失ってしまう。

- [ ] **キャノン**の（緊急反応）と**セリエ**の（汎適応症候群）は相互に関連しあう。

- [ ] 自律神経への過剰刺激による血管運動障害のことを（レイリー）現象という。四大特性は、【①（血管運動性）の障害、②（非特異的）な刺激、③（非恒常性）の病変、④障害の（拡散）】である。**鍼刺激**では自律神経への緊張を高め、反応は（局所）から（遠隔）に及ぶ。

- [ ] **圧発汗反射**［圧自律神経反射］は（高木健太郎）により発表された。皮膚圧迫による交感神経反射であり、発汗以外にも反応がある。圧迫側は交感神経が（抑制的）に、非圧迫側は（興奮的）に作用する。なお、圧反射は、脊髄分節と一致して（現れない）。**鍉鍼・粒鍼・皮内鍼・毫鍼**などは圧刺激であり、皮膚への圧刺激は左右非対称の（筋緊張）の変化や（自律神経）の変化を起こす。

8 ▶関連学説 Q&A

Question	Answer
1 サイバネティックスとは機械的動きのことをいう。	**1** ☐ ×：状況に合わせた「舵取り」の意味
2 サイバネティクスは刺激によるフィードバック機構を利用する考え方である。	**2** ☐ ○
3 内部環境の恒常性はノーバート・ウィナーによって提唱された。	**3** ☐ ×：ノーバート・ウィナー → クロード・ベルナール
4 ホメオスターシスはキャノンが言語化した。	**4** ☐ ○
5 ホメオスターシスは刺激に対して副腎皮質が関わる理論である。	**5** ☐ ×：副腎皮質 → アドレナリン
6 汎適応症候群はハンス・セリエが提唱した。	**6** ☐ ○
7 汎適応症候群は生体への刺激を視床－副腎皮質系を介して反応を起こすものである。	**7** ☐ ×：視床－副腎皮質系 → 下垂体－副腎皮質
8 生体に加えられる刺激をストレスという。	**8** ☐ ×：ストレス → ストレッサー
9 ストレスを受けた生体は5つの様相反応を示す。	**9** ☐ ×：5つ → 3つ
10 ストレスに作用する反応時期は3期ある。	**10** ☐ ○
11 第一期は3つに分けられる。	**11** ☐ ×：3つ → 2つ（ショック相・反ショック相）
12 反ショック相は交絡抵抗期という。	**12** ☐ ○
13 交絡感作期は全てのストレッサーに対して抵抗性が増す。	**13** ☐ ×：初めに加えられたストレッサーに対してのみ抵抗
14 第三期は疲憊期ともいう。	**14** ☐ ○
15 疲憊期は刺激の反応ができず、抵抗力を失う。	**15** ☐ ○
16 レイリー現象は神経障害を症状とする。	**16** ☐ ×：神経障害 → 血管運動障害
17 圧発汗神経反射は高木健太郎により発表された。	**17** ☐ ○
18 圧刺激は発汗のみに反応が起こる。	**18** ☐ ×：自律神経を介すため多岐にわたる。

217

MEMO

鍼灸国試
でる ポ とでる 問

PART 5 きゅう理論

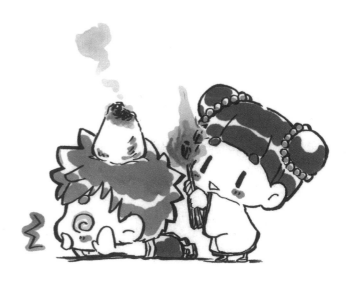

▶灸の基礎知識

1

灸の材料

☐ **モグサ（艾）** はキク科の多年草である（ヨモギ）から作られ、生産量は（新潟県）が最も多い。主成分は葉の裏面にある（毛茸）と（腺毛）である。

主成分	特性
毛茸	葉に密生する白い毛、ヨモギは（T字形）をしている。
腺毛	（揮発性精油成分）の（チネオール）を含む。 燃焼によりモグサ独特の芳香を発する。

☐ **ヨモギ**は（5〜8）月に採集する。

☐ **モグサの精製方法**は、ヨモギの葉のみを3〜4日直射日光または火力で（乾燥）させ、（石臼（いしうす））でひき、（篩（ふるい））にかけ、（唐箕（とうみ））で不純物を除去しモグサとなる。製造過程で数段階の品質に分けられ、使用目的に合わせて使用される。

☐ その他、モグサには繊維、蛋白質、類脂質、灰分、ビタミンB、ビタミンCが含まれる。

☐ モグサの品質には（良質）艾と（粗悪）艾があり、用途により使い分けられる。

【品質による違い】

種類	良質艾	粗悪艾
色	（淡黄白色）	（黒褐色）
夾雑物・不純物	（少ない）	（多い）
熱	穏やか	強い
手触り	よい・柔らか	悪い・固い
繊維の状態	細かい・少ない	粗い・多い
煙と灰の量	（少ない）	（多い）
香り	（芳香）	（青臭い）

☐ 施灸を目的に作られたモグサの小塊を（艾炷）とよぶ。艾炷は米粒大や半米粒大を使用することが多い。

☐ 良質艾は、患者の皮膚上に直接施灸する（直接灸）に使われることが多い。施灸時に艾炷を指でひねって使用する（散モグサ）と、モグサをあらかじめ一定の長さで円柱状の艾炷にし和紙にくるんだ（切モグサ）がある。

☐ 粗悪艾は、温灸・隔物灸・灸頭鍼などの（間接灸）に使われることが多い。

灸術の種類

☐ 灸術の種類は（有痕灸）と（無痕灸）に分けられる。

有痕灸

☐ 有痕灸には、（透熱灸）、（焦灼灸）、（打膿灸）などがある。皮膚に直接艾炷を置くため生体に強い温熱刺激を与える。（直接灸）ともいわれる。

有痕灸	艾炷の大きさ	方法と用途
透熱灸	（米粒大・半米粒大）	良質艾を使用し、経穴や圧痛点に施灸する。熱刺激を弱くする場合は、糸状灸を使うこともある。
焦灼灸	対象により異なる	熱刺激によって組織を焼灼・破壊し、痂皮が自然に落ちて治癒するのを待つ。 （イボ（疣贅））、（ウオノメ（鶏眼））、（タコ（胼胝））等に用いる。
打膿灸	（小～母指頭大）	皮膚に火傷をつくり、その上に膏薬を貼付して（化膿）させ（排膿）を促す。 生体の防御機能を高める目的で行う。 局所の瘢痕治癒まで1～2ヵ月かかり、灸痕が残る。 ※小児や虚弱者には不適切、現代はあまり用いられない。

無痕灸

☐ 無痕灸には、（知熱灸）、（温灸）、（隔物灸）、薬物灸などがある。温熱が穏やかで灸痕を残さないため、有痕灸が禁忌な部位や小児や女性、虚弱な者に広く用いられる。

無痕灸	方法と用途	例
知熱灸	大きく2種類の方法がある。 A.米粒大・半米粒大の艾炷を8～9割程度燃やして患者が熱を感じたら途中で消火する方法。 B.適宜の大きさにした艾炷（小～母指頭大）を皮膚上で燃焼させ、患者が熱感を感じたら速やかに取り除く方法。	八分灸、九分灸
温灸	（輻射熱）で温熱刺激を与える方法。 モグサを和紙などで棒状に巻いた（棒灸）や厚さ数ミリの台座を使用して皮膚との距離をあけ艾炷を燃焼させる（温筒灸）、温灸器を用いるものなどがある。	（棒灸）、温筒灸
隔物灸	艾炷と皮膚との間に物を置いて施灸する方法。（ショウガ）、（にんにく）、（味噌）、塩、ビワの葉、ニラ等を用いる。	にんにく灸、味噌灸、生姜灸、塩灸、ビワの葉灸、墨灸
その他	モグサを使用せず、各種薬物を治療穴に塗布して主に薬物のみの刺激を皮膚に加える方法。	（紅灸）、（うるし灸）

1 ▶ 灸の基礎知識 Q&A

Question	Answer
1 ヨモギはキク科の一年生植物である。	**1** ☐ ×：一年 → 多年性植物
2 ヨモギの生産量は新潟県が最多である。	**2** ☐ ○
3 モグサの製法は、「乾燥→石臼でひく→唐箕で除去する→篩にかける」順に行われる。	**3** ☐ ×：乾燥 → 石臼 → 篩 → 唐箕の順に行われる。
4 良質艾の製造過程で最終段階に使用するのは裁断機である。	**4** ☐ ×：裁断機 → 唐箕
5 石臼は、葉の粉砕のために用いられる。	**5** ☐ ○
6 唐箕は、夾雑物をふるい落す目的で使用する。	**6** ☐ ×：唐箕 → 長唐箕（けんどん）
7 モグサの燃焼時の芳香物質は葉緑素である。	**7** ☐ ×：葉緑素 → チネオール
8 腺毛にはチネオールが含まれている。	**8** ☐ ○：チネオールとは揮発性精油成分であり芳香を発する。
9 ヨモギの葉脈は精油を多く含む。	**9** ☐ ×：葉脈 → 腺毛
10 腺毛は葉の表面に密生している。	**10** ☐ ×：表面 → 裏面
11 毛茸はT字形をしている。	**11** ☐ ○
12 散艾は和紙に包まれている。	**12** ☐ ×：散艾 → 切艾
13 棒灸や温筒灸には良質艾を用いる。	**13** ☐ ×：粗悪艾を用いる。
14 良質艾は、黒褐色である。	**14** ☐ ×：淡黄白色
15 間接灸用の艾には良質艾が適している。	**15** ☐ ×：燃焼時の温度が高い粗悪艾が適している。
16 温灸艾は、燃焼時の煙や灰が多い。	**16** ☐ ○
17 良質艾は繊維成分が多い。	**17** ☐ ×：夾雑物や繊維は少ない。
18 温灸艾は燃焼時間が長い。	**18** ☐ ○
19 温灸艾は、直接灸に使われることが多い。	**19** ☐ ×：間接灸に使われることが多い。

20 温灸艾では燃焼温度が高くなる。

20 ☐ ○

21 透熱灸には精製度の高い艾を用いる。

21 ☐ ○：良質艾を用いる。

22 透熱灸には大豆大の艾炷を用いる。

22 ☐ ×：米粒大または半米粒大

23 「糸状灸」とは、透熱灸のひとつである。

23 ☐ ○：小児や虚弱な者に用いる。

24 焦灼灸とは、皮膚を化膿させ排膿させる灸法である。

24 ☐ ×：焦灼灸 → 打膿灸

25 焦灼灸は組織破壊を目的とする。

25 ☐ ○

26 焦灼灸は単純性疣贅に用いる。

26 ☐ ○

27 打膿灸は指頭大の艾炷をすえた後、吸出し膏を貼る灸法である。

27 ☐ ○：吸出し膏を貼付し排膿を促す。

28 知熱灸は、患者が熱さを感じたところで取り去る。

28 ☐ ○

29 温灸とは、輻射熱で温熱刺激を与える方法である。

29 ☐ ○

30 温筒灸とは、皮膚上に艾を置き、燃焼させる無根灸である。

30 ☐ ×：温筒灸 → 知熱灸

31 棒灸は隔物灸のひとつである。

31 ☐ ×：温灸である。

32 「艾条灸」とは、隔物灸のひとつである。

32 ☐ ×：棒灸のことであり、温灸のひとつである。

33 棒灸は湿性熱を利用した灸法である。

33 ☐ ×：湿性熱 → 乾性熱

34 隔物灸は皮膚損傷を与える。

34 ☐ ×：灸痕を残さない無痕灸である。

35 味噌灸は湿熱を利用した灸法である。

35 ☐ ○

36 にんにく灸は皮膚に損傷を与える。

36 ☐ ×：灸痕を残さない無痕灸であり、皮膚損傷はみられない。

37 隔物灸には、にんにく・味噌・生姜・塩・ビワの葉・墨などを用いる。

37 ☐ ○

38 しょうが灸は経皮的に薬理効果が期待できる。

38 ☐ ○

39 うるし灸は有痕灸の灸法に含まれる。

39 ☐ ×：モグサを使用しない灸法である。

40 紅灸は隔物灸に含まれる。

40 ☐ ×：モグサを使用しない灸法である。

2 ▶ 灸の臨床応用

灸の刺激量と禁忌

☐ 灸の刺激量は、艾炷の（大きさ）、ひねりの（硬軟）、艾炷の（総数）、（施灸の方法）により異なる。

☐ 特に（顔面部）、（化膿しやすい部位）、浅層に（大血管）がある部位、（皮膚病）の患部等への直接灸の施灸は禁忌である。

☐ 一般的な禁忌として、（安静）が必要な場合、刺激により（有害作用）を起こす危険性がある場合、免疫能が低下して（感染症）の場合は鍼灸治療を避けるべきとしている。

感受性

☐ 個々の患者がもっている（基礎疾患）、（精神状態）により施灸の感受性は異なるため、個々に応じた刺激量の調節が必要であり、刺激量が過剰にならないように注意する。

☐ 鋭敏な人には（弱刺激）、鈍感な人には（強刺激）が望ましい。

【個体の感受性】

	鋭敏な人	鈍感な人
年齢	小児、老年	青年、壮年
性別	女子	男子
体質	虚弱な者、神経質な者	頑健な者
栄養状態	不良な者	佳良な者
経験	未経験者	経験者
刺激部位	顔※、手足など ※顔面の直接灸は禁忌である	腰、背中など

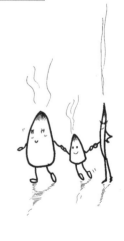

2 ▶灸の臨床応用 Q&A

1 WHOの「鍼の基礎教育と安全性に関するガイドライン（1999年）」よると、「地倉」穴へは有痕灸が望ましい。

1 □ ×：顔面部への有痕灸（直接灸）は避けるべきとしている。

2 顔面への直接灸は禁忌である。

2 □ ○

3 逆子の場合、足の第1指爪甲根部へ灸をする。

3 □ ×：足の第5指爪甲根部（至陰）へ施灸する。

4 施灸でできた痂疲は取り除くのが望ましい。

4 □ ×：痂疲を取り除くのは化膿の原因となるため望ましくない。

5 糖尿病患者に対しての直接灸は避ける。

5 □ ○

6 透熱灸後は施灸部の化膿予防を患者に指導する。

6 □ ○

7 爪甲根部への直接灸は禁忌である。

7 □ ×：直接灸が禁忌となる部位は顔面部、皮膚病の患部等である。

MEMO

3 ▶リスク管理

灸療法の過誤と副作用

☐ 灸痕が化膿する原因には、（水疱）の形成、灸痕の（破壊）、発汗や不潔動作がある。予防のためには艾炷の大きさを適切にし、正しく（同一点）に施灸し、患者が灸痕を（掻破）しないよう注意を促す。

☐ （灸あたり）とは、施灸後に（全身倦怠感）、（疲労感）、（脱力感）を数時間～数十時間きたすことである。灸あたりが強いと他にも（頭重）、（めまい）、（食欲不振）、悪寒、発熱、吐気などを伴うことがある。灸あたりは、（施灸壮数）が多いなどの（総刺激量）の過剰が原因と考えられ、灸あたりを生じた場合は、（安静臥床）を指示するとともに、施灸に対する諸注意を十分に行い患者の精神的、情緒的安定をはかる。

☐ 免疫力が低下した（高齢者）、（糖尿病患者）、（がん患者）、手術後などは日和見感染によって様々な感染症に感染しやすくなっているため灸痕の化膿やその他の感染症に注意する。

感染症対策

☐ 施術前、術者は必ず手の洗浄および消毒を行う。手指の消毒には一般的に（消毒用エタノール（70～80%））や（イソプロパノール（50～70%））が用いられる。擦式消毒薬として消毒用エタノールに（0.2%グルコン酸クロルヘキシジン）や（0.2%塩化ベンザルコニウム）を配合したものを用いることもある。

☐ 手指の消毒方法には主として（清拭法（スワブ法））や（擦式法（ラビング法））がある。

手指の消毒方法	手法
（清拭法（スワブ法））	綿球やガーゼに消毒薬を十分に染み込ませ、手指を拭く方法
（擦式法（ラビング法））	擦式消毒薬（速乾性エタノール）を手指にすり込む方法

☐ 施灸部の消毒には皮脂や汚れの除去を目的として（清拭法（スワブ法））を用いる。施術部を広範囲に清拭し、タイミングは（施術直前）に行うことが望ましい。

☐ 患者皮膚の清拭方法には主として（一方向性）や（遠心性渦巻き）がある。

清拭方法	手法
（一方向性）	左から右、といった同一方向に下方へ少しずつずらしながら拭き取る。体毛の流れとは逆方向に拭き取ることが多い。
（遠心性渦巻き）	施術部位の中心から渦巻き状に少しずつ外方へ回転させながら拭き取る。

☐ 患者皮膚の消毒には一般的に（消毒用エタノール（70～80%））を用いられる。

3 ▶ リスク管理 Q&A

Question	Answer
1 灸痕の化膿予防のため、施灸部に生じた水疱は排液する。	**1** ☐ ×：水疱を破壊するのは化膿の原因となるため望ましくない。
2 灸痕の化膿予防のため、施灸は多穴に多壮施灸する。	**2** ☐ ×：施灸は同一点に正しく行う。
3 灸痕の化膿予防のため、艾炷の大きさは不揃いにする。	**3** ☐ ×：艾炷の大きさは一定にする。
4 「灸あたり」とは施灸後に全身倦怠感が生じることをいう。	**4** ☐ ○
5 「灸あたり」の主症状は下痢である。	**5** ☐ ×：全身倦怠感、疲労感、脱力感、めまい、食欲不振、悪寒、嘔気などである。
6 「灸あたり」は初めて灸療法を受けた場合に起こりやすい。	**6** ☐ ○
7 「灸あたり」は瞑眩ともいわれる。	**7** ☐ ○
8 「灸あたり」の主な原因は粗悪艾の使用である。	**8** ☐ ×：総刺激量の過剰（施灸壮数など）が原因とされている。
9 「灸あたり」になった際は安静臥床を指示する。	**9** ☐ ○
10 施灸後、施術部位は消毒を行わない。	**10** ☐ ×：施灸前後に消毒を行うのが望ましい。
11 施灸後、施術部はラビング法で消毒する。	**11** ☐ ×：施術部消毒は清拭法で行う。
12 施術時の手指消毒には次亜塩素酸ナトリウムを用いる。	**12** ☐ ×：消毒用エタノールやイソプロパノールを用いる。
13 施術部の消毒は施術直前に行うことが望ましい。	**13** ☐ ○
14 施術部の消毒は求心性渦巻き式に清拭する。	**14** ☐ ×：求心性 → 遠心性
15 患者皮膚の消毒にはグルタールアルデヒドを用いる。	**15** ☐ ×：グルタールアルデヒド → 消毒用エタノール

▶灸治効の基礎、灸療法の治効理論

- 　**疼痛を発生源で分類**すると、侵害受容器が刺激されて起こる（侵害受容性疼痛）、神経系の損傷や機能障害によって起こる（神経因性疼痛）、身体疾患が存在しなくても起こる（心因性疼痛）に分けることができる。

- 　**皮膚の疼痛の種類**

	一次痛	二次痛
受容器	（高閾値機械）受容器	（ポリモーダル）受容器
性　質	鋭く刺すような（速い）痛み	鈍くうずくような（遅い）痛み
神経線維	（Aδ）線維	（C）線維
局在性	明瞭	不明瞭
刺激の種類	（機械的）刺激	（機械的）（温熱的）（化学的）刺激

- 　**痛覚の脊髄内伝導路**は、大脳皮質の感覚野に情報を送る（外側脊髄視床路）と、延髄の毛様体に情報を送る（脊髄網様体路）がある。脊髄（後角）において二次ニューロンへ興奮を伝える脊髄内伝達物質は（サブスタンスP）である。

- 　**灸による感覚を伝える神経線維**

灸術の種類	有痕灸 （透熱灸、焦灼灸、打膿灸）	無痕灸 （知熱灸、温灸、隔物灸）
刺　激	侵害刺激	温　覚
受容器	自由神経終末	自由神経終末
神経線維	（Aδ線維［Ⅲ］）（C線維［Ⅳ］）	（C線維［Ⅳ］）

- 　**熱痛の発生**は皮膚が（ 45 ）℃以上に熱せられ、組織の破壊がはじまることで起こる。このときの組織の破壊は（不可逆的タンパク変性）によるものである。熱痛の受容器は（ポリモーダル受容器）である。

- 　**温度感覚**は（温覚）と（冷覚）に分かれ、極端な熱さや冷たさは（熱痛）や（冷痛）を引き起こす。冷たくも温かくも感じなくなる皮膚温の範囲を（無関帯）といい、温度感覚の順応が起こる皮膚温30℃から36℃の範囲を指す。

- 　**温度感覚の受容器**は（自由神経終末）である。温受容器からの求心性線維は（無髄のC線維）で、冷受容器からの求心性線維は（有髄のAδ線維）である。

- 　**温度覚の伝導路**は侵害刺激と同様に（外側脊髄視床路）である。脊髄（後角）において二次ニューロンへ興奮を伝える脊髄内伝達物質は（サブスタンスP）である。

☐ **触圧覚受容器**は（メルケル盤）や（ルフィニ終末）などの圧受容器、（マイスナー小体）や（毛包受容器）などの触受容器、（パチニ小体）などの振動受容器がある。このうち、最も順応が速いのは（パチニ小体）である。

☐ **触圧覚の求心性線維**は太い有髄の（Aβ線維）である。また伝導路は、局在が明瞭な精細触圧覚を伝える（後索－内側毛帯路（後索路））と、局在が不明瞭な粗大触圧覚を伝える（腹側（前）脊髄視床路）がある。

☐ **内因性モルヒネ様物質**には（エンケファリン）、（エンドルフィン）、（ダイノルフィン）などがあり、オピオイド受容体に結合する。オピオイド拮抗物質に（ナロキソン）がある。

☐ **下行性痛覚抑制系**は（視床下部）の弓状核から始まり、視床下部腹内側核に至り、（セロトニン）系の下行性抑制系と（ノルアドレナリン）系の下行性抑制系の2つの経路に分かれる。両抑制系は脊髄内で（後側索）を下行し、脊髄（後角）で痛覚情報を遮断する。

☐ **D－フェニルアラニン**は（エンケファリン）の分解酵素の阻害薬で、あらかじめ投与しておくと鍼鎮痛の効果が発現しやすくなる。

☐ **ゲートコントロール説**はメルザックとウォールによって提唱された学説で、触圧覚などの（太い神経線維）からの求心性情報は、痛みなどの（細い神経線維）からの求心性情報を抑制するとしたものである。この働きに脊髄（後角）の（膠様質（SG）細胞）が重要な役割を持つと考えられたが、現在は多くの神経生理学者達にこの細胞の役割は否定されている。

☐ **軸索反射**は軸索突起間で起こる反射で、（CGRP）や（サブスタンスP）が放出されることで、刺激局所の血管が拡張し血行が促進されるものである。軸索反射は（アトロピン）の投与で出現しなくなる。

☐ **炎症の5大徴候**とは、（発赤）、（腫脹）、（発熱）、（疼痛）、（機能障害）である。

☐ **透熱灸**による局所の血管変化で、皮膚血流量の（増大）と、皮膚血管拡張による（フレアー反応）の出現がみられる。これは（ポリモーダル受容器）の興奮による（軸索反射）を介した反応とされる。

☐ **透熱灸**により損傷を受けた細胞内から（カリウムイオン）が、活性化した（マスト〔肥満〕細胞）から（ヒスタミン）が遊離される。また細胞膜の損傷によりリン脂質から（アラキドン酸）を経て、（プロスタグランジン）、（ロイコトリエン）が生成される。さらに血小板から（セロトニン）が、血漿由来のキニン類から（ブラジキニン）が生成される。これらは内因性発痛物質として（ポリモーダル受容器）を刺激し疼痛を生じさせる。

☐ **内因性発痛物質**のうち、プロスタグランジンは発痛作用がほとんどないが、（ブラジキニン）の発痛作用を著しく亢進する。ロイコトリエンは非常に強い（好中球遊走）作用をもつ。

☐ **打膿灸**は（弘法の灸）として有名で、施灸局所の化膿を持続させることで、生体の防御機構を高めていく施灸法である。

☐ **灸施術の治療的作用**には（増血作用）、（止血作用）、（強心作用）がある。

4 ▶ 灸治効の基礎、灸療法の治効理論 Q&A

Question	Answer
1 神経因性疼痛は侵害受容器への刺激で起こる。	**1** □ ×：神経因性疼痛 → 侵害受容性疼痛
2 二次痛はポリモーダル受容器の興奮で生じる。	**2** □ ○
3 高閾値機械受容器は内因性発痛物質などの化学的刺激でも興奮する。	**3** □ ×：高閾値機械受容器 → ポリモーダル受容器
4 痛覚の伝導路は外側脊髄視床路と網様体脊髄路がある。	**4** □ ×：外側脊髄視床路と脊髄網様体路である。
5 外側脊髄視床路の二次ニューロンへのシナプスは延髄にみられる。	**5** □ ×：延髄 → 脊髄後角
6 侵害性のない棒灸の感覚を伝えるのはAδ線維である。	**6** □ ×：Aδ線維 → C線維
7 透熱灸による熱痛の受容器はマイスナー小体である。	**7** □ ×：マイスナー小体 → 自由神経終末（ポリモーダル受容器）
8 熱により組織が破壊され始める温度は45℃である。	**8** □ ○：不可逆的タンパク変性が生じる。
9 皮膚温が体温と同じになった状態を無関帯という。	**9** □ ×：無関帯は皮膚温が30℃から36℃の間の範囲である。
10 冷受容器からの求心性線維はC線維である。	**10** □ ×：C線維 → Aδ線維
11 温度覚の伝導路は腹側脊髄視床路である。	**11** □ ×：腹側脊髄視床路 → 外側脊髄視床路
12 温度覚の脊髄内伝達物質はサブスタンスPである。	**12** □ ○
13 メルケル盤は触受容器である。	**13** □ ×：触受容器 → 圧受容器
14 触圧覚受容器で最も順応が速いのはマイスナー小体である。	**14** □ ×：マイスナー小体 → パチニ小体
15 触圧覚の求心性線維はAβ線維である。	**15** □ ○
16 局在が不明瞭な粗大触圧覚の伝導路は後索路である。	**16** □ ×：後索路 → 腹側脊髄視床路

17 アトロピンはオピオイド拮抗物質である。	**17** ☐ ×：アトロピン → ナロキソン
18 下行性痛覚抑制系はセロトニン系とヒスタミン系の2つの経路をもつ。	**18** ☐ ×：ヒスタミン → ノルアドレナリン
19 下行性痛覚抑制系は脊髄内で前索を下行する。	**19** ☐ ×：前索 → 後側索
20 下行性痛覚抑制系は脊髄後根で痛覚情報を遮断する。	**20** ☐ ×：脊髄後根 → 脊髄後角
21 アスピリンをあらかじめ投与しておくことで鍼鎮痛の効果が発現しやすくなる。	**21** ☐ ×：アスピリン → D－フェニルアラニン
22 ゲートコントロール説は、太い神経線維の情報を細い神経線維の情報が抑制するという学説である。	**22** ☐ ×：細い神経線維の情報を太い神経線維の情報が抑制する。
23 下行性痛覚抑制系にSG細胞が関与するとされる。	**23** ☐ ×：下行性痛覚抑制系 → ゲートコントロール説
24 軸索反射で放出されるのはセロトニンである。	**24** ☐ ×：セロトニン → CGRPやサブスタンスP
25 軸索反射はアトロピンの投与で出現しなくなる。	**25** ☐ ○
26 透熱灸では、皮膚血管収縮によりフレアー反応がみられる。	**26** ☐ ×：皮膚血管拡張でみられる。
27 軸索反射は灸刺激では起こらない。	**27** ☐ ×：起こる。
28 マスト細胞から遊離する内因性発痛物質はヒスタミンである。	**28** ☐ ○
29 アラキドン酸から生成される内因性発痛物質にブラジキニンとプロスタグランジンがある。	**29** ☐ ×：プロスタグランジンとロイコトリエンである。
30 セロトニンは非常に強い好中球遊走作用がある。	**30** ☐ ×：セロトニン → ロイコトリエン
31 プロスタグランジンはブラジキニンの発痛作用を増強させる。	**31** ☐ ○
32 治療的作用に、増血作用、止血作用、発熱作用がある。	**32** ☐ ×：発熱作用 → 強心作用

5 ▶関連学説

- [ ] **サイバネティックス学説**は（ノーバート・ウィナー）が唱えた学説で、制御と通信が生物にも機械にも共通の原理になっていると指摘した。サイバネティックスの語源は（舵取り）の意味を持つ。機械の働きを（開回路）、人間の働きを（閉回路）と呼び、生体では神経系、体液系を介して（フィードバック）機構により自動調整されているとした。

- [ ] **フィードバック**とはサイバネティックスの概念の基礎となるもので、（出力）の一部を（入力）部に戻すことで自動制御を行うことをいう。この制御機構は、出力結果により入力量の修正が可能であるため、未知の環境変化に対応できるという特徴をもつ。開回路にはフィードバックの機能は（ない）が、閉回路にはフィードバック機能が（ある）。

- [ ] **内部環境の恒常性**とは、（クロード・ベルナール）が述べた考えで、生物の生存のためには、内部環境の状態、つまり（細胞外液）の状態を一定に保つ必要があるとしたものである。

- [ ] **ホメオスターシス**は内部環境の恒常性に対して（キャノン）が使った言葉で、刺激に対する調節系として（交感神経－アドレナリン）系の（緊急反応）が内部環境を一定に維持するという考え方でとらえた。

- [ ] **汎適応症候群の学説（ストレス学説）**は（ハンス・セリエ）が提唱した学説で、生体に加えられた種々の刺激（ストレス）は、（下垂体－副腎皮質）系を介して内分泌系にある一連の反応を起こすという考えで、生体がストレスに適応していく過程を示したものである。

- [ ] **ストレスを受けた生体**は（副腎皮質の肥大）、（胸腺、リンパ系の萎縮）、（胃、十二指腸の潰瘍）という3つの様相の反応を示す。

- [ ] **3つの時期の症候群**

第一期 （警告反応期）	（ショック相）：刺激に対する抵抗性は正常状態より（低下）。
	（反ショック相（交絡抵抗期））：積極的な防衛反応期。全ての刺激に対して抵抗力（増加）。
第二期 （抵抗期）	（交絡感作期）：刺激に順応し、身体内部は安定。ただし、最初の刺激に対する抵抗力以外は（低下）。
第三期 （疲憊期）	ストレスに対する反応消失 ⇒ 死

- [ ] **適応病**は（汎適応症候群）という適応反応をうまく起こすことができない場合に出現する疾病で、（下垂体）や（副腎皮質）そのものの疾病を一次的疾病、（ストレス）が誘発する疾病を二次的疾病と呼ぶ。一時的疾病には（クッシング病）や（アジソン病）などがあり、二次的疾病には（高血圧）や（胃潰瘍）などがある。

- [ ] **過剰刺激症候群の学説（レイリー現象）**は（レイリー）が唱えた学説で、自律神経系に加えられる強い各種の刺激が特殊な性質の反射によって特に、（血管運動性）の障害を起こし、

ついで二次的に種々の程度の障害を生じるとした。生体は各種の刺激に対して、自己防御しようとするが、レイリーは（交感神経系）が第一義の役割をし、（内分泌系）が第二義的な働きをもつと唱えた。

□ **レイリー現象**の４大特性は、①（血管運動性の障害）、②（加えられる刺激は非特異的である）、③（その結果の病変は非恒常性である）、④（結果的に出現する障害は拡散する）である。

□ **圧発汗反射**の学説は（高木健太郎）が発表したもので、皮膚を圧迫したときの生理機能の変化をまとめたものである。

	圧迫側	非圧迫側
交感神経活動	（抑　制）	（亢　進）
発　汗	（減　少）	（増　加）
皮膚温	（低　下）	（上　昇）
血　圧	（低　下）	（上　昇）
鼻粘膜毛細血管	（拡　張）	（縮　小）

MEMO

Question	Answer
1 サイバネティックスの学説の提唱者はキャノンである。	**1** ☐ ×：キャノン → ノーバート・ウィナー
2 サイバネティックスの語源は舵取りの意味である。	**2** ☐ ○
3 サイバネティックスの学説は人間の働きを開回路とした。	**3** ☐ ×：開回路 → 閉回路
4 サイバネティックスの学説で生体は副腎皮質による調整を受けるとした。	**4** ☐ ×：副腎皮質 → フィードバック機構
5 内部環境とは細胞内液の状態を指す。	**5** ☐ ×：細胞内液 → 細胞外液
6 内部環境の恒常性とはレイリーが述べたものである。	**6** ☐ ×：レイリー → クロード・ベルナール
7 交感神経－アドレナリン系が緊急反応を起こす。	**7** ☐ ○
8 ホメオスターシスはセリエが使った言葉である。	**8** ☐ ×：セリエ → キャノン
9 汎適応症候群の学説はレイリー現象とも呼ばれる。	**9** ☐ ×：レイリー現象 → ストレス学説
10 汎適応症候群の反応の主役は自律神経系である。	**10** ☐ ×：自律神経系 → 下垂体－副腎皮質系
11 ストレスを受けた生体で副腎皮質は萎縮する。	**11** ☐ ×：萎縮 → 肥大
12 ストレス刺激によりリンパ系の潰瘍がみられる。	**12** ☐ ×：リンパ系は萎縮する。潰瘍がみられるのは胃や十二指腸である。
13 警告反応期にショック相や交絡抵抗期がある。	**13** ☐ ○
14 すべての刺激に対して抵抗力が増加するのは抵抗期である。	**14** ☐ ×：抵抗期 → 交絡抵抗期
15 第二期は反ショック相である。	**15** ☐ ×：抵抗期（交絡感作期）である。
16 疲憊期で正常状態への回復がみられる。	**16** ☐ ×：ストレスに対する反応が消失する。
17 高血圧や胃潰瘍は適応病の二次的疾病である。	**17** ☐ ○

18 レイリー現象の発生を起こす刺激は特異的である。

18 □ ×：特異的 → 非特異的

19 レイリー現象で出現する障害は限局する。

19 □ ×：限局 → 拡散

20 圧発汗反射の提唱者は赤羽幸兵衛である。

20 □ ×：赤羽幸兵衛 → 高木健太郎

21 圧発汗反射で圧迫側の交感神経活動は亢進する。

21 □ ×：亢進 → 抑制

22 圧発汗反射で非圧迫側の鼻粘膜毛細血管は縮小する。

22 □ ○

MEMO

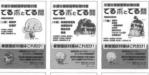

本書に関するご意見ご感想をお聞かせ下さい。
customer@roundflat.jpまでメールでお寄せ下さい。

はり師きゅう師国家試験対策

でるポとでる問
増補改訂第2版
【下巻】東洋医学概論・東洋医学臨床論
　　　　経絡経穴概論・はり理論・きゅう理論

発行日　2020年1月27日　初版第1刷
　　　　2024年7月27日　増補改訂第2版第1刷
著　者　稲田久、三浦章、徳江謙太、近藤史生、
　　　　小笠原史明、尾藤何時夢 他
発行者　藤原央行
発行所　有限会社ラウンドフラット
　　　　〒344-0045　埼玉県春日部市道口蛭田176-10-202
　　　　URL https://www.roundflat.jp/

©RoundFlat 2024